Der kleine
»Souci·Fachmann·Kraut«

Der kleine »Souci·Fachmann·Kraut«

Lebensmitteltabelle für die Praxis

Herausgegeben von der
Deutschen Forschungsanstalt
für Lebensmittelchemie,
Garching bei München

bearbeitet von
Friedrich Senser und Heimo Scherz,
Garching bei München

2., überarbeitete und erweiterte Auflage

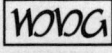

Wissenschaftliche Verlagsgesellschaft mbH Stuttgart 1991

Ein Markenzeichen kann warenzeichenrechtlich geschützt sein, auch wenn ein Hinweis auf etwa bestehende Schutzrechte fehlt.

CIP-Titelaufnahme der Deutschen Bibliothek

Der kleine »Souci-Fachmann-Kraut«: Lebensmitteltabelle für die Praxis / hrsg. von der Deutschen Forschungsanstalt für Lebensmittelchemie, Garching bei München. Bearb. von Friedrich Senser und Heimo Scherz. — 2., überarb. und erw. Aufl. — Stuttgart: Wiss. Verl.-Ges., 1991
  ISBN 3-8047-1142-1
NE: Senser, Friedrich [Bearb.]; Deutsche Forschungsanstalt für
   Lebensmittelchemie (Garching, München)

Alle Rechte, auch die des auszugsweisen Nachdrucks, der photomechanischen Wiedergabe (durch Photokopie, Mikrofilm oder irgendein anderes Verfahren) und der Übersetzung, vorbehalten.
© 1991 Wissenschaftliche Verlagsgesellschaft mbH,
Birkenwaldstraße 44, 7000 Stuttgart 1
Printed in Germany
Umschlaggestaltung: Hans Hug, Stuttgart
Satz und Druck: Hofmann, Schorndorf

Vorwort zur 2. Auflage

Die gute Aufnahme des „Kleinen Souci, Fachmann, Kraut" hat gezeigt, daß die getroffene Datenauswahl einem breiteren Benutzerkreis entgegenkam. Die Tabelle wurde anhand der uns vorliegenden Daten aktualisiert und wir hoffen, daß sie weiterhin zu einer ausgewogenen Ernährung beitragen kann.
Für die Mithilfe bei der Fertigstellung des Manuskriptes danken wir den Damen Ch. Hertlein, I. Hofmeier und G. Nominacher-Ulrich.
Die Zusammenarbeit mit dem Verlag war wieder sehr erfreulich.

Garching, im Juli 1990 H.-D. Belitz, W. Grosch

Vorwort zur 1. Auflage

Die große wissenschaftliche Nährwerttabelle „Die Zusammensetzung der Lebensmittel" wurde von Prof. Dr. S. W. Souci, Dr. W. Fachmann und Prof. Dr. H. Kraut 1962 begründet. Sie wird seit dieser Zeit an der Deutschen Forschungsanstalt für Lebensmittelchemie bearbeitet, liegt nunmehr in der 3. Auflage vor und gehört zu den wenigen internationalen Standardwerken auf diesem Gebiet. Als wissenschaftliche Tabelle ist sie vom Aufbau, Umfang und Preis her für eine breitere Öffentlichkeit naturgemäß weniger geeignet. Da aber in der heutigen Zeit ein großes Bedürfnis nach Information über die Zusammensetzung und den Nährwert von Lebensmitteln besteht, hoffen wir, mit diesem Auszug aus der großen wissenschaftlichen Tabelle ein handliches Nachschlagewerk für den täglichen Gebrauch vorzulegen. Wir wünschen dem kleinen „Souci-Fachmann-Kraut" im Interesse einer ausgewogenen Ernährung eine weite Verbreitung.

Für die Reinschrift des Manuskripts danken wir den Damen A. Aumeier, R. Berger und I. Hofmeier.

Dem Verlag sind wir für die gute Zusammenarbeit verbunden.

Garching, im Juli 1987   H.-D. Belitz, W. Grosch

Inhalt

Vorwort V

Teil A: Generelles zu dieser Lebensmitteltabelle und zur Ernährung

1 Einleitung 1
2 Einzelne Bestandteile und ihre Bedeutung 2
3 Versorgung mit Nährstoffen 7
4 Literatur 8

Teil B: Tabellarische Angaben der Nährwerte und der Zusammensetzung von Lebensmitteln

Milch und Milcherzeugnisse ohne Käse   15

Vollmilch,
  mind. 3,5% Fett 16
Magermilch 17
Milch, fettarm 18
Schafmilch 19
Ziegenmilch 20
Trockenvollmilch 21
Trocken-
  magermilch 22
Kondensmilch,
  mind. 7,5% Fett 23
Kondensmilch,
  verschiedener
  Fettstufen 24

Sahne,
  Kaffeesahne,
  mind. 10% Fett 25
Sahne, Schlagsahne,
  mind. 30% Fett 26
Sahne, sauer 27
Creme fraiche,
  30% Fett 28
Buttermilch 29
Trockenbuttermilch 30
Molke, süß 31
Trockenmolke 32
Sauermilch,
  Dickmilch 33

Joghurt,
  mind. 3,5% Fett 34
Joghurt, fettarm 35
Joghurt, mager 36
Sahnejoghurt 37
Fruchtjoghurt,
  verschiedener
  Fettstufen 38
Kefir 39

Käse 41

- Frischkäse, Rahmfrischkäse 42
- Frischkäse, Doppelrahmfrischkäse 43
- Hüttenkäse, Cottage 44
- Mozzarella 45
- Schichtkäse 46
- Schichtkäse, verschiedener Fettstufen 47
- Speisequark 48
- Speisequark, verschiedener Fettstufen 49
- Chester, Cheddar 50
- Emmentaler 51
- Gruyère 52
- Parmesan 53
- Provolone 53
- Edamer 55
- Edamer, versch. Fettstufen 56
- Gouda 57
- Tilsiter 58
- Tilsiter, Trapistenkäse verschiedener Fettstufen sowie weitere Schnittkäse 59
- Bel Paese 60
- Butterkäse 61
- Edelpilzkäse 62
- Gorgonzola 63
- Roquefort 64
- Brie (Rahmbrie) 65
- Camembert 66
- Camembert, verschiedener Fettstufen 67
- Fetakäse 68
- Fetakäse, versch. Fettstufen 69
- Limburger, 20% Fett i. Tr. 70
- Limburger, 40% Fett i. Tr. 71
- Münsterkäse, 45% Fett i. Tr. 72
- Münsterkäse, 50% Fett i. Tr. 73
- Romadur 74
- Romadur, verschiedener Fettstufen 75
- Ziegenkäse 76
- Sauermilchkäse 77
- Kochkäse 78
- Kochkäse, verschiedener Fettstufen 79
- Schmelzkäse 80
- Schmelzkäse, verschiedener Fettstufen 81

Hühnerei 83

- Hühnerei, Gesamtinhalt 84
- Hühnereigelb, Flüssigeigelb 85
- Hühnereiweiß, Flüssigeiweiß 86
- Hühnerei, Hühnereiprodukte 87

Fette, Öle und Margarine 89

- Butter, Süß- und Sauerrahmbutter 90
- Schweineschmalz 91
- Diätmargarine 92
- Halbfettmargarine 93
- Pflanzenmargarine 94
- Standardmargarine 95
- Fette und Öle: tierische Fette, pflanzliche Fette und Öle, Margarine 96, 97

Fleisch und Fleischerzeugnisse 99

- Hammelfleisch, Filet 100
- Hammelfleisch, Keule, Schlegel 101
- Hammelfleisch, Kotelett 102
- Hammel, Fleischteile und Innereien 103
- Mastlamm, Fleischteile 104
- Kalbfleisch, Filet 105
- Kalbfleisch, Keule, Schlegel 106
- Kalbfleisch, Kotelett 107
- Kalbsbries 108
- Kalbsherz 109
- Kalbshirn 110
- Kalbsleber 111
- Kalbslunge 112
- Kalbsniere 113
- Kalb, Fleischteile und Innereien 114
- Rindfleisch, Filet 115
- Rindfleisch, Lende, Roastbeef 116
- Rindfleisch, Spannrippe 117
- Rinderherz 118
- Rinderhirn 119
- Rinderleber 120
- Rindermilz 121
- Rinderniere 122
- Rind, Fleischteile und Innereien 123
- Schweinefleisch, Filet 124
- Schweinefleisch, Kotelett 125
- Schweinefleisch, Bug, Blatt, Schulter 126
- Schweinefleisch, Schinken, Schlegel, Hinterschinken 127
- Schweinehirn 128
- Schweineleber 129
- Schweinelunge 130
- Schweineniere 131
- Schwein, Fleischteile und Innereien 132
- Kaninchenfleisch 133
- Pferdefleisch 134
- Ziegenfleisch 135
- Corned Beef, amerikanisch 136
- Corned Beef, deutsch 137
- Frühstücksfleisch 138
- Gelatine 139
- Kassler 140
- Schweineschinken, gekocht 141
- Schweineschinken, gesalzen und geräuchert 142
- Wammerl, Speck durchwachsen 143
- Dosenwürstchen 144
- Frankfurter Würstchen 145
- Leberpastete 146
- Leberwurst 147
- Mettwurst 148
- Salami, deutsche 149
- Wiener Würstchen 150
- Weitere Wurstsorten 151

Wild und Geflügel 153

- Hase 154
- Hirsch 155
- Rehfleisch, Rücken 156
- Wildschwein 157
- Ente 158
- Fasan 159
- Gans 160
- Huhn, Brathuhn 161
- Huhn, Suppenh. 162
- Huhn, Brust 163
- Huhn, Schlegel 164
- Huhn, Herz 165
- Huhn, Leber 166
- Truthahn, ausgewachsenes Tier 167
- Truthahn, Jungtier 168
- Truthahn, Brust 169
- Truthahn, Keule 170
- Geflügel, verschiedene 171

Fisch und Fischerzeugnisse 173

Bismarckhering 174
Brathering 175
Bückling 176
Flunder 177
Heilbutt 178
Hering 179
Hering
  (Ostseehering) 180
Kabeljau, Dorsch 181
Katfisch,
  Steinbeißer 182
Kaviar,
  russischer 183
Köhler, Seelachs 184
Makrele 185
Meeräsche 186

Ölsardine 187
Rotbarsch,
  Goldbarsch 188
Salzhering,
  Pökelhering 189
Sardelle 190
Sardine 191
Schellfisch 192
Scholle 193
Seehecht,
  Hechtdorsch 194
Seezunge 195
Thunfisch 196
Weitere Seefische
  und Seefisch-
  Erzeugnisse 197

Aal 198
Aal, geräuchert 199
Barsch,
  Flußbarsch 200
Brasse, Brachsen,
  Blei 201
Forelle 202
Hecht 203
Karpfen 204
Lachs, Salm 205
Renke, Maräne,
  Felchen 206
Schleie 207
Waller, Wels 208
Zander 209

Krustentiere und Weichtiere 211

Auster 212
Garnele 213
Hummer 214
Krebs, Flußkrebs 215

Languste 216
Miesmuschel,
  Blau- oder
  Pfahlmuschel 217

Tintenfisch 218
Weitere Crustaceen
  und Weichtiere 219

Getreide und Getreideprodukte 221

Buchweizen 222
Buchweizengrütze 223
Buchweizen-
  vollmehl 224
Gerste 225
Grünkern, Dinkel,
  Spelz 226
Hafer 227
Haferflocken 228
Hafermehl 229
Hirse 230
Mais 231
Mais-Frühstücks-
  flocken,
  Corn-flakes 232

Maismehl 233
Reis, unpoliert 234
Reis, poliert 235
Reis, poliert,
  gekocht 236
Roggen 237
Roggenmehl,
  Type 815 238
Roggenmehl,
  Type 1150 239
Roggenmehl,
  Type 1800 240
Roggenkeime
  (Keimlinge) 241
Sorghum,

Mohrenhirse 242
Weizen 243
Weizengrieß 244
Weizenmehl,
  Type 405 245
Weizenmehl,
  Type 630 246
Weizenmehl,
  Type 1700 247
Weizenkeime
  (Keimlinge) 248
Weizenkleie 249
Roggenbrot 250
Roggenvoll-
  kornbrot 251

Weizenbrot, Weißbrot 252
Weizenvollkornbrot 253
Verschiedene Brotsorten 254
Eierteigwaren 255
Keks 256
Salzstangen, Salzbrezeln 257
Zwieback, eifrei 258

Gemüse und Gemüseprodukte 259

Kartoffel 260
Kartoffel und Kartoffelprodukte 261
Kohlrabi 262
Kohlrübe, Steckrübe 263
Meerrettich 264
Möhre, Karotte 265
Pastinake 266
Petersilienwurzel 267
Radieschen 268
Rettich 269
Rote Rübe 270
Schwarzwurzel 271
Sellerieknolle 272
Weiße Rübe, Wasserrübe 273
Artischoke 274
Bambussprossen 275
Bleichsellerie 276
Blumenkohl 277
Broccoli 278
Chicoree 279
Chinakohl 280
Endivie 281
Feldsalat, Rapunzel 282
Fenchel 283
Gartenkresse 284
Grünkohl 285
Kerbel 286
Knoblauch 287
Kopfsalat 288
Mangold 289
Petersilienblatt 290
Porree, Lauch 291
Rhabarber 292
Rosenkohl 293
Rotkraut, Rotkohl, Blaukraut 294
Sauerkraut, abgetropft 295
Schnittlauch 296
Spargel 297
Spargel, eingedost 298
Spinat 299
Weißkraut, Weißkohl 300
Wirsing 301
Zwiebel 302
Aubergine 303
Bohne, Gartenbohne, Schnittbohne 304
Gurke 305
Gurken, milchsauer 306
Kürbis 307
Paprikaschote, grün 308
Paprikaschote, rot 309
Tomate 310
Zucchini, Sommer-Squash 311
Zuckermais 312
Weitere Gemüse 314—315
Augenbohne, Samen, trocken 316
Bohne, Gartenbohne, Samen, weiß 317
Erbse, Gartenerbse, Samen, grün, frisch 318
Erbse, Gartenerbse, Samen, trocken 319
Goa-, Flügel-, Manila-, Prinzeßbohne, Samen, trocken 320
Kichererbse, Samen, trocken 321
Lein, Leinsamen, trocken 322
Limabohne, Samen, trocken 323
Linse, Samen, trocken 324
Mohn, Schlafmohn, Samen, trocken 325
Mungobohne, Samen, trocken 326
Sesam, Samen, trocken 327
Sojabohne, Samen, trocken 328
Sojamehl, vollfett 329
Sonnenblume, Samen, trocken 330
Urdbohne, Samen, trocken 331
Champignon, frisch 332
Pfifferling, frisch, Rehling 333
Steinpilz, frisch 334

Früchte, Obst 335

Apfel 336
Apfel, getrocknet 337
Birne 338
Quitte 339
Aprikose 340
Aprikose,
  getrocknet 341
Kirsche, sauer 342
Kirsche, süß 343
Mirabelle 344
Pfirsich 345
Pfirsich,
  getrocknet 346
Pflaume 347
Pflaume,
  getrocknet 348
Reineclaude 349
Hagebutte 350
Holunderbeeren,
  schwarz 351
Sanddornbeeren 352

Brombeeren 353
Erdbeeren 354
Heidelbeeren,
  Blaubeeren 355
Himbeeren 356
Johannisbeeren,
  rot 357
Johannisbeeren,
  schwarz 358
Moosbeeren,
  Torfbeeren 359
Preiselbeeren,
  Kronsbeeren 360
Stachelbeeren 361
Weinbeeren,
  Weintraube 362
Weinbeeren,
  getrocknet,
  Rosinen 363
Ananas 364

Apfelsine,
  Orange 365
Avocado 366
Banane 367
Dattel,
  getrocknet 368
Feige 369
Feige, getrocknet 370
Grapefruit 371
Kiwi 372
Mandarine 373
Mango 374
Oliven, grün,
  mariniert 375
Wassermelone 376
Zitrone 377
Weitere
  exotische
  Früchte 378—379
Zuckermelone,
  Honigmelone 380

Schalenfrüchte 381

Cashewnuß,
  Kaschunuß 382
Edelkastanie,
  Marone 383
Erdnuß 384

Erdnuß, geröstet 385
Haselnuß 386
Kokosnuß 387
Macadamianuß 388
Mandel, süß 389

Paranuß 390
Pekannuß 391
Pistazie 392
Walnuß 393

Honig, Zucker und Süßwaren 395

Honig, Blütenh. 396
Invertzuckercreme,
  Kunsthonig 397
Honig, Zucker,
  Süßwaren 398

Kakaopulver,
  schwach
  entölt 399
Schokolade,
  milchfrei 400

Schokolade,
  Milch-
  schokolade 401

Getränke 403

- Ananassaft in Dosen 404
- Apfelsaft 405
- Apfelsinensaft, Orangensaft 406
- Grapefruitsaft 407
- Johannisbeernektar, rot 408
- Johannisbeernektar, schwarz 409
- Tomatensaft 410
- Alkoholfreie Getränke: Fruchsäfte und Nektare, Fruchtsaftkonzentrate, Gemüsesäfte, Erfrischungsgetränke 411, 412
- Nährbier, Malzbier 413
- Vollbier, Lagerbier, hell 414
- Weißbier, Weizenvollbier 415
- Rotwein 416
- Weißwein 417
- Alkoholhaltige Getränke: Bier, Wein, Schaumwein, Südwein, Branntwein, Likör 418

Vergleichstabellen

- Kondensmilch, verschiedener Fettstufen 24
- Fruchtjoghurt, verschiedener Fettstufen 38
- Schichtkäse, verschiedener Fettstufen 47
- Speisequark, verschiedener Fettstufen 49
- Edamer, versch. Fettstufen 55
- Tilsiter, Trapistenkäse, versch Fettstufen sowie weitere Schnittkäse 59
- Camembert, verschiedener Fettstufen 67
- Fetakäse, versch. Fettstufen 69
- Romadur, versch. Fettstufen 75
- Kochkäse, versch. Fettstufen 79
- Schmelzkäse, versch. Fettstufen 81
- Hühnerei, Hühnereiprodukte 87
- Fette und Öle 96—97
- Lammel, Fleischteile und Innereien 103
- Mastlamm, Fleischteile 104
- Kalb, Fleischteile und Innereien 114
- Rind, Fleischteile und Innereien 123
- Schwein, Fleischteile und Innereien 132
- Weitere Wurstsorten 151
- Geflügel, verschiedene 171
- Weitere Seefische und Seefisch-Erzeugnisse 197
- Weitere Crustaceen und Weichtiere 219
- Verschiedene Brotsorten 254
- Kartoffel und Kartoffelprodukte 261
- Weitere Gemüse 314—315
- Weitere exotische Früchte 378—379
- Honig, Zucker, Süßwaren 398
- Alkoholfreie Getränke 411, 412
- Alkoholhaltige Getränke 418

Verschiedenes 419

Wissenschaftlicher Name weniger bekannter
Früchte und Samen 420, 421, 422
Nitratgehalt von Lebensmitteln 423, 424.

Register 425

Teil A

Generelles zu dieser Lebensmitteltabelle und zur Ernährung

1 Einleitung

Lebensmittel sind im allgemeinen komplexe Stoffgemische. Ihre Bestandteile dienen einerseits der Ernährung des Menschen, d. h. der Synthese und dem Austausch von Bau- und Betriebsstoffen, sowie der Energiegewinnung. Sie sind andererseits aber auch Träger weiterer Eigenschaften, wie z. B. Aussehen, Geruch, Geschmack, Konsistenz, die zum Genußwert eines Lebensmittels beitragen und damit für dessen Akzeptation Bedeutung haben. Je nach Bestandteil und Lebensmittel kann der eine oder der andere Aspekt vorherrschen.

Die Werte dieser „Lebensmitteltabelle für die Praxis" über die Zusammensetzung von Lebensmitteln basieren auf der großen Nährwerttabelle von Souci-Fachmann-Kraut (1). Abweichend davon wurden die Energiewerte entsprechend der „Verordnung über Nährwertangaben bei Lebensmitteln" (2) und der „Verordnung über diätetische Lebensmittel" (3) unter Verwendung der Faktoren 9 kcal/g (38 kJ/g) für Fett, 4 kcal/g (17 kJ/g) für Eiweiß und verwertbare Kohlenhydrate, Sorbit, Xylit und Glycerin 7 kcal/g (30 kJ/g) für Alkohol (Ethanol) sowie 3 kcal/g (13 kJ/g) für organische Säuren berechnet.

Tabelle 1 orientiert über die in diesem Buch berücksichtigten Inhaltsstoffe. Bei den Angaben zu den Lebensmitteln bedeutet die Angabe „0", daß der betreffende Inhaltsstoff in dem Lebensmittel nicht vorkommt. Ist ein Inhaltsstoff nicht aufgeführt, so liegen über ihn keine Daten vor. Einige Spezialtabellen fassen jeweils nah verwandte Lebensmittel unter Angabe wesentlicher Bestandteile zu Gruppen zusammen und ermöglichen einen schnellen vergleichenden Überblick.

2 Einzelne Bestandteile und ihre Bedeutung

2.1 Eiweiß (Proteine)

Proteine und ihre Bausteine, die Aminosäuren und Peptide, sind wichtige Bestandteile von Lebensmitteln. Sie liefern einerseits das für den Aufbau der körpereigenen Proteine beim Menschen notwendige Material, insbesondere die essentiellen Aminosäuren. Andererseits tragen Aminosäuren und Peptide direkt zum Geschmack von Lebensmitteln bei und sind auch Vorläufer für Geruchs-, Geschmacks- und Farbstoffe, die z. B. bei der Zubereitung von Lebensmitteln (Aromabildung und Braunfärbung beim Kochen, Braten, Backen) gebildet werden. Weiterhin tragen Proteine über ihre Fähigkeit zur Bildung und Stabilisierung von Gelen (z. B. Yoghurt), Schäumen (z. B. Eischnee), Teigen (z. B. Brot), Emulsionen (z. B. Mayonnaise) und fibrillären Strukturen (z. B. Fleisch) ganz wesentlich zu den physikalischen Eigenschaften von Lebensmitteln bei.

2.2 Fette und Fettbegleitstoffe (Lipidfraktion)

Die Bedeutung der Fette für die Ernährung beruht auf ihrem hohen Brennwert, auf ihrem Gehalt an den nachfolgend zusammengestellten essentiellen ω-3 und ω-6 Fettsäuren sowie auf fettlöslichen Vitaminen (A, D, E). Für die folgenden gesättigten und ungesättigten Fettsäuren werden Einzelwerte angegeben:

Fettsäure	Kurzschreibweise	Familienbezeichnung
Palmitinsäure	16:0	
Stearinsäure	18:0	
Ölsäure	18:1	ω-9
Linolsäure	18:2	ω-6
Linolensäure	18:3	ω-3
Arachidonsäure	20:4	ω-6
Eicosapentaensäure	20:5	ω-3
Docosahexaensäure	22:6	ω-3

Darüber hinaus sind die Lipide durch eine Reihe spezifischer Eigenschaften unentbehrlich für die Herstellung und Zubereitung von Lebensmitteln. Hervorzuheben sind das Schmelzverhalten, der angenehme sahnige oder ölig-fettige Geschmack, das Lösungsvermögen für bestimmte Geschmacksstoffe und eine Vielzahl von Geruchsstoffen. Diese Eigenschaften sind zur Erzielung einer bestimmten Konsistenz, eines spezifischen Mundgefühls und Aromas, sowie einer ausreichenden Aromastabilität von Bedeutung. Zur Lipidfraktion gehören auch wichtige Aromastoffe bzw. Vorstufen von Aromastoffen, Emulgatoren und fettlösliche Farbstoffe.

2.3 Kohlenhydrate

Kohlenhydrate gehören zu den Grundnährstoffen, die immer einen bedeutenden Anteil an der Gesamtnahrung haben werden. Auch unverdauliche Kohlenhydrate sind als Ballaststoffe für eine ausgewogene Nahrung von Bedeutung. Daneben kommen den Kohlenhydraten in Lebensmitteln weitere wichtige Funktionen zu, z. B. als Süßungsmittel, Gelbildner, Dickungsmittel, Stabilisatoren und als Vorstufen von Aromastoffen und Farbstoffen, die durch eine Reihe von Reaktionen entstehen können.

Die größte Bedeutung als Süßungsmittel haben Saccharose, Stärkesirupe (Gemische aus Glucose, Maltose, Malto-Oligosacchariden) und Glucose. Daneben spielen Invertzucker, fructosehaltige Glucosesirupe, Fructose, Lactose und für besondere Ernährungsformen die Zuckeralkohole Sorbit, Mannit und Xylit eine Rolle. Die Zucker unterscheiden sich sowohl hinsichtlich der Art als auch hinsichtlich der Intensität des süßen Geschmacks. Das Schmelzen von Zucker oder das Erhitzen von Zuckersirup in Gegenwart saurer oder basischer Katalysatoren führt zu braungefärbten Produkten mit typischem Karamelaroma. Der Prozeß kann mehr in Richtung auf Aromabildung und mehr in Richtung auf Farbbildung gelenkt werden. In Lebensmitteln tritt die zusammenfassend als „nicht-enzymatische Bräunung" bezeichnete Reaktionsfolge immer dann auf, wenn reduzierende Zucker mit Proteinen, Peptiden, Aminosäuren oder Aminen gemeinsam vorkommen, besonders leicht bei höherer Temperatur oder bei geringem

Wassergehalt. Die Bräunung und die Aromabildung bei Koch-, Back- und Bratprozessen gehen auf diese Reaktion zurück.

Polysaccharide kommen in vielen Lebensmitteln vor und haben Bedeutung als strukturbildende Stoffe (z. B. Cellulose oder Pektin bei Obst und Gemüse) und als Nährstoffe (z. B. Stärke bei Getreide, Kartoffeln und Hülsenfrüchten). Sie werden darüberhinaus in nativer und modifizierter Form bei der Verarbeitung und Zubereitung von Lebensmitteln in großem Umfang verwendet, z. B. als Dickungs- und Geliermittel (Stärke, Alginat, Pektin, Guaran), als Stabilisatoren für Emulsionen und Dispersionen, als Überzugsmaterial zum Schutz empfindlicher Lebensmittel vor unerwünschten Veränderungen, sowie als inertes Füllmaterial zur Erhöhung des Ballaststoffanteiles in der Nahrung (Cellulose).

Bei der Energieberechnung wurden alle Kohlenhydrate berücksichtigt, die resorbiert und verwertet werden (Zucker, Dextrine, Stärke, Zuckeralkohole, Extraktstoffe bei alkoholischen Getränken etc.). Unverwertbare Kohlenhydrate, wie bestimmte Polysaccharide (Cellulose, Hemicellulosen etc.) und polymere phenolische Verbindungen (Lignin etc.) sind als ,,Ballaststoffe" aufgeführt und gehen nicht in die Energieberechnung ein.

Bei einigen Lebensmitteln fehlen direkt ermittelte Daten für die verwertbaren Kohlenhydrate. In diesen Fällen, die durch Fußnoten gekennzeichnet sind, wurde der Kohlenhydratanteil nach folgender Formel berechnet: Kohlenhydrate (verwertbar) = 100 — (Wasser + Eiweiß + Fett + Ballaststoffe + Mineralstoffe).

2.4 Vitamine

Vitamine sind essentielle Lebensmittelbestandteile, deren ausreichende Zufuhr für die Aufrechterhaltung vieler Funktionen des menschlichen Organismus notwendig ist. Ihre weitgehende Erhaltung hat deshalb bei der Verarbeitung und Zubereitung von Lebensmitteln große Bedeutung. Tabelle 2 orientiert über zu erwartende Verluste. Solche Verluste an Vitaminen können sowohl durch chemische Reaktionen bedingt sein, die zu inaktiven Folgeprodukten führen, als auch durch die Extraktion insbesondere von wasserlöslichen Vitaminen z. B. bei Blanchier- und Kochprozessen, bei denen das Kochwasser nicht mit zum Verzehr gelangt.

Bei ausgewogener Nahrungsaufnahme ist eine ausreichende Versorgung mit Vitaminen im allgemeinen gewährleistet. Eine Unterversorgung, die bei leichter Form zu Hypovitaminosen und bei schwerer Form zu Avitaminosen führt, kann nicht nur durch unzureichende Zufuhr mit der Nahrung bedingt sein, sondern auch auf gestörte Resorption, erhöhte Belastung und Krankheiten zurückgehen.

Eine Beurteilung des Versorgungszustandes kann über eine Messung der Plasmakonzentration oder über die Messung einer von dem betreffenden Vitamin abhängigen biologischen Funktion, z. B. einer Enzymaktivität erfolgen.

Die Einteilung erfolgt überlicherweise in die

- **fettlöslichen Vitamine**
  A*) (Retinol)
  D (Calciferol)
  E (alpha-Tocopherol)
  K (Phytomenadion)

und in die

- **wasserlöslichen Vitamine**
  B_1 (Thiamin)
  B_2 (Riboflavin)
  B_6 (Pyridoxin)
  Niacin (Nicotinsäureamid)
  Pantothensäure
  Biotin
  Folsäure
  B_{12} (Cyanocobalamin)
  C (Ascorbinsäure)

---

*) Außer Vitamin A ist in den Tabellen die Summe aller Provitamin A-Carotinoide als „Carotin" angegeben (6 μg „Carotin" entsprechen 1 μg Vitamin A).

2.5 Mineralstoffe

Mineralstoffe kommen als Bestandteile pflanzlicher und tierischer Gewebe in fast allen Lebensmitteln vor. Nach ihrer Menge kann man einteilen in

Mengenelemente

Calcium (Ca)
Phosphor (P, in Form von Phosphat)
Kalium (K)
Chlor (Cl, in Form von Chlorid)
Natrium (Na)
Magnesium (Mg)

und in die

Spurenelemente

Eisen (Fe)
Zink (Zn)
Kupfer (Cu)
Mangan (Mn)
Jod (J, in Form von Jodid)
Fluor (F, in Form von Fluorid)
Selen (Se)

Mineralstoffe haben sehr vielfältige Funktionen im menschlichen Organismus, z. B. als Elektrolyte, als Bestandteile von Enzymen und als Bausteine bestimmter Körpersubstanzen (Knochen, Zähne). Als Bestandteile von Lebensmitteln sind die Mineralstoffe aber nicht nur aus ernährungsphysiologischen Gründen von Bedeutung. Sie tragen vielmehr häufig zum Geschmack bei (z. B. Kochsalz = Natriumchlorid = NaCl), aktivieren und inhibieren enzymkatalysierte sowie andere Reaktionen und beeinflussen die Konsistenz.

Je nach Provenienz des Lebensmittels können große Schwankungen im Spurenelementgehalt auftreten. Die Werte haben deshalb nur orientierenden Charakter. Über den Nitratgehalt verschiedener Lebensmittel, der sehr schwanken kann, orientiert eine Tabelle am Ende des Buches.

2.6 Sonstige Inhaltsstoffe

In dieser Gruppe sind Verbindungen zusammengefaßt, die aus unterschiedlichen Gründen von Interesse sind. In die Energieberechnung gehen Apfel-, Milch- und Zitronensäuren, Alkohol (Ethanol) und die Extraktstoffe alkoholischer Getränke ein. Die Purine werden als Harnsäure angegeben.

3 Versorgung mit Nährstoffen

Die Aufrechterhaltung der Körperfunktionen erfordert eine am Bedarf des Organismus orientierte, hinsichtlich Menge und Zusammensetzung ausgewogene Zufuhr von Nährstoffen. Tabelle 3 orientiert über den Energiebedarf (4). In Tabelle 4 sind für Erwachsene Daten über den durchschnittlichen Bedarf und die durchschnittliche Versorgung mit wichtigen Lebensmittelbestandteilen in der Bundesrepublik Deutschland gegenübergestellt (5). Detaillierte Angaben über den Bedarf an Nährstoffen für alle Altersgruppen sind den „Empfehlungen für die Nährstoffzufuhr" zu entnehmen, die von der Deutschen Gesellschaft für Ernährung (DGE), Frankfurt a. M., herausgegeben werden.

Im Ernährungsbericht 1984 wird festgestellt, daß in der Bundesrepublik Deutschland die Zufuhr von Energie mit der Nahrung insbesondere in den Altersklassen zwischen 35 und 65 Jahren zu groß ist. Dafür wird vor allem der zu hohe Anteil an Fett, Alkohol und Zucker verantwortlich gemacht. Die Versorgungslage bei den einzelnen wichtigen Nährstoffen folgt aus Tabelle 5 (6).

4 Literatur

(1) Souci-Fachmann-Kraut: Die Zusammensetzung der Lebensmittel. Nährwerttabellen 1989/90. Wissenschaftliche Verlagsgesellschaft mbH, Stuttgart 1989.
(2) Verordnung über Nährwertangaben bei Lebensmitteln (Nährwert-Kennzeichnungsverordnung) vom 9. Dezember 1977, Bundesgesetzblatt I S. 2569.
(3) Verordnung über diätetische Lebensmittel (Diätverordnung) vom 21. Januar 1982, Bundesgesetzblatt I S. 71.
(4) Aign, W. und Kübler, W.: Ernährungs-Umschau **32,** S. 163—168 (1985).
(5) Deutsche Gesellschaft für Ernährung e. V., Frankfurt/Main: Ernährungsbericht 1984.
(6) Deutsche Gesellschaft für Ernährung e. V., Frankfurt/Main: Empfehlungen für die Nährstoffzufuhr 1986.

Tab. 1: Gliederung der tabellarischen Angaben

Name des Lebensmittels

Energiegehalt
der verdaulichen Bestandteile   kJ:
aus 100 g eßbarem Anteil   kcal:

Hauptbestandteile in 100 g eßbarem Anteil

Wasser...........	Organische Säuren .
Eiweiß	Ethanol ....
Fett	Ballaststoffe ......
Kohlenhydrate	Mineralstoffe ......

Einzelne Inhaltsstoffe in 100 g eßbarem Anteil

Mineralstoffe
Natrium ....
Kalium ....
Magnesium ....
Calcium ....
Mangan ....
Eisen ....
Kupfer ....
Zink ....
Phosphor ....
Chlorid ....
Fluorid ....
Jodid ....
Selen ....

Vitamine
Vit. A ....
Carotin ....
Vit. D ....
Vit. E ....
Vit. K ....
Vit. B_1 ....
Vit. B_2 ....
Nicotinamid ....
Pantothensäure ......
Vit. B_6 ....
Biotin ....
Folsäure ....
Vit. B_{12} ....
Vit. C ....

Aminosäuren
Arginin ....
Histidin ....
Isoleucin ....
Leucin ....
Lysin ....
Methionin ....
Phenylalanin ....
Threonin ....
Tryptophan..........
Tyrosin ....
Valin ....

Kohlenhydrate
Glucose ....
Fructose ....
Saccharose ....
Lactose ....
Maltose ....
Stärke ....
Glycerin ....
Xylit ....
Sorbit ....

Lipide
Palmitinsäure (16:0)...
Stearinsäure (18:0) ...
Ölsäure (18:1) ....
Linolsäure (18:2) .....
Linolensäure (18:3) ...
Arachidonsäure (20:4)

Tab. 1: Fortsetzung

Eicosapentaensäure (20:5) ....
Docosahexaensäure (22:6) ....
Cholesterin ....
Sonstige Inhaltsstoffe
Apfelsäure ....
Milchsäure ....
Zitronensäure ....
Oxalsäure ....
Salizylsäure ....
Weinsäure ....
Ethanol ....
Extrakt ....
Purine ....
und andere

Tab. 2: Vitaminverluste (in %) bei der haushaltsmäßigen Lebensmittelverarbeitung

	I	II	III	IV	V	VI
Vitamin A	40	—	—	0	—	—
Carotin	30	—	—	—	—	—
Vitamin D	40	—	—	0—20	—	—
Vitamin E	55	—	—	—	—	—
Vitamin K	5	—	—	—	—	—
Vitamin B_1	80	65—70	15—50	10—30	20—40	5—40
Vitamin B_2	75	25—40	10—70	0—10	10—20	5—30
Nicotinamid	70	30—70	30—40	0	10—30	—
Pantothensäure	50	30—50	30	0	20	—
Vitamin B_6	50	30—60	40	0—50	0—40	—
Biotin	60	—	—	0	—	—
Folsäure	100	—	20—50	0—50	—	—
Vitamin B_{12}	—	—	—	50	—	—
Vitamin C	100	—	10—75	10—70	—	20—50

I: Maximaler Kochverlust
II: Garen von Fleisch
III: Garen von Gemüse
IV: Erhitzen von Milch nach verschiedenen Verfahren
V: Grillen und Braten von Fleisch
VI: Dünsten und Dämpfen von Gemüse

Tab. 3: Richtwerte zum Energiebedarf für Personen unterschiedlichen Alters und besonderer Konstitution (Nach W. Aign und W. Kübler, 1985)

Personen	Referenzmaße				Energiebedarf	
	Körpergröße cm		Körpergewicht kg		kcal/Tag	MJ/Tag
	m	w	m	w	m/w	m/w
Säuglinge						
0— 2 Monate	56	55	4,7	4,5	550	2,2
3— 5 Monate	64	62	6,9	6,4	750	3,1
6—11 Monate	72	70	8,9	8,2	850	3,6
Kinder						
1— 3 Jahre	91	89	13,3	12,7	1100	4,5
4— 6 Jahre	114	113	20,1	19,6	1500	6,5
7— 9 Jahre	133	132	28,4	28,4	1900	8,0
10—12 Jahre	151	150	40,9	40,1	2300/2200	9,5/9,0
13—14 Jahre	169	164	55,0	52,6	2700/2500	11,5/10,5
Jugendliche						
15—18 Jahre					3000/2400	12,5/10,0
Erwachsene[a]	174	166	67,0	58,0	2600/2200	11,0/9,0
19—35 Jahre	176	165	74,0	60,0	2400/2000	10,0/8,5
36—50 Jahre	174	165	73,0	60,0	2200/1800	9,0/7,5
51—65 Jahre	173	164	72,0	59,0	1900/1700	8,0/7,0
über 65 Jahre	169	163	68,0	58,0		
Schwangere						
ab 4. Monat					+ 300	+ 1,2
Stillende					bis + 700	bis + 3,0

a) Die Werte gelten für Personen mit vorwiegend sitzender Tätigkeit (Leichtarbeiter). Für andere Berufsgruppen sind folgende Zuschläge erforderlich.
Mittelschwerarbeiter 2,5 MJ (600 kcal)
Schwerarbeiter 5,0 MJ (1200 kcal)
Schwerstarbeiter 6,7 MJ (1600 kcal)

Tab. 4: Von der Deutschen Gesellschaft für Ernährung (DGE, 1984) empfohlene und tatsächliche durchschnittliche Zufuhr an Nahrungsenergie und an Nährstoffen, pro Tag und Person in der Bundesrepublik Deutschland

		Männer (19—50 Jahre)		Frauen (19—50 Jahre)	
		Empfohlene Zufuhr	Tatsächliche Zufuhr	Empfohlene Zufuhr	Tatsächliche Zufuhr
Energie	(MJ)	10,5	16,3		
	(kcal)	2500	3885		
Proteine	(g)	55	105	45	83
Fette	(g)		154		118
Linolsäure	(g)	10	15,5	10	12,8
Cholesterin	(mg)		608		499
Kohlenhydrate	(g)		380		293
Polysacharide		226		161	
Disaccharide			117		99
Monosaccharide		38		34	
Ballaststoffe	(g)		25,2		19,1
Alkohol	(g)		69		34
Mineralstoffe					
Natrium	(g)	2—3	3,4[a]	2—3	2,5[a]
Kalium	(g)	3—4	3,8	3—4	3,0
Calcium	(mg)	800	925	800	750
Magnesium	(mg)	350	444	300	326
Eisen	(mg)	12	16,4	18	13,0
Zink	(mg)	10—20	13,9	10—20	11,2
Kupfer	(mg)	2—4	2,9	2—4	2,4
Phosphor	(mg)	800	1878	800	1443
Vitamine					
A	(mg)[b]	1,0	1,4[d]	0,8	1,2
E	(mg)[c]	13	15,0	13	12,8
B_1	(mg)	1,4	1,5[d]	1,2	1,0[d]
B_2	(mg)	1,7	2,1[d]	1,5	1,5[d]
B_6	(mg)	1,8	1,9[d]	1,6	1,4[d]
Pantothensäure	(mg)	8	7,9	8	6,0
Folsäure	(µg)[e]	160	96[d]	160	70[d]
B_{12}	(µg)	5	12,1	5	8,7
C	(mg)	75	52,9[d]	75	52,9[d]
Purin-Stickstoff	(mg)		292		179

a) Ohne das zur Würzung beim Essen zugesetzte Kochsalz
b) Retinoläquivalente (6 µg β-Carotin bzw. 12 µg andere Provitamin A-Carotinoide = 1 µg Retinol)
c) D-alpha-Tocopherol- und D-alpha-Tocopheroläquivalente
d) Werte abzüglich mittlere Zubereitungsverluste (Vitamin A, Folsäure: 50%, Vitamin C: 40%)
e) Freie Folsäureäquivalente (5 µg gebundene Folsäure = 1 µg freie Folsäure)

Tab. 5: Durchschnittliche Versorgung der Bevölkerung der Bundesrepublik Deutschland mit wichtigen Nährstoffen (6)

Nährstoff	Bemerkungen zur Versorgung
Protein	Zufuhr reichlich
Linolsäure	Zufuhr ausreichend
Cholesterin	Zufuhr hoch, bei entsprechender Veranlagung Beitrag zur Erhöhung des Blutcholesterinspiegels
Natrium	Zufuhr hoch, Reduzierung zu empfehlen
Ballaststoffe	Vermehrte Zufuhr empfehlenswert
Mineralstoffe	Zufuhr insgesamt meist ausreichend, im Süden kann **Jod**zufuhr zu gering sein; die **Calcium**zufuhr wird als zu gering angesehen, insbesondere im Hinblick auf die hohe **Phosphat**zufuhr; die durchschnittliche **Eisen**zufuhr erscheint ausreichend, trotzdem kann ein Mangel auftreten, besonders bei Frauen während der Schwangerschaft.
Vitamine	
A (Retinol)	Zufuhr befriedigend
E (Tocopherol)	Zufuhr befriedigend
B_1 (Thiamin)	Die wünschenswerte Zufuhr wird vielfach nicht erreicht
B_2 (Riboflavin)	Zufuhr ausreichend
B_6	Trotz ausreichender Zufuhr wird vielfach ein Mangel konstatiert
Folsäure	Versorgungslage schwer zu beurteilen, Mangel wahrscheinlich verbreitet
B_{12}	Zufuhr ausreichend
C	Zufuhr reichlich, weitere Erhöhung wünschenswert

Teil B

Tabellarische Angaben der Nährwerte und der Zusammensetzung von Lebensmitteln

Milch und Milcherzeugnisse ohne Käse

Milch .... 16—20
Milcherzeugnisse .... 21—39

Vollmilch,
mind. 3,5% Fett

Energiegehalt
der verdaulichen Bestandteile kJ: 274
aus 100 g eßbarem Anteil kcal: 65

Hauptbestandteile in 100 g eßbarem Anteil
Wasser	87,7 g	Kohlenhydrate	4,6 g
Eiweiß	3,3 g	Organische Säuren	0,2 g
Fett	3,6 g	Mineralstoffe	0,7 g

Einzelne Inhaltsstoffe in 100 g eßbarem Anteil

Mineralstoffe
Natrium	50 mg
Kalium	155 mg
Magnesium	12 mg
Calcium	120 mg
Mangan	3 µg
Eisen	45 µg
Kupfer	17 µg
Zink	380 µg
Phosphor	90 mg
Chlorid	100 mg
Fluorid	17 µg
Jodid	3 µg

Vitamine
Vit. A	30 µg
Carotin	17 µg
Vit. D	60 ng
Vit. E	85 µg
Vit. K	4 µg
Vit. B_1	35 µg
Vit. B_2	180 µg
Nicotinamid	90 µg
Pantothensäure	350 µg
Vit. B_6	45 µg
Biotin	4 µg
Folsäure	6 µg
Vit. B_{12}	420 ng
Vit. C	2 mg

Aminosäuren
Arginin	120 mg
Histidin	90 mg
Isoleucin	210 mg
Leucin	350 mg
Lysin	260 mg
Methionin	85 mg
Phenylalanin	170 mg
Threonin	150 mg
Tryptophan	45 mg
Tyrosin	170 mg
Valin	230 mg

Kohlenhydrate
Lactose	4550 mg

Lipide
Palmitinsäure	930 mg
Stearinsäure	400 mg
Ölsäure	890 mg
Linolsäure	90 mg
Linolensäure	25 mg
Cholesterin	12 mg

Sonstige Inhaltsstoffe
Zitronensäure	210 mg

Magermilch,
höchst. 0,3% Fett

Milch und Milcherzeugnisse

Energiegehalt
der verdaulichen Bestandteile   kJ: 148
aus 100 g eßbarem Anteil   kcal: 35

Hauptbestandteile in 100 g eßbarem Anteil

Wasser	90,9 g	Kohlenhydrate	4,8 g
Eiweiß	3,5 g	Organische Säuren	0,2 g
Fett	0,1 g	Mineralstoffe	0,8 g

Einzelne Inhaltsstoffe in 100 g eßbarem Anteil

Mineralstoffe
Natrium	55 mg
Kalium	150 mg
Magnesium	14 mg
Calcium	125 mg
Mangan	4 µg
Eisen	75 µg
Kupfer	10 µg
Zink	400 µg
Phosphor	95 mg
Chlorid	100 mg
Fluorid	17 µg
Jodid	3 µg
Selen	5 µg

Vitamine
Vit. A	2 µg
Carotin	Spuren
Vit. D	0 µg
Vit. E	Spuren
Vit. B_1	40 µg
Vit. B_2	170 µg
Nicotinamid	95 µg
Pantothensäure	280 µg
Vit. B_6	50 µg
Biotin	2 µg
Folsäure	5 µg
Vit. B_{12}	300 ng
Vit. C	1 mg

Aminosäuren
Arginin	130 mg
Histidin	90 mg
Isoleucin	220 mg
Leucin	340 mg
Lysin	270 mg
Methionin	85 mg
Phenylalanin	170 mg
Threonin	160 mg
Tryptophan	50 mg
Tyrosin	180 mg
Valin	240 mg

Kohlenhydrate
Lactose	4800 mg

Lipide
Palmitinsäure	18 mg
Stearinsäure	7 mg
Ölsäure	17 mg
Linolsäure	200 µg
Linolensäure	100 µg
Cholesterin	2 mg

Sonstige Inhaltsstoffe
Zitronensäure	220 mg

Milch fettarm, mind. 1,5%, höchst. 1,8% Fett

Energiegehalt
der verdaulichen Bestandteile   kJ: 199
aus 100 g eßbarem Anteil   kcal: 47

Hauptbestandteile in 100 g eßbarem Anteil

Wasser	89,6 g	Kohlenhydrate	4,6 g
Eiweiß	3,4 g	Organische Säuren	0,2 g
Fett	1,6 g	Mineralstoffe	0,7 g

Einzelne Inhaltsstoffe in 100 g eßbarem Anteil

Mineralstoffe
Natrium	50 mg
Kalium	150 mg
Magnesium	12 mg
Calcium	120 mg
Mangan	3 µg
Eisen	45 µg
Kupfer	10 µg
Zink	370 µg
Phosphor	90 mg
Chlorid	100 mg
Fluorid	17 µg
Jodid	3 µg

Vitamine
Vit. A	13 µg
Carotin	8 µg
Vit. D	30 ng
Vit. E	35 µg
Vit. K	2 µg
Vit. B_1	35 µg
Vit. B_2	180 µg
Nicotinamid	90 µg
Pantothensäure	350 µg
Vit. B_6	45 µg
Biotin	4 µg
Folsäure	5 µg
Vit. B_{12}	420 ng
Vit. C	2 mg

Aminosäuren
Arginin	130 mg
Histidin	95 mg
Isoleucin	220 mg
Leucin	360 mg
Lysin	280 mg
Methionin	90 mg
Phenylalanin	180 mg
Threonin	160 mg
Tryptophan	50 mg
Tyrosin	180 mg
Valin	240 mg

Kohlenhydrate
Lactose	4570 mg

Lipide
Palmitinsäure	400 mg
Stearinsäure	180 mg
Ölsäure	380 mg
Linolsäure	60 mg
Linolensäure	30 mg
Cholesterin	5 mg

Sonstige Inhaltsstoffe
Zitronensäure	210 mg

Schafmilch

Milch und Milcherzeugnisse

Energiegehalt
der verdaulichen Bestandteile   kJ: 409
aus 100 g eßbarem Anteil   kcal: 97

Hauptbestandteile in 100 g eßbarem Anteil

Wasser	82,7 g	Kohlenhydrate	4,6 g
Eiweiß	5,3 g	Organische Säuren	0,1 g
Fett	6,3 g	Mineralstoffe	0,9 g

Einzelne Inhaltsstoffe in 100 g eßbarem Anteil

Mineralstoffe
Natrium .... 30 mg
Kalium .... 180 mg
Magnesium .... 12 mg
Calcium .... 185 mg
Mangan .... 13 µg
Eisen .... 100 µg
Kupfer .... 90 µg
Zink .... 470 µg
Phosphor .... 125 mg
Chlorid .... 75 mg
Fluorid .... 20 µg
Jodid .... 10 µg

Vitamine
Vit. A .... 60 µg
Carotin .... 8 µg
Vit. D .... 160 ng
Vit. E .... 200 µg
Vit. B_1 .... 65 µg
Vit. B_2 .... 290 µg
Nicotinamid .... 465 µg
Pantothensäure ...... 395 µg
Vit. B_6 .... 80 µg
Biotin .... 9 µg
Folsäure .... 6 µg
Vit. B_{12} .... 550 ng

Vit. C .... 4 mg

Aminosäuren
Arginin .... 180 mg
Histidin .... 130 mg
Isoleucin .... 310 mg
Leucin .... 540 mg
Lysin .... 440 mg
Methionin .... 140 mg
Phenylalanin .... 260 mg
Threonin .... 250 mg
Tryptophan .... 70 mg
Tyrosin .... 260 mg
Valin .... 320 mg

Kohlenhydrate
Lactose .... 4550 mg

Lipide
Palmitinsäure .... 1440 mg
Stearinsäure .... 800 mg
Ölsäure .... 1390 mg
Linolsäure .... 160 mg
Linolensäure .... 120 mg

Cholesterin .... 11 mg

Sonstige Inhaltsstoffe
Zitronensäure .... 120 mg

Ziegenmilch

Energiegehalt
der verdaulichen Bestandteile   kJ: 284
aus 100 g eßbarem Anteil   kcal: 67

Hauptbestandteile in 100 g eßbarem Anteil

Wasser	86,6 g	Kohlenhydrate	4,2 g
Eiweiß	3,7 g	Organische Säuren	0,1 g
Fett	3,9 g	Mineralstoffe	0,8 g

Einzelne Inhaltsstoffe in 100 g eßbarem Anteil

Mineralstoffe
Natrium	40 mg
Kalium	175 mg
Magnesium	14 mg
Calcium	130 mg
Mangan	11 µg
Eisen	60 µg
Kupfer	25 µg
Zink	300 µg
Phosphor	105 mg
Chlorid	135 mg
Fluorid	15 µg
Jodid	4 µg

Vitamine
Vit. A	60 µg
Carotin	35 µg
Vit. D	250 ng
Vit. E	100 µg
Vit. B_1	50 µg
Vit. B_2	150 µg
Nicotinamid	300 µg
Pantothensäure	330 µg
Vit. B_6	40 µg
Biotin	4 µg
Folsäure	1 µg
Vit. B_{12}	70 ng
Vit. C	2 mg

Aminosäuren
Arginin	130 mg
Histidin	80 mg
Isoleucin	230 mg
Leucin	390 mg
Lysin	340 mg
Methionin	95 mg
Phenylalanin	180 mg
Threonin	230 mg
Tryptophan	50 mg
Tyrosin	240 mg
Valin	280 mg

Kohlenhydrate
Lactose	4200 mg

Lipide
Palmitinsäure	855 mg
Stearinsäure	415 mg
Ölsäure	930 mg
Linolsäure	100 mg
Linolensäure	35 mg
Cholesterin	10 mg

Sonstige Inhaltsstoffe
Zitronensäure	130 mg

Trockenvollmilch
(Vollmilchpulver)

Energiegehalt
der verdaulichen Bestandteile   kJ: 2042
aus 100 g eßbarem Anteil   kcal: 482

Hauptbestandteile in 100 g eßbarem Anteil

Wasser	3,5 g	Kohlenhydrate	35,1 g
Eiweiß	25,2 g	Organische Säuren	1,6 g
Fett	26,2 g	Mineralstoffe	7,0 g

Einzelne Inhaltsstoffe in 100 g eßbarem Anteil

Mineralstoffe
Natrium	370 mg
Kalium	1160 mg
Magnesium	110 mg
Calcium	920 mg
Mangan	70 µg
Eisen	600 µg
Kupfer	130 µg
Zink	2100 µg
Phosphor	715 mg
Chlorid	810 mg
Fluorid	120 µg
Jodid	45 µg
Selen	14 µg

Vitamine
Vit. A	280 µg
Carotin	140 µg
Vit. D	600 ng
Vit. E	750 µg
Vit. K	50 µg
Vit. B_1	270 µg
Vit. B_2	1400 µg
Nicotinamid	700 µg
Pantothensäure	2700 µg
Vit. B_6	300 µg
Biotin	25 µg
Folsäure	40 µg
Vit. B_{12}	3 µg
Vit. C	11 mg

Aminosäuren
Arginin	920 mg
Histidin	660 mg
Isoleucin	1610 mg
Leucin	2470 mg
Lysin	1960 mg
Methionin	620 mg
Phenylalanin	1220 mg
Threonin	1160 mg
Tryptophan	350 mg
Tyrosin	1280 mg
Valin	1730 mg

Kohlenhydrate
Lactose	35100 mg

Lipide
Palmitinsäure	7520 mg
Stearinsäure	2850 mg
Ölsäure	7180 mg
Linolsäure	550 mg
Linolensäure	170 mg
Cholesterin	95 mg

Sonstige Inhaltsstoffe
Zitronensäure	1620 mg

Milch und Milcherzeugnisse

Trockenmagermilch
(Magermilchpulver)

Energiegehalt
der verdaulichen Bestandteile   kJ: 1520
aus 100 g eßbarem Anteil   kcal: 358

Hauptbestandteile in 100 g eßbarem Anteil

Wasser	4,3 g	Kohlenhydrate	50,5 g
Eiweiß	35,0 g	Organische Säuren	2,2 g
Fett	1,0 g	Mineralstoffe	7,8 g

Einzelne Inhaltsstoffe in 100 g eßbarem Anteil

Mineralstoffe
Natrium . . . . 555 mg
Kalium . . . . 1580 mg
Magnesium . . . . 110 mg
Calcium . . . . 1290 mg
Mangan . . . . 100 µg
Eisen . . . . 800 µg
Kupfer . . . . 75 µg
Zink . . . . 4100 µg
Phosphor . . . . 1020 mg
Chlorid . . . . 1000 mg
Fluorid . . . . 130 µg
Jodid . . . . 55 µg
Selen . . . . 5 µg

Vitamine
Vit. A . . . . 12 µg
Carotin . . . . 10 µg
Vit. D . . . . 25 ng
Vit. E . . . . 40 µg
Vit. B_1 . . . . 340 µg
Vit. B_2 . . . . 2180 µg
Nicotinamid . . . . 1000 µg
Pantothensäure . . . . . 3450 µg
Vit. B_6 . . . . 280 µg
Biotin . . . . 14 µg
Folsäure . . . . 20 µg
Vit. B_{12} . . . . 2 µg
Vit. C . . . . 6 mg

Aminosäuren
Arginin . . . . 1280 mg
Histidin . . . . 920 mg
Isoleucin . . . . 2240 mg
Leucin . . . . 3430 mg
Lysin . . . . 2720 mg
Methionin . . . . 860 mg
Phenylalanin . . . . 1700 mg
Threonin . . . . 1610 mg
Tryptophan . . . . 490 mg
Tyrosin . . . . 1780 mg
Valin . . . . 2400 mg

Kohlenhydrate
Lactose . . . . 50500 mg

Lipide
Palmitinsäure . . . . 280 mg
Stearinsäure . . . . 110 mg
Ölsäure . . . . 205 mg
Linolsäure . . . . 23 mg
Linolensäure . . . . 6 mg

Cholesterin . . . . 3 mg

Sonstige Inhaltsstoffe
Zitronensäure . . . . . . 2210 mg

Kondensmilch,
mind. 7,5% Fett

Energiegehalt
der verdaulichen Bestandteile   kJ: 560
aus 100 g eßbarem Anteil   kcal: 132

Hauptbestandteile in 100 g eßbarem Anteil
Wasser	74,7 g	Kohlenhydrate	9,2 g
Eiweiß	6,5 g	Organische Säuren	0,3 g
Fett	7,6 g	Mineralstoffe	1,5 g

Einzelne Inhaltsstoffe in 100 g eßbarem Anteil

Mineralstoffe
Natrium	100 mg
Kalium	320 mg
Magnesium	25 mg
Calcium	240 mg
Mangan	8 µg
Eisen	95 µg
Kupfer	20 µg
Zink	750 µg
Phosphor	190 mg
Chlorid	210 mg
Fluorid	30 µg
Jodid	15 µg
Selen	1 µg

Vitamine
Vit. A	50 µg
Carotin	35 µg
Vit. D	100 ng
Vit. E	170 µg
Vit. B_1	65 µg
Vit. B_2	370 µg
Nicotinamid	200 µg
Pantothensäure	640 µg
Vit. B_6	60 µg
Biotin	6 µg
Folsäure	6 µg
Vit. B_{12}	410 ng
Vit. C	2 mg

Aminosäuren
Arginin	230 mg
Histidin	170 mg
Isoleucin	430 mg
Leucin	700 mg
Lysin	470 mg
Methionin	165 mg
Phenylalanin	335 mg
Threonin	330 mg
Tryptophan	90 mg
Tyrosin	320 mg
Valin	450 mg

Kohlenhydrate
Lactose	9190 mg

Lipide
Palmitinsäure	2030 mg
Stearinsäure	920 mg
Ölsäure	2100 mg
Linolsäure	170 mg
Linolensäure	40 mg
Cholesterin	25 mg

Sonstige Inhaltsstoffe
Zitronensäure	340 mg

Milch und Milcherzeugnisse

Vergleichstabelle

Kondensmilch mit unterschiedlichem Fett- und Zuckergehalt

Energiegehalte, Hauptbestandteile und wichtige Inhaltsstoffe in 100 g

	kJ	kcal	Wasser (g)	Eiweiß (g)	Fett (g)	Kohlenhydrate (g)	Organ. Säuren (mg)	Cholesterin (mg)
Kondensmilch, mind. 7,5 % Fett	560	132	74,7	6,5	7,6	9,2	340	25
Kondensmilch, mind. 10 % Fett	752	177	66,7	8,8	10,1	12,5	440	33
Kondensmagermilch	353	83	77,3	8,2	0,2	12,1		2
Kondensmilch, mind. 8 % Fett, gezuckert	1356	320	26,1	8,2	8,8	51,9		29
Kondensmagermilch, gezuckert	1142	269	29,0	10,0	0,2	56,7		1

Sahne (Rahm), Kaffeesahne, mind. 10% Fett

Energiegehalt
der verdaulichen Bestandteile kJ: 521
aus 100 g eßbarem Anteil kcal: 123

Hauptbestandteile in 100 g eßbarem Anteil

Wasser	81,7 g	Kohlenhydrate	4,1 g
Eiweiß	3,1 g	Mineralstoffe	0,6 g
Fett	10,5 g		

Einzelne Inhaltsstoffe in 100 g eßbarem Anteil

Mineralstoffe
Natrium . . . . 40 mg
Kalium . . . . 130 mg
Magnesium . . . . 11 mg
Calcium . . . . 100 mg
Mangan . . . . 3 µg
Eisen . . . . 110 µg
Kupfer . . . . 20 µg
Zink . . . . 300 µg
Phosphor . . . . 85 mg
Chlorid . . . . 75 mg
Fluorid . . . . 17 µg
Jodid . . . . 3 µg

Vitamine
Vit. A . . . . 65 µg
Carotin . . . . 50 µg
Vit. D . . . . 1 µg
Vit. E . . . . 400 µg
Vit. B_1 . . . . 30 µg
Vit. B_2 . . . . 160 µg
Nicotinamid . . . . 100 µg
Pantothensäure . . . . . . 80 µg
Vit. B_6 . . . . 35 µg
Biotin . . . . 3 µg
Folsäure . . . . 2 µg
Vit. B_{12} . . . . 400 ng
Vit. C . . . . 1 mg

Aminosäuren
Arginin . . . . 110 mg
Histidin . . . . 80 mg
Isoleucin . . . . 200 mg
Leucin . . . . 310 mg
Lysin . . . . 240 mg
Methionin . . . . 80 mg
Phenylalanin . . . . 150 mg
Threonin . . . . 140 mg
Tryptophan . . . . 45 mg
Tyrosin . . . . 150 mg
Valin . . . . 220 mg

Kohlenhydrate
Lactose . . . . 4050 mg

Lipide
Palmitinsäure . . . . 3020 mg
Stearinsäure . . . . 1390 mg
Ölsäure . . . . 2890 mg
Linolsäure . . . . 260 mg
Linolensäure . . . . 170 mg

Cholesterin . . . . 35 mg

Milch und Milcherzeugnisse

Sahne (Rahm), Schlagsahne,
mind. 30% Fett

Energiegehalt
der verdaulichen Bestandteile kJ: 1302
aus 100 g eßbarem Anteil kcal: 308

Hauptbestandteile in 100 g eßbarem Anteil
Wasser............ 62,0 g   Kohlenhydrate ..... 3,3 g
Eiweiß .... 2,4 g   Mineralstoffe ...... 0,5 g
Fett .... 31,7 g

Einzelne Inhaltsstoffe in 100 g eßbarem Anteil
Mineralstoffe   Folsäure............ 4 µg
Natrium .... 35 mg   Vit. B_{12} .... 400 ng
Kalium .... 110 mg   Vit. C .... 1 mg
Magnesium .... 10 mg   **Aminosäuren**
Calcium .... 80 mg   Arginin .... 85 mg
Mangan .... 2 µg   Histidin .... 65 mg
Eisen .... 70 µg   Isoleucin .... 140 mg
Kupfer .... 13 µg   Leucin .... 240 mg
Zink .... 260 µg   Lysin .... 180 mg
Phosphor........... 65 mg   Methionin........... 60 mg
Chlorid............ 70 mg   Phenylalanin .... 120 mg
Fluorid .... 12 µg   Threonin .... 110 mg
Jodid .... 2 µg   Tryptophan.......... 35 mg
Selen .... 1 µg   Tyrosin .... 110 mg
Vitamine   Valin .... 160 mg
Vit. A .... 250 µg   **Kohlenhydrate**
Carotin............ 150 µg   Lactose .... 3270 mg
Vit. D .... 1 µg   **Lipide**
Vit. E .... 770 µg   Palmitinsäure....... 8840 mg
Vit. B_1 .... 25 µg Stearinsäure........ 3370 mg
Vit. B_2 .... 150 µg Ölsäure .... 7660 mg
Nicotinamid .... 80 µg   Linolsäure .... 810 mg
Pantothensäure ..... 300 µg   Linolensäure .... 210 mg
Vit. B_6 .... 35 µg
Biotin .... 3 µg   Cholesterin......... 110 mg

Sahne, sauer, Sauerrahm

Milch und Milcherzeugnisse

Energiegehalt
der verdaulichen Bestandteile aus 100 g eßbarem Anteil

kJ: 792
kcal: 187

Hauptbestandteile in 100 g eßbarem Anteil

Wasser	74,5 g	Kohlenhydrate	3,0 g
Eiweiß	2,8 g	Organische Säuren	0,7 g
Fett	18,0 g	Mineralstoffe	0,5 g

Einzelne Inhaltsstoffe in 100 g eßbarem Anteil

Mineralstoffe

Natrium	55 mg
Kalium	145 mg
Magnesium	11 mg
Calcium	100 mg
Mangan	4 µg
Eisen	60 µg
Phosphor	80 mg
Chlorid	70 mg
Fluorid	11 µg
Jodid	3 µg

Vitamine

Vit. A	120 µg
Carotin	40 µg
Vit. D	460 ng
Vit. E	630 µg
Vit. B_1	35 µg
Vit. B_2	150 µg
Nicotinamid	65 µg
Pantothensäure	340 µg
Vit. B_6	17 µg
Biotin	3 µg
Folsäure	7 µg
Vit. B_{12}	300 ng
Vit. C	1 mg

Aminosäuren

Arginin	100 mg
Histidin	85 mg
Isoleucin	180 mg
Leucin	290 mg
Lysin	230 mg
Methionin	80 mg
Phenylalanin	150 mg
Threonin	140 mg
Tryptophan	40 mg
Tyrosin	140 mg
Valin	190 mg

Kohlenhydrate

Lactose	3000 mg

Lipide

Palmitinsäure	4840 mg
Stearinsäure	2230 mg
Ölsäure	4630 mg
Linolsäure	430 mg
Linolensäure	95 mg
Cholesterin	60 mg

Sonstige Inhaltsstoffe

Milchsäure	730 mg

Creme fraiche,
ungesalzen, 30% Fett

Energiegehalt
der verdaulichen Bestandteile
aus 100 g eßbarem Anteil

kJ: 1234
kcal: 292

Hauptbestandteile in 100 g eßbarem Anteil
Wasser	62,6 g	Kohlenhydrate	2,4 g
Eiweiß	2,5 g	Organische Säuren	0,8 g
Fett	30,0 g	Mineralstoffe	0,6 g

Einzelne Inhaltsstoffe in 100 g eßbarem Anteil

Mineralstoffe
Natrium	30 mg
Kalium	110 mg
Magnesium	10 mg
Calcium	90 mg
Mangan	3 µg
Eisen	100 µg
Kupfer	20 µg
Zink	350 µg
Phosphor	70 mg
Chlorid	60 mg
Fluorid	10 µg
Jodid	10 µg

Vitamine
Vit. A	300 µg
Carotin	180 µg
Vit. D	1 µg
Vit. E	700 µg
Vit. B_1	30 µg
Vit. B_2	150 µg
Nicotinamid	90 µg
Pantothensäure	340 µg
Vit. B_6	30 µg
Biotin	4 µg
Folsäure	10 µg
Vit. B_{12}	400 ng
Vit. C	1 mg

Aminosäuren
Arginin	95 mg
Histidin	80 mg
Isoleucin	160 mg
Leucin	260 mg
Lysin	210 mg
Methionin	75 mg
Phenylalanin	135 mg
Threonin	130 mg
Tryptophan	30 mg
Tyrosin	125 mg
Valin	170 mg

Kohlenhydrate
Lactose	2400 mg

Lipide
Palmitinsäure	8650 mg
Stearinsäure	3395 mg
Ölsäure	6415 mg
Linolsäure	680 mg
Linolensäure	140 mg
Cholesterin	90 mg

Sonstige Inhaltsstoffe
Milchsäure	800 mg

Buttermilch

Milch und Milcherzeugnisse

Energiegehalt
der verdaulichen Bestandteile aus 100 g eßbarem Anteil

kJ:	157
kcal:	37

Hauptbestandteile in 100 g eßbarem Anteil

Wasser	91,2 g	Kohlenhydrate	4,0 g
Eiweiß	3,5 g	Organische Säuren	0,8 g
Fett	0,5 g	Mineralstoffe	0,8 g

Einzelne Inhaltsstoffe in 100 g eßbarem Anteil

Mineralstoffe
Natrium	55 mg
Kalium	145 mg
Magnesium	15 mg
Calcium	110 mg
Mangan	4 µg
Eisen	100 µg
Kupfer	10 µg
Zink	500 µg
Phosphor	90 mg
Chlorid	100 mg
Fluorid	10 µg
Jodid	5 µg

Vitamine
Vit. A	8 µg
Carotin	9 µg
Vit. E	Spuren
Vit. B_1	35 µg
Vit. B_2	160 µg
Nicotinamid	100 µg
Pantothensäure	300 µg
Vit. B_6	40 µg
Biotin	2 µg
Folsäure	5 µg
Vit. B_{12}	200 ng
Vit. C	600 µg

Aminosäuren
Arginin	170 mg
Histidin	100 mg
Isoleucin	220 mg
Leucin	350 mg
Lysin	290 mg
Methionin	85 mg
Phenylalanin	190 mg
Threonin	170 mg
Tryptophan	40 mg
Tyrosin	140 mg
Valin	260 mg

Kohlenhydrate
Lactose	4010 mg

Lipide
Palmitinsäure	145 mg
Stearinsäure	60 mg
Ölsäure	110 mg
Linolsäure	10 mg
Linolensäure	Spuren
Cholesterin	3 mg

Sonstige Inhaltsstoffe
Milchsäure	800 mg
Zitronensäure	6 mg

Trockenbuttermilch aus Sauerrahmbuttermilch* (Buttermilchpulver)

Energiegehalt
der verdaulichen Bestandteile
aus 100 g eßbarem Anteil

kJ: 1569
kcal: 369

Hauptbestandteile in 100 g eßbarem Anteil

Wasser	3,1 g	Kohlenhydrate	38,1 g
Eiweiß	34,9 g	Organische Säuren	7,7 g
Fett	6,0 g	Mineralstoffe	6,5 g

Einzelne Inhaltsstoffe in 100 g eßbarem Anteil

Mineralstoffe

Natrium	500 mg
Kalium	1400 mg
Magnesium	125 mg
Calcium	1050 mg
Mangan	40 µg
Eisen	700 µg
Kupfer	90 µg
Zink	4000 µg
Phosphor	900 mg
Chlorid	1200 mg
Fluorid	185 µg
Jodid	45 µg

Vitamine

Vit. A	80 µg
Carotin	30 µg
Vit. D	100 ng
Vit. E	1 µg
Vit. B_1	350 µg
Vit. B_2	1500 µg
Nicotinamid	1000 µg
Pantothensäure	3600 µg
Vit. B_6	400 µg
Folsäure	70 µg
Vit. B_{12}	2 µg
Vit. C	6 µg

Aminosäuren

Arginin	1215 mg
Histidin	915 mg
Isoleucin	2215 mg
Leucin	3440 mg
Lysin	2660 mg
Methionin	855 mg
Phenylalanin	1665 mg
Threonin	1550 mg
Tryptophan	490 mg
Tyrosin	1780 mg
Valin	2445 mg

Kohlenhydrate

Lactose	38,1 g

Lipide

Cholesterin	18 mg

Sonstige Inhaltsstoffe

Milchsäure	7600 mg
Zitronensäure	70 mg

* Trockenbuttermilch aus Süßrahmbuttermilch unterscheidet sich durch:

Lactose		44,6 g
Milchsäure		1100 mg
Energiegehalt:	kJ	1594
	kcal	375

Molke, süß*

Milch und Milcherzeugnisse

Energiegehalt
der verdaulichen Bestandteile   kJ: 105
aus 100 g eßbarem Anteil   kcal: 25

Hauptbestandteile in 100 g eßbarem Anteil
Wasser	93,6 g	Kohlenhydrate	4,7 g
Eiweiß	0,8 g	Organische Säuren	0,3 g
Fett	0,2 g	Mineralstoffe	0,6 g

Einzelne Inhaltsstoffe in 100 g eßbarem Anteil

Mineralstoffe
Natrium	45 mg
Kalium	130 mg
Magnesium	8 mg
Calcium	70 mg
Mangan	1 µg
Eisen	100 µg
Kupfer	2 µg
Zink	140 µg
Phosphor	45 mg
Chlorid	80 mg
Fluorid	10 µg
Jodid	8 µg

Vitamine
Vit. A	3 µg
Vit. B_1	35 µg
Vit. B_2	150 µg
Nicotinamid	190 µg
Pantothensäure	400 µg
Vit. B_6	40 µg
Biotin	1 µg
Folsäure	1 µg
Vit. B_{12}	200 ng
Vit. C	1 mg

Aminosäuren
Arginin	25 mg
Histidin	20 mg
Isoleucin	60 mg
Leucin	95 mg
Lysin	80 mg
Methionin	16 mg
Phenylalanin	35 mg
Threonin	70 mg
Tryptophan	17 mg
Tyrosin	30 mg
Valin	60 mg

Kohlenhydrate
Lactose	4700 mg

Lipide
Palmitinsäure	70 mg
Stearinsäure	25 mg
Ölsäure	50 mg
Linolsäure	Spuren
Linolensäure	Spuren

Sonstige Inhaltsstoffe
Milchsäure	130 mg
Zitronensäure	160 mg

* Molke, sauer unterscheidet sich durch:
Lactose		4200 mg
Milchsäure		500 mg
Energiegehalt:	kJ	99
	kcal	23

Trockenmolke, aus Sauermolke*
(Molkenpulver)

Energiegehalt
der verdaulichen Bestandteile   kJ: 1497
aus 100 g eßbarem Anteil   kcal: 352

Hauptbestandteile in 100 g eßbarem Anteil
Wasser	6,5 g	Kohlenhydrate	68,0 g
Eiweiß	12,0 g	Organische Säuren	7,0 g
Fett	1,2 g	Mineralstoffe	8,2 g

Einzelne Inhaltsstoffe in 100 g eßbarem Anteil

Mineralstoffe
Natrium	1045 mg
Kalium	1930 mg
Magnesium	130 mg
Calcium	840 mg
Mangan	10 µg
Eisen	1100 µg
Kupfer	300 µg
Zink	1270 µg
Phosphor	685 mg
Chlorid	1500 mg
Fluorid	150 µg
Jodid	120 µg
Selen	7 µg

Vitamine
Vit. A	18 µg
Carotin	10 µg
Vit. D	20 ng
Vit. E	50 µg
Vit. B_1	490 µg
Vit. B_2	2500 µg
Nicotinamid	900 µg
Pantothensäure	9 mg
Vit. B_6	700 µg
Biotin	45 µg
Folsäure	12 µg
Vit. B_{12}	2 µg
Vit. C	5 mg

Aminosäuren
Arginin	390 mg
Histidin	290 mg
Isoleucin	795 mg
Leucin	1300 mg
Lysin	1150 mg
Methionin	230 mg
Phenylalanin	490 mg
Threonin	945 mg
Tryptophan	240 mg
Tyrosin	470 mg
Valin	825 mg

Kohlenhydrate
Lactose	68 g

Lipide
Cholesterin	4 mg

Sonstige Inhaltsstoffe
Milchsäure	4700 mg
Zitronensäure	2320 mg

* Trockenmolke aus Süßmolke unterscheidet sich durch:
Lactose		72,8 g
Milchsäure		1,5 g
Energiegehalt:	kJ	1507
	kcal	355

Sauermilch, Dickmilch aus Vollmilch

Milch und Milcherzeugnisse

Energiegehalt
der verdaulichen Bestandteile   kJ: 279
aus 100 g eßbarem Anteil   kcal: 66

Hauptbestandteile in 100 g eßbarem Anteil

Wasser	87,2 g	Kohlenhydrate	4,0 g
Eiweiß	3,3 g	Organische Säuren	0,8 g
Fett	3,8 g	Mineralstoffe	0,7 g

Einzelne Inhaltsstoffe in 100 g eßbarem Anteil

Mineralstoffe
Natrium	50 mg
Kalium	150 mg
Magnesium	12 mg
Calcium	120 mg
Mangan	3 µg
Eisen	50 µg
Kupfer	12 µg
Zink	360 µg
Phosphor	100 mg
Chlorid	100 mg
Fluorid	13 µg
Jodid	8 µg

Vitamine
Vit. A	60 µg
Carotin	20 µg
Vit. D	90 ng
Vit. E	120 µg
Vit. B_1	40 µg
Vit. B_2	170 µg
Nicotinamid	90 µg
Pantothensäure	360 µg
Vit. B_6	50 µg
Folsäure	5 µg
Vit. B_{12}	500 ng
Vit. C	1 mg

Aminosäuren
Arginin	120 mg
Histidin	90 mg
Isoleucin	210 mg
Leucin	340 mg
Lysin	270 mg
Methionin	80 mg
Phenylalanin	175 mg
Threonin	170 mg
Tryptophan	50 mg
Tyrosin	175 mg
Valin	220 mg

Kohlenhydrate
Lactose	4000 mg

Lipide
Palmitinsäure	1130 mg
Stearinsäure	440 mg
Ölsäure	830 mg
Linolsäure	90 mg
Linolensäure	15 mg
Cholesterin	13 mg

Sonstige Inhaltsstoffe
Milchsäure	800 mg

Joghurt,
mind. 3,5% Fett

Energiegehalt
der verdaulichen Bestandteile	kJ:	300
aus 100 g eßbarem Anteil	kcal:	71

Hauptbestandteile in 100 g eßbarem Anteil
Wasser	87,0 g	Kohlenhydrate	4,4 g
Eiweiß	3,9 g	Organische Säuren	1,1 g
Fett	3,8 g	Mineralstoffe	0,7 g

Einzelne Inhaltsstoffe in 100 g eßbarem Anteil

Mineralstoffe		Vit. C	2 mg
Natrium	50 mg	**Aminosäuren**	
Kalium	155 mg	Arginin	140 mg
Magnesium	12 mg	Histidin	100 mg
Calcium	120 mg	Isoleucin	240 mg
Mangan	3 µg	Leucin	410 mg
Eisen	50 µg	Lysin	310 mg
Kupfer	10 µg	Methionin	100 mg
Zink	380 µg	Phenylalanin	210 mg
Phosphor	90 mg	Threonin	170 mg
Chlorid	100 mg	Tryptophan	45 mg
Fluorid	15 µg	Tyrosin	200 mg
Jodid	6 µg	Valin	300 mg
Selen	300 ng	**Kohlenhydrate**	
Vitamine		Glucose	30 mg
Vit. A	45 µg	Lactose	3190 mg
Carotin	18 µg	Galactose	1150 mg
Vit. D	60 ng	**Lipide**	
Vit. E	85 µg	Palmitinsäure	1130 mg
Vit. B_1	35 µg	Stearinsäure	440 mg
Vit. B_2	180 µg	Ölsäure	930 mg
Nicotinamid	90 µg	Linolsäure	90 mg
Pantothensäure	350 µg	Linolensäure	60 mg
Vit. B_6	45 µg		
Biotin	4 µg	Cholesterin	13 mg
Folsäure	10 µg	**Sonstige Inhaltsstoffe**	
Vit. B_{12}	300 ng	Milchsäure	1050 mg

Joghurt, fettarm,
mind. 1,5%, höchst. 1,8% Fett

Milch und Milcherzeugnisse

Energiegehalt
der verdaulichen Bestandteile kJ: 213
aus 100 g eßbarem Anteil kcal: 50

Hauptbestandteile in 100 g eßbarem Anteil

Wasser	88,9 g	Kohlenhydrate	4,5 g
Eiweiß	3,6 g	Organische Säuren	1,1 g
Fett	1,6 g	Mineralstoffe	0,8 g

Einzelne Inhaltsstoffe in 100 g eßbarem Anteil

Mineralstoffe
Natrium	45 mg
Kalium	150 mg
Magnesium	11 mg
Calcium	115 mg
Mangan	3 µg
Eisen	45 µg
Kupfer	10 µg
Zink	360 µg
Phosphor	90 mg
Chlorid	95 mg
Fluorid	15 µg
Jodid	6 µg

Vitamine
Vit. A	20 µg
Carotin	8 µg
Vit. D	30 ng
Vit. E	40 µg
Vit. B_1	35 µg
Vit. B_2	170 µg
Nicotinamid	90 µg
Pantothensäure	350 µg
Vit. B_6	45 µg
Biotin	3 µg
Folsäure	5 µg
Vit. B_{12}	400 ng
Vit. C	2 mg

Aminosäuren
Arginin	130 mg
Histidin	95 mg
Isoleucin	220 mg
Leucin	380 mg
Lysin	280 mg
Methionin	90 mg
Phenylalanin	190 mg
Threonin	160 mg
Tryptophan	45 mg
Tyrosin	180 mg
Valin	270 mg

Kohlenhydrate
Glucose	30 mg
Lactose	3280 mg
Galactose	1180 mg

Lipide
Palmitinsäure	420 mg
Stearinsäure	150 mg
Ölsäure	350 mg
Linolsäure	40 mg
Linolensäure	11 mg
Cholesterin	5 mg

Sonstige Inhaltsstoffe
Milchsäure	1110 mg

Joghurt, mager,
höchst. 0,3% Fett

Energiegehalt
der verdaulichen Bestandteile   kJ: 166
aus 100 g eßbarem Anteil   kcal: 39

Hauptbestandteile in 100 g eßbarem Anteil

Wasser	89,8 g	Kohlenhydrate	4,2 g
Eiweiß	4,4 g	Organische Säuren	1,2 g
Fett	0,1 g	Mineralstoffe	0,9 g

Einzelne Inhaltsstoffe in 100 g eßbarem Anteil

Mineralstoffe
Natrium	55 mg
Kalium	185 mg
Magnesium	14 mg
Calcium	145 mg
Mangan	4 µg
Eisen	55 µg
Kupfer	12 µg
Zink	450 µg
Phosphor	110 mg
Chlorid	120 mg
Fluorid	20 µg
Jodid	7 µg

Vitamine
Vit. A	800 ng
Carotin	500 ng
Vit. D	Spuren
Vit. E	2 µg
Vit. K	500 ng
Vit. B_1	40 µg
Vit. B_2	180 µg
Nicotinamid	90 µg
Pantothensäure	360 µg
Vit. B_6	45 µg
Biotin	4 µg
Folsäure	12 µg
Vit. B_{12}	430 ng
Vit. C	2 mg

Aminosäuren
Arginin	160 mg
Histidin	120 mg
Isoleucin	330 mg
Leucin	460 mg
Lysin	350 mg
Methionin	110 mg
Phenylalanin	240 mg
Threonin	180 mg
Tryptophan	50 mg
Tyrosin	220 mg
Valin	340 mg

Kohlenhydrate
Lactose	4200 mg

Lipide
Palmitinsäure	25 mg
Stearinsäure	9 mg
Ölsäure	22 mg
Linolsäure	2600 µg
Linolensäure	660 µg
Cholesterin	330 µg

Sonstige Inhaltsstoffe
Milchsäure	1210 mg

Sahnejoghurt

Milch und Milcherzeugnisse

Energiegehalt
der verdaulichen Bestandteile	kJ:	506
aus 100 g eßbarem Anteil	kcal:	120

Hauptbestandteile in 100 g eßbarem Anteil
Wasser	81,6 g	Kohlenhydrate	3,7 g
Eiweiß	3,1 g	Organische Säuren	0,8 g
Fett	10,0 g	Mineralstoffe	0,6 g

Einzelne Inhaltsstoffe in 100 g eßbarem Anteil

Mineralstoffe

Natrium	50 mg
Kalium	150 mg
Magnesium	11 mg
Calcium	110 mg
Mangan	5 µg
Eisen	50 µg
Kupfer	11 µg
Zink	340 µg
Phosphor	90 mg
Chlorid	90 mg
Fluorid	12 µg
Jodid	7 µg

Vitamine

Vit. A	170 µg
Carotin	60 µg
Vit. D	230 ng
Vit. E	310 µg
Vit. B_1	40 µg
Vit. B_2	160 µg
Nicotinamid	90 µg
Pantothensäure	340 µg
Vit. B_6	50 µg
Folsäure	9 µg
Vit. B_{12}	500 ng
Vit. C	1 mg

Aminosäuren

Arginin	115 mg
Histidin	75 mg
Isoleucin	200 mg
Leucin	320 mg
Lysin	250 mg
Methionin	75 mg
Phenylalanin	165 mg
Threonin	150 mg
Tryptophan	50 mg
Tyrosin	145 mg
Valin	210 mg

Kohlenhydrate

Lactose	3700 mg

Lipide

Palmitinsäure	2910 mg
Stearinsäure	1260 mg
Ölsäure	2635 mg
Linolsäure	245 mg
Linolensäure	160 mg
Cholesterin	35 mg

Sonstige Inhaltsstoffe

Milchsäure	800 mg

Vergleichstabelle

Fruchtjoghurt verschiedener Fettstufen

Energiegehalte der verdaulichen Bestandteile*
sowie Hauptbestandteile in 100 g

	kJ	kcal	Wasser (g)	Eiweiß (g)	Fett (g)	Kohlenhydrate (g)	Lactose (g)
Fruchtjoghurt, vollfett	429	101	74,4	3,9	2,6	15,5	3,1
Fruchtjoghurt, fettarm	340	80	78,9	3,6	1,3	13,5	3,1
Fruchtjoghurt, mager	286	67	81,4	3,8	0,1	12,8	3,0

* Geringe Ballaststoffmengen entsprechend der Fruchtzugabe sind möglich

Kefir aus Vollmilch

Milch und Milcherzeugnisse

Energiegehalt		
der verdaulichen Bestandteile	kJ:	281
aus 100 g eßbarem Anteil	kcal:	66

Hauptbestandteile in 100 g eßbarem Anteil

Wasser	87,6 g	Organische Säuren	0,7 g
Eiweiß	3,3 g	Ethanol	0,5 g
Fett	3,5 g	Mineralstoffe	0,8 g
Kohlenhydrate	4,0 g		

Einzelne Inhaltsstoffe in 100 g eßbarem Anteil

Mineralstoffe
- Natrium .... 50 mg
- Kalium .... 160 mg
- Magnesium .... 13 mg
- Calcium .... 120 mg
- Mangan .... 5 µg
- Eisen .... 50 µg
- Kupfer .... 12 µg
- Zink .... 360 µg
- Phosphor .... 90 mg
- Chlorid .... 100 mg
- Fluorid .... 13 µg
- Jodid .... 8 µg

Vitamine
- Vit. A .... 50 µg
- Carotin .... 20 µg
- Vit. D .... 80 ng
- Vit. E .... 110 µg
- Vit. B_1 .... 40 µg
- Vit. B_2 .... 170 µg
- Nicotinamid .... 90 µg
- Pantothensäure ..... 360 µg
- Vit. B_6 .... 50 µg
- Folsäure .... 5 µg
- Vit. B_{12} .... 500 ng
- Vit. C .... 1 mg

Aminosäuren
- Arginin .... 120 mg
- Histidin .... 90 mg
- Isoleucin .... 210 mg
- Leucin .... 340 mg
- Lysin .... 270 mg
- Methionin .... 85 mg
- Phenylalanin .... 170 mg
- Threonin .... 160 mg
- Tryptophan .... 50 mg
- Tyrosin .... 170 mg
- Valin .... 220 mg

Kohlenhydrate
- Lactose .... 4000 mg

Lipide
- Cholesterin .... 12 mg

Sonstige Inhaltsstoffe
- Milchsäure .... 700 mg
- Ethanol .... 500 mg

Käse

Frischkäse	42—49
Hartkäse	50—54
Schnittkäse, fest	55—59
Schnittkäse, halbfest	60—64
Weichkäse	65—76
Sauermilchkäse	77
Kochkäse	78—79
Schmelzkäse	80—81

Frischkäse, Rahmfrischkäse,
50% Fett i. Tr.

Energiegehalt
der verdaulichen Bestandteile kJ: 1201
aus 100 g eßbarem Anteil kcal: 284

Hauptbestandteile in 100 g eßbarem Anteil

Wasser	57,0 g	Kohlenhydrate	3,4 g
Eiweiß	13,8 g	Organische Säuren	0,9 g
Fett	23,6 g	Mineralstoffe	1,3 g

Einzelne Inhaltsstoffe in 100 g eßbarem Anteil

Mineralstoffe
Kalium	120 mg
Magnesium	9 mg
Calcium	100 mg
Eisen	680 µg
Phosphor	170 mg

Vitamine
Vit. A	230 µg
Carotin	110 µg
Vit. B_1	55 µg
Vit. B_2	280 µg
Nicotinamid	140 µg
Pantothensäure	540 µg
Vit. B_6	75 µg
Biotin	6 µg
Vit. B_{12}	650 ng
Vit. C	0

Aminosäuren
Arginin	520 mg
Histidin	450 mg
Isoleucin	850 mg
Leucin	1400 mg
Lysin	1210 mg
Methionin	410 mg
Phenylalanin	720 mg
Threonin	660 mg
Tryptophan	150 mg
Tyrosin	660 mg
Valin	890 mg

Kohlenhydrate
Lactose	3410 mg

Lipide
Palmitinsäure	7130 mg
Stearinsäure	2730 mg
Ölsäure	5670 mg
Linolsäure	600 mg
Linolensäure	150 mg
Cholesterin	75 mg

Sonstige Inhaltsstoffe
Milchsäure	890 mg

Frischkäse, Doppelrahmfrischkäse,
mind. 60%, höchst. 85% Fett i. Tr.

Energiegehalt
der verdaulichen Bestandteile   kJ: 1439
aus 100 g eßbarem Anteil   kcal: 340

Hauptbestandteile in 100 g eßbarem Anteil

Wasser	52,8 g	Kohlenhydrate	2,6 g
Eiweiß	11,3 g	Organische Säuren	0,4 g
Fett	31,5 g	Mineralstoffe	1,4 g

Einzelne Inhaltsstoffe in 100 g eßbarem Anteil

Mineralstoffe
Natrium	375 mg
Kalium	95 mg
Magnesium	7 mg
Calcium	80 mg
Eisen	550 µg
Phosphor	135 mg

Vitamine
Vit. A	300 µg
Carotin	150 µg
Vit. E	700 µg
Vit. B_1	45 µg
Vit. B_2	230 µg
Nicotinamid	110 µg
Pantothensäure	440 µg
Vit. B_6	60 µg
Biotin	4 µg
Vit. B_{12}	530 ng
Vit. C	0

Aminosäuren
Arginin	520 mg
Histidin	520 mg
Isoleucin	700 mg
Leucin	1180 mg
Lysin	1200 mg
Methionin	340 mg
Phenylalanin	590 mg
Threonin	540 mg
Tryptophan	150 mg
Tyrosin	590 mg
Valin	730 mg

Kohlenhydrate
Lactose	2560 mg

Lipide
Palmitinsäure	9520 mg
Stearinsäure	3650 mg
Ölsäure	7570 mg
Linolsäure	800 mg
Linolensäure	200 mg
Cholesterin	105 mg

Sonstige Inhaltsstoffe
Milchsäure	440 mg

Käse

Hüttenkäse, Cottage

Energiegehalt
der verdaulichen Bestandteile   kJ: 436
aus 100 g eßbarem Anteil   kcal: 103

Hauptbestandteile in 100 g eßbarem Anteil

Wasser	78,5 g	Kohlenhydrate	3,3 g
Eiweiß	12,3 g	Organische Säuren	0,6 g
Fett	4,3 g		

Einzelne Inhaltsstoffe in 100 g eßbarem Anteil

Mineralstoffe
Natrium	230 mg
Kalium	90 mg
Magnesium	9 mg
Calcium	95 mg
Eisen	300 µg
Kupfer	20 µg
Zink	500 µg
Phosphor	150 mg
Chlorid	450 mg
Fluorid	17 µg
Jodid	10 µg
Selen	5 µg

Vitamine
Vit. A	50 µg
Carotin	30 µg
Vit. D	110 ng
Vit. E	150 µg
Vit. B_1	30 µg
Vit. B_2	260 µg
Nicotinamid	110 µg
Pantothensäure	570 µg
Vit. B_6	30 µg
Folsäure	3 µg
Vit. B_{12}	2 µg

Aminosäuren
Arginin	450 mg
Histidin	300 mg
Isoleucin	790 mg
Leucin	1230 mg
Lysin	1000 mg
Methionin	150 mg
Phenylalanin	635 mg
Threonin	640 mg
Tryptophan	150 mg
Tyrosin	580 mg
Valin	825 mg

Kohlenhydrate
Lactose	3300 mg

Lipide
Palmitinsäure	1255 mg
Stearinsäure	485 mg
Ölsäure	930 mg
Linolsäure	95 mg
Linolensäure	20 mg
Cholesterin	18 mg

Sonstige Inhaltsstoffe
Milchsäure	550 mg

Mozzarella
aus Kuhmilch

Energiegehalt
der verdaulichen Bestandteile kJ: 961
aus 100 g eßbarem Anteil kcal: 227

Hauptbestandteile in 100 g eßbarem Anteil
Wasser . . . . 60,1 g Organische Säuren . 0,8 g
Eiweiß . . . . 19,9 g
Fett . . . . 16,1 g

Einzelne Inhaltsstoffe in 100 g eßbarem Anteil
Mineralstoffe
Kalium . . . . 150 mg
Magnesium . . . . 15 mg
Calcium . . . . 350 mg
Mangan . . . . 20 µg
Eisen . . . . 250 µg
Kupfer . . . . 50 µg
Phosphor . . . . 200 mg
Chlorid . . . . 700 mg
Fluorid . . . . 60 µg
Jodid . . . . 15 µg

Vitamine
Vit. A . . . . 300 µg
Carotin . . . . 100 µg
Vit. D . . . . 400 ng
Vit. E . . . . 620 µg
Vit. B_1 . . . . 35 µg
Vit. B_2 . . . . 335 µg
Nicotinamid . . . . 370 µg
Vit. B_6 . . . . 80 µg
Biotin . . . . 2 µg
Folsäure . . . . 20 µg
Vit. B_{12} . . . . 2 µg

Aminosäuren
Arginin . . . . 730 mg
Histidin . . . . 650 mg
Isoleucin . . . . 1200 mg
Leucin . . . . 2090 mg
Lysin . . . . 1650 mg
Methionin . . . . 350 mg
Phenylalanin . . . . 1100 mg
Threonin . . . . 950 mg
Tryptophan . . . . 280 mg
Tyrosin . . . . 770 mg
Valin . . . . 1400 mg

Lipide
Palmitinsäure . . . . 5080 mg
Stearinsäure . . . . 2030 mg
Ölsäure . . . . 4050 mg
Linolsäure . . . . 350 mg
Linolensäure . . . . 140 mg

Cholesterin . . . . 45 mg

Sonstige Inhaltsstoffe
Milchsäure . 800 mg
Salizylsäure . . . . 20 µg

Käse

Schichtkäse,
20% Fett i. Tr.

Energiegehalt
der verdaulichen Bestandteile   kJ: 465
aus 100 g eßbarem Anteil   kcal: 110

Hauptbestandteile in 100 g eßbarem Anteil
Wasser	78,0 g	Kohlenhydrate	3,6 g
Eiweiß	11,9 g	Organische Säuren	0,9 g
Fett	5,0 g	Mineralstoffe	0,8 g

Einzelne Inhaltsstoffe in 100 g eßbarem Anteil

Mineralstoffe
Natrium	35 mg
Kalium	120 mg
Magnesium	9 mg
Calcium	80 mg
Mangan	7 µg
Eisen	300 µg
Kupfer	16 µg
Zink	500 µg
Phosphor	180 mg
Chlorid	70 mg
Fluorid	16 µg
Jodid	10 µg

Vitamine
Vit. A	70 µg
Carotin	20 µg
Vit. D	150 ng
Vit. E	100 µg
Vit. B_1	30 µg
Vit. B_2	290 µg
Nicotinamid	100 µg
Pantothensäure	570 µg
Vit. B_6	30 µg
Folsäure	3 µg
Vit. B_{12}	2 µg

Aminosäuren
Arginin	445 mg
Histidin	295 mg
Isoleucin	695 mg
Leucin	1210 mg
Lysin	990 mg
Methionin	150 mg
Phenylalanin	630 mg
Threonin	585 mg
Tryptophan	175 mg
Tyrosin	575 mg
Valin	815 mg

Kohlenhydrate
Lactose	3600 mg

Lipide
Cholesterin	16 mg

Sonstige Inhaltsstoffe
Milchsäure	890 mg

Vergleichstabelle

Schichtkäse verschiedener Fettstufen

Energiegehalte, Hauptbestandteile und wichtige Inhaltsstoffe in 100 g

Fett i. Tr.	kJ	kcal	Wasser (g)	Eiweiß (g)	Fett (g)	Lactose (g)	Milchsäure (g)	Mineralstoffe (g)	Cholesterin (mg)
10 %	383	90	78,6	12,7	2,4	3,8	0,9	1,0	7
20 %	465	110	78,0	11,9	5,0	3,6	0,9	0,8	16
40 %	677	160	75,0	10,8	11,3	3,2	0,7	0,7	31

Käse

Speisequark,
20% Fett i. Tr.

Energiegehalt
der verdaulichen Bestandteile aus 100 g eßbarem Anteil

kJ: 461
kcal: 109

Hauptbestandteile in 100 g eßbarem Anteil

Wasser	78,0 g	Kohlenhydrate	2,7 g
Eiweiß	12,5 g	Organische Säuren	0,7 g
Fett	5,1 g	Mineralstoffe	0,8 g

Einzelne Inhaltsstoffe in 100 g eßbarem Anteil

Mineralstoffe
Natrium . . . . 35 mg
Kalium . . . . 85 mg
Magnesium . . . . 11 mg
Calcium . . . . 85 mg
Mangan . . . . 60 μg
Eisen . . . . 335 μg
Kupfer . . . . 15 μg
Zink . . . . 500 μg
Phosphor . . . . 165 mg
Chlorid . . . . 110 mg
Fluorid . . . . 20 μg
Jodid . . . . 4 μg
Selen . . . . 5 μg

Vitamine
Vit. A . . . . 55 μg
Carotin . . . . 25 μg
Vit. D . . . . 85 ng
Vit. E . . . . 120 μg
Vit. K . . . . 25 μg
Vit. B_1 . . . . 35 μg
Vit. B_2 . . . . 270 μg
Nicotinamid . . . . 140 μg
Pantothensäure . . . . . . 680 μg
Vit. B_6 . . . . 60 μg
Biotin . . . . 6 μg
Folsäure . . . . 9 μg
Vit. B_{12} . . . . 1 μg
Vit. C . . . . 400 μg

Aminosäuren
Arginin . . . . 500 mg
Histidin . . . . 380 mg
Isoleucin . . . . 790 mg
Leucin . . . . 1290 mg
Lysin . . . . 1050 mg
Methionin . . . . 390 mg
Phenylalanin . . . . 650 mg
Threonin . . . . 580 mg
Tryptophan . . . . 160 mg
Tyrosin . . . . 650 mg
Valin . . . . 830 mg

Kohlenhydrate
Lactose . . . . 2700 mg

Lipide
Palmitinsäure . . . . 1540 mg
Stearinsäure . . . . 590 mg
Ölsäure . . . . 1220 mg
Linolsäure . . . . 130 mg
Linolensäure . . . . 35 mg

Cholesterin . . . . 17 mg

Sonstige Inhaltsstoffe
Milchsäure . . . . 740 mg

Vergleichstabelle

Speisequark verschiedener Fettstufen

Energiegehalte, Hauptbestandteile und wichtige Inhaltsstoffe in 100 g

Fett i. Tr.	kJ	kcal	Wasser (g)	Eiweiß (g)	Fett (g)	Lactose (g)	Milchsäure (g)	Mineralstoffe (g)	Cholesterin (mg)
mager	306	72	81,3	13,5	0,3	3,2	0,8	0,9	1
20 %	461	109	78,0	12,5	5,1	2,7	0,7	0,8	17
40 %	675	160	73,5	11,1	11,4	2,6	0,7	0,8	35
60 %	1043	247	64,0	9,5	22,0	2,2	0,6	0,7	70

Käse

Chester, Cheddar,
50% Fett i. Tr.

Energiegehalt
der verdaulichen Bestandteile   kJ: 1679
aus 100 g eßbarem Anteil   kcal: 397

Hauptbestandteile in 100 g eßbarem Anteil

Wasser	36,3 g	Kohlenhydrate	0,4 g
Eiweiß	25,4 g	Organische Säuren	1,3 g
Fett	32,2 g	Mineralstoffe	4,4 g

Einzelne Inhaltsstoffe in 100 g eßbarem Anteil

Mineralstoffe
Natrium . . . . 675 mg
Kalium . . . . 100 mg
Magnesium . . . . 35 mg
Calcium . . . . 810 mg
Mangan . . . . 17 µg
Eisen . . . . 590 µg
Kupfer . . . . 80 µg
Zink . . . . 4 mg
Phosphor . . . . 530 mg
Chlorid . . . . 1100 mg
Fluorid . . . . 140 µg
Jodid . . . . 35 µg
Selen . . . . 11 µg

Vitamine
Vit. A . . . . 390 µg
Carotin . . . . 300 µg
Vit. D . . . . 340 ng
Vit. E . . . . 1 mg
Vit. B_1 . . . . 35 µg
Vit. B_2 . . . . 440 µg
Nicotinamid . . . . 110 µg
Pantothensäure . . . . . . 290 µg
Vit. B_6 . . . . 55 µg
Biotin . . . . 2 µg
Folsäure . . . . 19 µg
Vit. B_{12} . . . . 1 µg

Aminosäuren
Arginin . . . . 900 mg
Histidin . . . . 800 mg
Isoleucin . . . . 1810 mg
Leucin . . . . 2520 mg
Lysin . . . . 2070 mg
Methionin . . . . 770 mg
Phenylalanin . . . . 1450 mg
Threonin . . . . 980 mg
Tryptophan . . . . 290 mg
Tyrosin . . . . 1300 mg
Valin . . . . 1810 mg

Kohlenhydrate
Glucose . . . . 3600 µg
Lactose . . . . 300 mg
Galactose . . . . 55 mg

Lipide
Palmitinsäure . . . . 9520 mg
Stearinsäure . . . . 3890 mg
Ölsäure . . . . 7670 mg
Linolsäure . . . . 560 mg
Linolensäure . . . . 380 mg

Cholesterin . . . . 100 mg

Sonstige Inhaltsstoffe
Milchsäure . . . . 1330 mg

Emmentaler,
45% Fett i. Tr.

Energiegehalt
der verdaulichen Bestandteile   kJ: 1623
aus 100 g eßbarem Anteil   kcal: 384

Hauptbestandteile in 100 g eßbarem Anteil

Wasser	35,7 g	Organische Säuren	0,5 g
Eiweiß	28,7 g	Mineralstoffe	3,9 g
Fett	29,7 g		

Käse

Einzelne Inhaltsstoffe in 100 g eßbarem Anteil

Mineralstoffe
Natrium	450 mg
Kalium	105 mg
Magnesium	45 mg
Calcium	1020 mg
Mangan	25 µg
Eisen	310 µg
Kupfer	655 µg
Zink	4630 µg
Phosphor	635 mg
Chlorid	525 mg
Fluorid	110 µg
Jodid	40 µg
Selen	11 µg

Vitamine
Vit. A	320 µg
Carotin	140 µg
Vit. D	1 µg
Vit. E	645 µg
Vit. B_1	50 µg
Vit. B_2	340 µg
Nicotinamid	180 µg
Pantothensäure	400 µg
Vit. B_6	65 µg
Biotin	3 µg
Folsäure	4 µg
Vit. B_{12}	2 µg
Vit. C	500 µg

Aminosäuren
Arginin	1000 mg
Histidin	1020 mg
Isoleucin	1730 mg
Leucin	2990 mg
Lysin	2390 mg
Methionin	790 mg
Phenylalanin	1610 mg
Threonin	1140 mg
Tryptophan	430 mg
Tyrosin	1610 mg
Valin	2120 mg

Lipide
Palmitinsäure	8140 mg
Stearinsäure	3390 mg
Ölsäure	6290 mg
Linolsäure	650 mg
Linolensäure	370 mg
Cholesterin	90 mg

Sonstige Inhaltsstoffe
Milchsäure	450 mg

Gruyère

Energiegehalt
der verdaulichen Bestandteile kJ: 1746
aus 100 g eßbarem Anteil kcal: 413

Hauptbestandteile in 100 g eßbarem Anteil

Wasser	33,2 g	Organische Säuren	0,9 g
Eiweiß	29,8 g	Mineralstoffe	4,3 g
Fett	32,3 g		

Einzelne Inhaltsstoffe in 100 g eßbarem Anteil

Mineralstoffe
Natrium . . . . 335 mg
Kalium . . . . 80 mg
Calcium . . . . 1000 mg
Phosphor . . . . 605 mg

Vitamine
Vit. B_1 . . . . 50 µg
Vit. B_2 . . . . 300 µg
Nicotinamid . . . . 140 µg
Pantothensäure . . . . . . 520 µg
Vit. B_6 . . . . 80 µg
Biotin . . . . 1 µg
Folsäure . . . . 10 µg
Vit. B_{12} . . . . 2 µg

Aminosäuren
Arginin . . . . 980 mg
Histidin . . . . 1110 mg
Isoleucin . . . . 1610 mg
Leucin . . . . 3100 mg
Lysin . . . . 2710 mg
Methionin . . . . 820 mg
Phenylalanin . . . . 1740 mg
Threonin . . . . 1090 mg
Tryptophan . . . . 420 mg
Tyrosin . . . . 1780 mg
Valin . . . . 2240 mg

Lipide
Palmitinsäure . . . . 7760 mg
Stearinsäure . . . . 2320 mg
Ölsäure . . . . 8570 mg
Linolsäure . . . . 1300 mg
Linolensäure . . . . 430 mg

Sonstige Inhaltsstoffe
Milchsäure . . . . 850 mg

Parmesan

Energiegehalt
der verdaulichen Bestandteile   kJ: 1587
aus 100 g eßbarem Anteil   kcal: 375

Hauptbestandteile in 100 g eßbarem Anteil

Wasser	29,6 g	Kohlenhydrate	0,1 g
Eiweiß	35,6 g	Mineralstoffe	5,5 g
Fett	25,8 g		

Einzelne Inhaltsstoffe in 100 g eßbarem Anteil

Mineralstoffe

Natrium	705 mg
Kalium	130 mg
Magnesium	45 mg
Calcium	1290 mg
Eisen	1 mg
Kupfer	360 µg
Zink	3 mg
Phosphor	840 mg
Chlorid	950 mg
Fluorid	160 µg
Jodid	40 µg

Vitamine

Vit. A	340 µg
Vit. D	650 ng
Vit. E	820 µg
Vit. B_1	20 µg
Vit. B_2	620 µg
Nicotinamid	170 µg
Pantothensäure	860 µg
Vit. B_6	95 µg
Biotin	3 µg
Folsäure	20 µg
Vit. B_{12}	2 µg

Aminosäuren

Arginin	1330 mg
Histidin	1200 mg
Isoleucin	1930 mg
Leucin	3500 mg
Lysin	2980 mg
Methionin	960 mg
Phenylalanin	1910 mg
Threonin	1450 mg
Tryptophan	490 mg
Tyrosin	1750 mg
Valin	2520 mg

Kohlenhydrate

Lactose	60 mg

Lipide

Palmitinsäure	6970 mg
Stearinsäure	2300 mg
Ölsäure	6660 mg
Linolsäure	270 mg
Linolensäure	300 mg
Cholesterin	70 mg

Käse

Provolone

Energiegehalt
der verdaulichen Bestandteile   kJ: 1545
aus 100 g eßbarem Anteil   kcal: 365

Hauptbestandteile in 100 g eßbarem Anteil

Wasser	39,6 g	Mineralstoffe	5,9 g
Eiweiß	26,3 g		
Fett	28,9 g		

Einzelne Inhaltsstoffe in 100 g eßbarem Anteil

Mineralstoffe

Magnesium	30 mg
Calcium	880 mg
Eisen	500 µg
Kupfer	240 µg
Zink	4 mg
Phosphor	575 mg

Vitamine

Vit. B_1	20 µg
Vit. B_2	320 µg
Nicotinamid	160 µg

Lipide

Palmitinsäure	8670 mg
Stearinsäure	2970 mg
Ölsäure	6960 mg
Linolsäure	570 mg
Linolensäure	300 mg

Edamer,
40% Fett i. Tr.

Energiegehalt
der verdaulichen Bestandteile	kJ:	1346
aus 100 g eßbarem Anteil	kcal:	318

Hauptbestandteile in 100 g eßbarem Anteil
Wasser	44,8 g	Organische Säuren	1,0 g
Eiweiß	26,1 g	Mineralstoffe	4,7 g
Fett	23,4 g		

Einzelne Inhaltsstoffe in 100 g eßbarem Anteil

Mineralstoffe
Natrium	900 mg
Kalium	105 mg
Magnesium	30 mg
Calcium	795 mg
Mangan	35 µg
Eisen	385 µg
Kupfer	75 µg
Zink	4900 µg
Phosphor	500 mg
Chlorid	1370 mg
Fluorid	70 µg
Jodid	5 µg
Selen	4 µg

Vitamine
Vit. A	230 µg
Carotin	60 µg
Vit. D	290 ng
Vit. E	340 µg
Vit. B_1	50 µg
Vit. B_2	370 µg
Nicotinamid	70 µg
Pantothensäure	350 µg
Vit. B_6	75 µg
Biotin	2 µg
Folsäure	20 µg
Vit. B_{12}	2 µg

Aminosäuren
Arginin	1020 mg
Histidin	930 mg
Isoleucin	1480 mg
Leucin	2650 mg
Lysin	2370 mg
Methionin	780 mg
Phenylalanin	1440 mg
Threonin	1130 mg
Tryptophan	400 mg
Tyrosin	1330 mg
Valin	1880 mg

Lipide
Palmitinsäure	6920 mg
Stearinsäure	2550 mg
Ölsäure	5920 mg
Linolsäure	360 mg
Linolensäure	210 mg
Cholesterin	70 mg

Sonstige Inhaltsstoffe
Milchsäure	1000 mg

Käse

Vergleichstabelle

Edamer verschiedener Fettstufen

Energiegehalte, Hauptbestandteile und wichtige Inhaltsstoffe in 100 g

Fett i. Tr.	kJ	kcal	Wasser (g)	Eiweiß (g)	Fett (g)	Milchsäure (g)	Mineralstoffe (g)	Cholesterin (mg)
30 %	1077	254	49,1	26,4	16,2	1,0	4,8	37
40 %	1346	318	44,8	26,1	23,4	1,0	4,7	60
45 %	1510	357	41,9	24,8	28,3	1,0	4,0	65

Gouda,
45% Fett i. Tr.

Energiegehalt
der verdaulichen Bestandteile   kJ: 1543
aus 100 g eßbarem Anteil   kcal: 365

Hauptbestandteile in 100 g eßbarem Anteil
Wasser	36,4 g	Mineralstoffe	4,2 g
Eiweiß	25,5 g		
Fett	29,2 g		

Einzelne Inhaltsstoffe in 100 g eßbarem Anteil

Mineralstoffe
- Natrium .... 870 mg
- Kalium .... 75 mg
- Magnesium .... 30 mg
- Calcium .... 820 mg
- Eisen .... 500 µg
- Kupfer .... 70 µg
- Zink .... 3900 µg
- Phosphor .... 445 mg

Vitamine
- Vit. A .... 260 µg
- Vit. D .... 1 µg
- Vit. B_1 .... 30 µg
- Vit. B_2 .... 200 µg
- Nicotinamid .... 100 µg
- Pantothensäure ...... 340 µg
- Vit. B_6 .... 80 µg
- Folsäure .... 20 µg
- Vit. C .... 1 mg

Aminosäuren
- Arginin .... 980 mg
- Histidin .... 1050 mg
- Isoleucin .... 1340 mg
- Leucin .... 2620 mg
- Lysin .... 2790 mg
- Methionin .... 740 mg
- Phenylalanin .... 1460 mg
- Threonin .... 950 mg
- Tryptophan .... 350 mg
- Tyrosin .... 1480 mg
- Valin .... 1850 mg

Lipide
- Palmitinsäure .... 7290 mg
- Stearinsäure .... 3110 mg
- Ölsäure .... 6800 mg
- Linolsäure .... 280 mg
- Linolensäure .... 420 mg

- Cholesterin .... 115 mg

Tilsiter,
45% Fett i. Tr.

Energiegehalt
der verdaulichen Bestandteile   kJ: 1500
aus 100 g eßbarem Anteil   kcal: 355

Hauptbestandteile in 100 g eßbarem Anteil
Wasser . . . . 40,6 g   Mineralstoffe . . . . . . 4,9 g
Eiweiß . . . . 26,3 g
Fett . . . . 27,7 g

Einzelne Inhaltsstoffe in 100 g eßbarem Anteil

Mineralstoffe
Natrium . . . . 775 mg
Kalium . . . . 60 mg
Magnesium . . . . 30 mg
Calcium . . . . 860 mg
Eisen . . . . 230 µg
Kupfer . . . . 70 µg
Zink . . . . 3500 µg
Phosphor . . . . 520 mg
Chlorid . . . . 1400 mg

Vitamine
Vit. A . . . . 120 µg
Vit. B_1 . . . . 60 µg
Vit. B_2 . . . . 360 µg
Nicotinamid . . . . 210 µg
Pantothensäure . . . . . . 350 µg
Vit. B_{12} . . . . 2 µg
Vit. C . . . . 1 mg

Aminosäuren
Arginin . . . . 900 mg
Histidin . . . . 750 mg
Isoleucin . . . . 1580 mg
Leucin . . . . 2710 mg
Lysin . . . . 2170 mg
Methionin . . . . 800 mg
Phenylalanin . . . . 1450 mg
Threonin . . . . 960 mg
Tryptophan . . . . 370 mg
Tyrosin . . . . 1550 mg
Valin . . . . 1870 mg

Lipide
Palmitinsäure . . . . 8190 mg
Stearinsäure . . . . 2330 mg
Ölsäure . . . . 6470 mg
Linolsäure . . . . 430 mg
Linolensäure . . . . 340 mg

Cholesterin . . . . 60 mg

Vergleichstabelle

Tilsiter- und Trapistenkäse
verschiedener Fettstufen
sowie **weitere Schnittkäse**

Energiegehalte, Hauptbestandteile und wichtige Inhaltsstoffe in 100 g

	Fett i. Tr.	kJ	kcal	Wasser (g)	Eiweiß (g)	Fett (g)	Cholesterin (mg)
Tilsiter	30%	1142	270	46,2	28,7	17,2	40
Tilsiter	45%	1500	355	40,6	26,3	27,7	60
Trapistenkäse	45%	1445	342	44,0	25,1	26,8	60
Trapistenkäse	50%	1566	370	42,0	23,5	30,7	70
Appenzeller	50%	1633	386	39,0	25,4	31,6	75
Steppenkäse	45%	1375	325	46,0	24,1	25,4	60

Käse

Bel Paese

Energiegehalt
der verdaulichen Bestandteile kJ: 1579
aus 100 g eßbarem Anteil kcal: 373

Hauptbestandteile in 100 g eßbarem Anteil
Wasser . . . . 38,9 g
Eiweiß . . . . 25,4 g
Fett . . . . 30,2 g

Einzelne Inhaltsstoffe in 100 g eßbarem Anteil
Mineralstoffe
Calcium . . . . 605 mg
Phosphor . . . . 480 mg
Vitamine
Vit. B_1 . . . . 30 µg
Vit. B_2 . . . . 220 µg
Nicotinamid . . . . 260 µg
Lipide
Palmitinsäure . . . . 7790 mg
Stearinsäure . . . . 2890 mg
Ölsäure . . . . 7890 mg
Linolsäure . . . . 260 mg
Linolensäure . . . . 310 mg

Butterkäse,
50% Fett i. Tr.

Energiegehalt
der verdaulichen Bestandteile   kJ: 1461
aus 100 g eßbarem Anteil   kcal: 345

Hauptbestandteile in 100 g eßbarem Anteil
Wasser	46,2 g	Organische Säuren	0,6 g
Eiweiß	21,1 g	Mineralstoffe	3,4 g
Fett	28,8 g		

Einzelne Inhaltsstoffe in 100 g eßbarem Anteil

Mineralstoffe
Natrium	860 mg
Kalium	80 mg
Magnesium	55 mg
Calcium	695 mg
Mangan	50 µg
Eisen	570 µg
Kupfer	120 µg
Zink	5 mg
Phosphor	415 mg
Chlorid	1200 mg
Fluorid	140 µg
Jodid	35 µg

Vitamine
Vit. A	280 µg
Carotin	90 µg
Vit. D	600 ng
Vit. E	800 µg
Vit. B_1	50 µg
Vit. B_2	350 µg
Nicotinamid	100 µg
Pantothensäure	800 µg
Vit. B_6	60 µg
Folsäure	18 µg
Vit. B_{12}	2 µg

Aminosäuren
Arginin	1620 mg
Histidin	980 mg
Isoleucin	1200 mg
Leucin	2180 mg
Lysin	1745 mg
Methionin	520 mg
Phenylalanin	1220 mg
Threonin	970 mg
Tryptophan	295 mg
Tyrosin	1020 mg
Valin	1420 mg

Lipide
Palmitinsäure	7800 mg
Stearinsäure	3200 mg
Ölsäure	8000 mg
Cholesterin	65 mg

Sonstige Inhaltsstoffe
Milchsäure	600 mg

Käse

Edelpilzkäse,
50% Fett i. Tr.

Energiegehalt
der verdaulichen Bestandteile   kJ: 1500
aus 100 g eßbarem Anteil   kcal: 355

Hauptbestandteile in 100 g eßbarem Anteil
Wasser	42,8 g	Organische Säuren	0,7 g
Eiweiß	21,1 g	Mineralstoffe	5,5 g
Fett	29,8 g		

Einzelne Inhaltsstoffe in 100 g eßbarem Anteil

Mineralstoffe
Natrium	1450 mg
Kalium	140 mg
Magnesium	40 mg
Calcium	525 mg
Mangan	190 µg
Eisen	190 µg
Kupfer	140 µg
Zink	3100 µg
Phosphor	360 mg
Chlorid	2500 mg
Fluorid	50 µg
Selen	2 µg

Vitamine
Vit. A	260 µg
Carotin	180 µg
Vit. E	770 µg
Vit. B_1	45 µg
Vit. B_2	500 µg
Nicotinamid	810 µg
Pantothensäure	2 mg
Vit. B_6	180 µg
Biotin	3 µg
Folsäure	40 µg
Vit. B_{12}	1 µg

Aminosäuren
Arginin	1650 mg
Histidin	990 mg
Isoleucin	1190 mg
Leucin	2140 mg
Lysin	2380 mg
Methionin	520 mg
Phenylalanin	1220 mg
Threonin	920 mg
Tryptophan	210 mg
Tyrosin	1020 mg
Valin	1460 mg

Lipide
Palmitinsäure	9490 mg
Stearinsäure	3360 mg
Ölsäure	6870 mg
Linolsäure	560 mg
Linolensäure	270 mg
Cholesterin	90 mg

Sonstige Inhaltsstoffe
Milchsäure	720 mg

Gorgonzola

Energiegehalt
der verdaulichen Bestandteile   kJ: 1523
aus 100 g eßbarem Anteil   kcal: 360

Hauptbestandteile in 100 g eßbarem Anteil

Wasser	42,4 g	Organische Säuren	0,6 g
Eiweiß	19,4 g		
Fett	31,2 g		

Einzelne Inhaltsstoffe in 100 g eßbarem Anteil

Mineralstoffe

Natrium	700 mg
Kalium	100 mg
Magnesium	35 mg
Calcium	610 mg
Mangan	45 µg
Eisen	300 µg
Kupfer	100 µg
Zink	3 mg
Phosphor	355 mg
Chlorid	1000 mg
Fluorid	115 µg
Jodid	30 µg

Vitamine

Carotin	100 µg
Vit. D	690 ng
Vit. E	940 µg
Vit. B_1	50 µg
Vit. B_2	430 µg
Nicotinamid	700 µg
Pantothensäure	1500 µg
Vit. B_6	600 µg
Biotin	2 µg
Folsäure	35 µg
Vit. B_{12}	2 µg

Aminosäuren

Arginin	1500 mg
Histidin	900 mg
Isoleucin	1090 mg
Leucin	2000 mg
Lysin	1640 mg
Methionin	475 mg
Phenylalanin	1110 mg
Threonin	890 mg
Tryptophan	275 mg
Tyrosin	930 mg
Valin	1365 mg

Lipide

Palmitinsäure	8900 mg
Stearinsäure	3600 mg
Ölsäure	9000 mg
Cholesterin	75 mg

Sonstige Inhaltsstoffe

Milchsäure	620 mg

Käse

Roquefort

Energiegehalt
der verdaulichen Bestandteile   kJ: 1531
aus 100 g eßbarem Anteil   kcal: 362

Hauptbestandteile in 100 g eßbarem Anteil

Wasser	39,4 g	Organische Säuren	0,2 g
Eiweiß	21,5 g	Mineralstoffe	6,4 g
Fett	30,6 g		

Einzelne Inhaltsstoffe in 100 g eßbarem Anteil

Mineralstoffe
Natrium	1810 mg
Kalium	90 mg
Magnesium	40 mg
Calcium	660 mg
Mangan	60 µg
Eisen	600 µg
Kupfer	140 µg
Zink	4 mg
Phosphor	390 mg
Chlorid	2400 mg
Fluorid	160 µg
Jodid	40 µg

Vitamine
Vit. A	310 µg
Vit. D	730 ng
Vit. E	900 µg
Vit. B_1	40 µg
Vit. B_2	590 µg
Nicotinamid	730 µg
Pantothensäure	1730 µg
Vit. B_6	120 µg
Folsäure	50 µg
Vit. B_{12}	1 µg

Aminosäuren
Arginin	740 mg
Histidin	725 mg
Isoleucin	1300 mg
Leucin	2200 mg
Lysin	1600 mg
Methionin	600 mg
Phenylalanin	1170 mg
Threonin	1000 mg
Tryptophan	270 mg
Tyrosin	1110 mg
Valin	1200 mg

Lipide
Palmitinsäure	6570 mg
Stearinsäure	3140 mg
Ölsäure	7460 mg
Linolsäure	620 mg
Linolensäure	700 mg
Cholesterin	70 mg

Sonstige Inhaltsstoffe
Milchsäure	180 mg

Brie
(Rahmbrie), 50% Fett i. Tr.

Energiegehalt
der verdaulichen Bestandteile   kJ: 1458
aus 100 g eßbarem Anteil   kcal: 345

Hauptbestandteile in 100 g eßbarem Anteil

Wasser	45,5 g	Kohlenhydrate	0,1 g
Eiweiß	22,6 g	Organische Säuren	0,9 g
Fett	27,9 g	Mineralstoffe	4,0 g

Einzelne Inhaltsstoffe in 100 g eßbarem Anteil

Mineralstoffe
Natrium	1170 mg
Kalium	150 mg
Magnesium	20 mg
Calcium	400 mg
Mangan	30 µg
Eisen	500 µg
Kupfer	70 µg
Zink	3 mg
Phosphor	190 mg
Chlorid	1200 mg
Fluorid	100 µg
Jodid	20 µg

Vitamine
Vit. A	140 µg
Carotin	100 µg
Vit. B_1	50 µg
Vit. B_2	340 µg
Nicotinamid	1130 µg
Pantothensäure	690 µg
Vit. B_6	230 µg
Biotin	6 µg
Folsäure	65 µg
Vit. B_{12}	2 µg

Aminosäuren
Arginin	780 mg
Histidin	760 mg
Isoleucin	1080 mg
Leucin	2050 mg
Lysin	1960 mg
Methionin	630 mg
Phenylalanin	1230 mg
Threonin	800 mg
Tryptophan	340 mg
Tyrosin	1270 mg
Valin	1420 mg

Kohlenhydrate
Lactose	95 mg

Lipide
Cholesterin	100 mg

Sonstige Inhaltsstoffe
Milchsäure	890 mg

Käse

Camembert,
50% Fett i. Tr.

Energiegehalt
der verdaulichen Bestandteile   kJ: 1328
aus 100 g eßbarem Anteil   kcal: 314

Hauptbestandteile in 100 g eßbarem Anteil

Wasser	50,0 g	Kohlenhydrate	0,1 g
Eiweiß	20,5 g	Organische Säuren	0,1 g
Fett	25,7 g	Mineralstoffe	3,6 g

Einzelne Inhaltsstoffe in 100 g eßbarem Anteil

Mineralstoffe
Natrium .... 900 mg
Kalium .... 95 mg
Magnesium .... 15 mg
Calcium .... 510 mg
Mangan .... 30 mg
Eisen .... 130 µg
Kupfer .... 60 µg
Zink .... 2700 µg
Phosphor .... 390 mg
Chlorid .... 1240 mg
Fluorid .... 60 µg
Jodid .... 20 µg
Selen .... 6 µg

Vitamine
Vit. A .... 380 µg
Carotin .... 220 µg
Vit. D .... 320 ng
Vit. E .... 580 µg
Vit. B_1 .... 45 µg
Vit. B_2 .... 570 µg
Nicotinamid ...... 1 mg
Pantothensäure ... 760 µg
Vit. B_6 .... 240 µg
Biotin .... 4 µg
Folsäure .... 55 µg
Vit. B_{12} ..... 3 µg

Aminosäuren
Arginin .... 760 mg
Histidin .... 660 mg
Isoleucin .... 1080 mg
Leucin .... 1960 mg
Lysin .... 1690 mg
Methionin .... 580 mg
Phenylalanin ..... 1110 mg
Threonin .... 820 mg
Tryptophan .... 310 mg
Tyrosin .... 1060 mg
Valin .... 1390 mg

Kohlenhydrate
Lactose .... 100 mg

Lipide
Palmitinsäure .... 7660 mg
Stearinsäure ..... 2670 mg
Ölsäure .... 6090 mg
Linolsäure .... 480 mg
Linolensäure ..... 290 mg

Cholesterin ...... 70 mg

Sonstige Inhaltsstoffe
Milchsäure .... 105 mg
Salizylsäure ..... 10 µg

Vergleichstabelle

Camembert verschiedener Fettstufen

Energiegehalte, Hauptbestandteile und wichtige Inhaltsstoffe in 100 g

Fett i. Tr.	kJ	kcal	Wasser (g)	Eiweiß (g)	Fett (g)	Lactose (g)	Milchsäure (g)	Mineralstoffe (g)	Cholesterin (mg)
30 %	916	216	58,2	23,5	13,5	0,1	0,1	4,2	35
40 %	1165	275	51,7	22,5	20,5	0,1	0,1	3,7	
45 %	1216	287	52,0	21,5	22,3	0,1	0,1		60
50 %	1328	314	50,0	20,5	25,7	0,1	0,1	3,6	70
60 %	1599	378	43,9	17,9	34,0	0,1	0,1	3,2	90

Käse

Fetakäse,
45% Fett i. Tr.

Energiegehalt
der verdaulichen Bestandteile   kJ: 991
aus 100 g eßbarem Anteil   kcal: 234

Hauptbestandteile in 100 g eßbarem Anteil

Wasser	59,1 g	Kohlenhydrate	0,5 g
Eiweiß	17,0 g	Organische Säuren	0,4 g
Fett	18,1 g	Mineralstoffe	5,2 g

Einzelne Inhaltsstoffe in 100 g eßbarem Anteil

Mineralstoffe		**Aminosäuren**	
Natrium	1300 mg	Isoleucin	970 mg
Kalium	200 mg	Leucin	1800 mg
Magnesium	19 mg	Lysin	1400 mg
Calcium	430 mg	Threonin	780 mg
Mangan	35 µg	Tryptophan	240 mg
Eisen	650 µg	Valin	1200 mg
Kupfer	80 µg	**Kohlenhydrate**	
Zink	2900 µg	Lactose	530 mg
Phosphor	335 mg	**Lipide**	
Chlorid	1900 mg	Palmitinsäure	5150 mg
Fluorid	110 µg	Stearinsäure	1480 mg
Jodid	25 µg	Ölsäure	3970 mg
Vitamine		Linolsäure	330 mg
Vit. A	300 µg	Linolensäure	260 mg
Vit. D	430 ng		
Vit. E	300 µg	Cholesterin	45 mg
Vit. B_1	40 µg	**Sonstige Inhaltsstoffe**	
Vit. B_2	500 µg	Milchsäure	400 mg
Nicotinamid	100 µg		
Pantothensäure	1 mg		
Vit. B_6	200 µg		
Folsäure	30 µg		
Vit. B_{12}	2 µg		

Vergleichstabelle

Fetakäse verschiedener Fettstufen

Energiegehalte, Hauptbestandteile und wichtige Inhaltsstoffe in 100 g

Fett i. Tr.	kJ	kcal	Wasser (g)	Eiweiß (g)	Fett (g)	Lactose (g)	Milchsäure (g)	Cholesterin (mg)
40 %	935	221	63,0	18,4	16,0	0,5	0,4	40
45 %	991	234	59,1	17,0	18,1	0,5	0,4	45
50 %	1116	264	58,0	16,1	21,8	0,5	0,4	50
55 %	1224	290	56,0	15,1	25,1	0,5	0,4	60

Käse

Limburger,
20% Fett i. Tr.

Energiegehalt
der verdaulichen Bestandteile	kJ:	777
aus 100 g eßbarem Anteil	kcal:	183

Hauptbestandteile in 100 g eßbarem Anteil

Wasser	58,5 g	Organische Säuren	0,1 g
Eiweiß	26,4 g	Mineralstoffe	4,3 g
Fett	8,6 g		

Einzelne Inhaltsstoffe in 100 g eßbarem Anteil

Mineralstoffe
Natrium	1280 mg
Kalium	115 mg
Magnesium	40 mg
Calcium	510 mg
Mangan	30 µg
Eisen	400 µg
Phosphor	285 mg
Fluorid	100 µg
Jodid	20 µg

Vitamine
Vit. A	115 µg
Carotin	60 µg
Vit. D	210 ng
Vit. E	280 µg
Vit. B_1	35 µg
Vit. B_2	350 µg
Nicotinamid	200 µg
Pantothensäure	1200 µg
Vit. B_6	200 µg
Folsäure	50 µg
Vit. B_{12}	2 µg

Aminosäuren
Arginin	960 mg
Histidin	860 mg
Isoleucin	1790 mg
Leucin	2570 mg
Lysin	1940 mg
Methionin	690 mg
Phenylalanin	1410 mg
Threonin	980 mg
Tryptophan	360 mg
Tyrosin	1260 mg
Valin	1890 mg

Lipide
Palmitinsäure	2330 mg
Stearinsäure	960 mg
Ölsäure	2260 mg
Linolsäure	110 mg
Linolensäure	50 mg
Cholesterin	40 mg

Sonstige Inhaltsstoffe
Milchsäure	60 mg

Limburger,
40% Fett, i. Tr.

Käse

Energiegehalt
| der verdaulichen Bestandteile | kJ: | 1131 |
| aus 100 g eßbarem Anteil | kcal: | 267 |

Hauptbestandteile in 100 g eßbarem Anteil
Wasser	51,7 g	Organische Säuren	0,1 g
Eiweiß	22,4 g	Mineralstoffe	4,2 g
Fett	19,7 g		

Einzelne Inhaltsstoffe in 100 g eßbarem Anteil

Mineralstoffe
Natrium	1050 mg
Kalium	115 mg
Magnesium	20 mg
Calcium	535 mg
Mangan	30 µg
Eisen	600 µg
Kupfer	90 µg
Zink	2 mg
Phosphor	255 mg
Fluorid	100 µg
Jodid	20 µg

Vitamine
Vit. A	340 µg
Vit. D	450 ng
Vit. E	620 µg
Vit. B_1	50 µg
Vit. B_2	350 µg
Nicotinamid	130 µg
Pantothensäure	1180 µg
Vit. B_6	140 µg
Biotin	7 µg
Folsäure	60 µg
Vit. B_{12}	2 µg

Aminosäuren
Arginin	820 mg
Histidin	730 mg
Isoleucin	1520 mg
Leucin	2190 mg
Lysin	1650 mg
Methionin	590 mg
Phenylalanin	1200 mg
Threonin	840 mg
Tryptophan	310 mg
Tyrosin	1080 mg
Valin	1610 mg

Lipide
Palmitinsäure	5350 mg
Stearinsäure	2200 mg
Ölsäure	5190 mg
Linolsäure	250 mg
Linolensäure	120 mg
Cholesterin	90 mg

Sonstige Inhaltsstoffe
Milchsäure	70 mg

Münsterkäse, 45% Fett i. Tr.

Energiegehalt
der verdaulichen Bestandteile aus 100 g eßbarem Anteil

kJ: 1227
kcal: 290

Hauptbestandteile in 100 g eßbarem Anteil

Wasser	52,1 g	Organische Säuren	0,1 g
Eiweiß	21,6 g	Mineralstoffe	3,7 g
Fett	22,6 g		

Einzelne Inhaltsstoffe in 100 g eßbarem Anteil

Mineralstoffe
Natrium	1020 mg
Kalium	135 mg
Magnesium	25 mg
Calcium	310 mg
Mangan	30 µg
Eisen	410 µg
Kupfer	70 µg
Zink	2810 µg
Phosphor	240 mg
Chlorid	1700 mg
Fluorid	100 µg
Jodid	20 µg

Vitamine
Vit. A	340 µg
Vit. B_1	30 µg
Vit. B_2	320 µg
Nicotinamid	100 µg
Pantothensäure	190 µg
Vit. B_6	55 µg
Folsäure	12 µg
Vit. B_{12}	1 µg

Aminosäuren
Arginin	810 mg
Histidin	770 mg
Isoleucin	1060 mg
Leucin	2090 mg
Lysin	1980 mg
Methionin	530 mg
Phenylalanin	1140 mg
Threonin	820 mg
Tryptophan	300 mg
Tyrosin	1030 mg
Valin	1370 mg

Lipide
Palmitinsäure	6950 mg
Stearinsäure	2690 mg
Ölsäure	5530 mg
Linolsäure	320 mg
Linolensäure	170 mg
Cholesterin	95 mg

Sonstige Inhaltsstoffe
Milchsäure	70 mg

Münsterkäse,
50% Fett i. Tr.

Käse

Energiegehalt
der verdaulichen Bestandteile kJ: 1356
aus 100 g eßbarem Anteil kcal: 321

Hauptbestandteile in 100 g eßbarem Anteil
Wasser	49,1 g	Organische Säuren	0,1 g
Eiweiß	20,9 g	Mineralstoffe	3,7 g
Fett	26,3 g		

Einzelne Inhaltsstoffe in 100 g eßbarem Anteil

Mineralstoffe
Natrium	900 mg
Kalium	135 mg
Magnesium	25 mg
Calcium	230 mg
Mangan	30 µg
Eisen	410 µg
Kupfer	70 µg
Zink	2810 µg
Phosphor	170 mg
Chlorid	1200 mg
Fluorid	100 µg
Jodid	20 µg

Vitamine
Vit. A	340 µg
Vit. B_1	30 µg
Vit. B_2	320 µg
Nicotinamid	100 µg
Pantothensäure	190 µg
Vit. B_6	55 µg
Folsäure	12 µg
Vit. B_{12}	1 µg

Aminosäuren
Arginin	790 mg
Histidin	740 mg
Isoleucin	1030 mg
Leucin	2020 mg
Lysin	1770 mg
Methionin	510 mg
Phenylalanin	1110 mg
Threonin	790 mg
Tryptophan	290 mg
Tyrosin	1000 mg
Valin	1320 mg

Lipide
Palmitinsäure	8080 mg
Stearinsäure	3130 mg
Ölsäure	6430 mg
Linolsäure	380 mg
Linolensäure	200 mg
Cholesterin	95 mg

Sonstige Inhaltsstoffe
Milchsäure	70 mg

Romadur,
30% Fett i. Tr.

Energiegehalt
der verdaulichen Bestandteile   kJ: 930
aus 100 g eßbarem Anteil   kcal: 220

Hauptbestandteile in 100 g eßbarem Anteil

Wasser	57,2 g	Organische Säuren	0,5 g
Eiweiß	23,7 g	Mineralstoffe	4,6 g
Fett	13,7 g		

Einzelne Inhaltsstoffe in 100 g eßbarem Anteil

Mineralstoffe
Natrium	1230 mg
Kalium	115 mg
Magnesium	20 mg
Calcium	375 mg
Mangan	30 µg
Kupfer	70 µg
Zink	2 mg
Phosphor	315 mg
Chlorid	1800 mg
Fluorid	100 µg
Jodid	20 µg

Vitamine
Vit. A	200 µg
Vit. B_1	50 µg
Vit. B_2	350 µg

Aminosäuren
Isoleucin	1400 mg
Leucin	2600 mg
Lysin	2100 mg
Threonin	1100 mg
Tryptophan	350 mg
Valin	1700 mg

Lipide
Cholesterin	35 mg

Sonstige Inhaltsstoffe
Milchsäure	500 mg

Vergleichstabelle

Romadur verschiedener Fettstufen

Energiegehalte, Hauptbestandteile und wichtige Inhaltsstoffe in 100 g

Fett i. Tr.	kJ	kcal	Wasser (g)	Eiweiß (g)	Fett (g)	Milchsäure (g)	Cholesterin (mg)
20 %	799	189	60,0	26,5	9,0	0,5	20
30 %	930	220	57,2	23,7	13,7	0,5	35
40 %	1163	275	51,8	23,1	20,1	0,5	45
45 %	1245	294	51,0	21,2	23,1	0,5	55
50 %	1323	313	50,0	20,0	25,7	0,5	60
60 %	1614	382	44,0	17,0	34,7	0,5	80

Käse

Ziegenkäse,
45% Fett i. Tr.

Energiegehalt
der verdaulichen Bestandteile   kJ: 1188
aus 100 g eßbarem Anteil   kcal: 281

Hauptbestandteile in 100 g eßbarem Anteil
Wasser	54,0 g	Organische Säuren	0,2 g
Eiweiß	21,0 g		
Fett	21,8 g		

Einzelne Inhaltsstoffe in 100 g eßbarem Anteil

Mineralstoffe
Natrium	800 mg
Kalium	230 mg
Magnesium	25 mg
Calcium	430 mg
Mangan	50 µg
Eisen	400 µg
Kupfer	80 µg
Zink	3 mg
Phosphor	400 mg
Chlorid	1200 mg
Fluorid	110 µg
Jodid	10 µg

Vitamine
Vit. A	250 µg
Vit. E	600 µg
Vit. B_1	50 µg
Vit. B_2	500 µg
Nicotinamid	3500 µg
Pantothensäure	1200 µg
Vit. B_6	200 µg
Folsäure	8 µg
Vit. B_{12}	3 µg

Aminosäuren
Isoleucin	1400 mg
Leucin	2400 mg
Lysin	2100 mg
Threonin	1400 mg
Tryptophan	300 mg
Valin	1700 mg

Lipide
Cholesterin	35 mg

Sonstige Inhaltsstoffe
Milchsäure	200 mg

Sauermilchkäse,
Harzer-, Mainzer-, Hand-, Stangenkäse, höchst. 10% Fett i. Tr.

Energiegehalt
der verdaulichen Bestandteile aus 100 g eßbarem Anteil
kJ: 541
kcal: 127

Hauptbestandteile in 100 g eßbarem Anteil

Wasser	64,0 g	Organische Säuren	0,3 g
Eiweiß	30,0 g	Mineralstoffe	4,7 g
Fett	0,7 g		

Einzelne Inhaltsstoffe in 100 g eßbarem Anteil

Mineralstoffe
- Natrium ... 1520 mg
- Kalium ... 105 mg
- Magnesium ... 13 mg
- Calcium ... 125 mg
- Mangan ... 10 µg
- Eisen ... 290 µg
- Kupfer ... 20 µg
- Zink ... 1 mg
- Phosphor ... 265 mg
- Chlorid ... 2100 mg
- Fluorid ... 20 µg
- Jodid ... 10 µg

Vitamine
- Vit. A ... 60 µg
- Carotin ... 200 µg
- Vit. D ... 20 ng
- Vit. E ... 20 µg
- Vit. B_1 ... 30 µg
- Vit. B_2 ... 360 µg
- Nicotinamid ... 700 µg
- Pantothensäure ... 600 µg
- Vit. B_6 ... 30 µg
- Folsäure ... 3 µg
- Vit. B_{12} ... 2 µg

Aminosäuren
- Arginin ... 1280 mg
- Histidin ... 1310 mg
- Isoleucin ... 1660 mg
- Leucin ... 3040 mg
- Lysin ... 2940 mg
- Methionin ... 520 mg
- Phenylalanin ... 1660 mg
- Threonin ... 1420 mg
- Tryptophan ... 350 mg
- Tyrosin ... 1800 mg
- Valin ... 2080 mg

Sonstige Inhaltsstoffe
- Milchsäure ... 320 mg

Käse

Kochkäse,
20% Fett i. Tr.

Energiegehalt
der verdaulichen Bestandteile kJ: 465
aus 100 g eßbarem Anteil kcal: 110

Hauptbestandteile in 100 g eßbarem Anteil
Wasser	73,0 g	Organische Säuren	0,5 g
Eiweiß	13,8 g	Mineralstoffe	4,8 g
Fett	5,9 g		

Einzelne Inhaltsstoffe in 100 g eßbarem Anteil

Mineralstoffe
Natrium . . . . 1300 mg
Kalium . . . . 150 mg
Magnesium . . . . 45 mg
Calcium . . . . 800 mg
Mangan . . . . 50 µg
Eisen . . . . 900 µg
Kupfer . . . . 100 µg
Zink . . . . 4 mg
Phosphor . . . . 1000 mg
Fluorid . . . . 140 µg
Jodid . . . . 35 µg

Vitamine
Vit. A . . . . 100 µg
Carotin . . . . 50 µg
Vit. E . . . . 190 µg
Vit. B_1 . . . . 30 µg
Vit. B_2 . . . . 380 µg
Nicotinamid . . . . 200 µg
Pantothensäure . . . . . . 100 µg
Vit. B_6 . . . . 70 µg
Folsäure . . . . 18 µg
Vit. B_{12} . . . . 2 µg

Aminosäuren
Isoleucin . . . . 800 mg
Leucin . . . . 1400 mg
Lysin . . . . 1200 mg
Threonin . . . . 700 mg
Tryptophan . . . . 200 mg
Valin . . . . 940 mg

Lipide
Cholesterin . . . . 14 mg

Sonstige Inhaltsstoffe
Milchsäure . . . . 500 mg

Vergleichstabelle

Kochkäse verschiedener Fettstufen

Energiegehalte, Hauptbestandteile und wichtige Inhaltsstoffe in 100 g

Fett i. Tr.	kJ	kcal	Wasser (g)	Eiweiß (g)	Fett (g)	Milchsäure (g)	Cholesterin (mg)
10 %	370	87	75,0	14,7	3,0	0,5	7
20 %	465	110	73,0	13,8	5,9	0,5	14
40 %	739	175	67,0	12,0	13,9	0,5	30

Käse

Schmelzkäse,
45% Fett i. Tr.

Energiegehalt
der verdaulichen Bestandteile   kJ: 1148
aus 100 g eßbarem Anteil   kcal: 272

Hauptbestandteile in 100 g eßbarem Anteil

Wasser	51,3 g	Organische Säuren	0,5 g
Eiweiß	14,4 g	Mineralstoffe	4,6 g
Fett	23,6 g		

Einzelne Inhaltsstoffe in 100 g eßbarem Anteil

Mineralstoffe
Natrium	1260 mg
Kalium	100 mg
Magnesium	45 mg
Calcium	545 mg
Mangan	50 µg
Eisen	1 mg
Kupfer	290 µg
Zink	4 mg
Phosphor	945 mg
Chlorid	725 mg

Vitamine
Vit. A	300 µg
Carotin	100 µg
Vit. D	3 µg
Vit. E	600 µg
Vit. B_1	35 µg
Vit. B_2	380 µg
Nicotinamid	220 µg
Pantothensäure	710 µg
Vit. B_6	70 µg
Biotin	4 µg
Folsäure	4 µg
Vit. B_{12}	250 ng

Aminosäuren
Isoleucin	825 mg
Leucin	1480 mg
Lysin	485 mg
Threonin	685 mg
Tryptophan	210 mg
Valin	955 mg

Lipide
Palmitinsäure	6790 mg
Stearinsäure	2665 mg
Ölsäure	5040 mg
Linolsäure	530 mg
Linolensäure	115 mg
Cholesterin	55 mg

Sonstige Inhaltsstoffe
Milchsäure	500 mg

Vergleichstabelle

Schmelzkäse verschiedener Fettstufen

Energiegehalte, Hauptbestandteile und wichtige Inhaltsstoffe in 100 g

Fett i. Tr.	kJ	kcal	Wasser (g)	Eiweiß (g)	Fett (g)	Milchsäure (g)	Cholesterin (mg)
20 %	675	159	61,0	20,1	8,6	0,5	20
45 %	1148	272	51,3	14,4	23,6	0,5	55
60 %	1386	328	50,6	13,2	30,4	0,5	75

Käse

Hühnerei

Hühnerei,
Gesamtinhalt

Energiegehalt
der verdaulichen Bestandteile   kJ: 650
aus 100 g eßbarem Anteil   kcal: 154

Hauptbestandteile in 100 g eßbarem Anteil

Wasser	74,1 g	Kohlenhydrate	0,3 g
Eiweiß	12,9 g	Mineralstoffe	1,1 g
Fett	11,2 g		

Einzelne Inhaltsstoffe in 100 g eßbarem Anteil

Mineralstoffe
Natrium	145 mg
Kalium	145 mg
Magnesium	12 mg
Calcium	55 mg
Mangan	30 µg
Eisen	2100 µg
Kupfer	140 µg
Zink	1350 µg
Phosphor	215 mg
Chlorid	180 mg
Fluorid	110 µg
Jodid	10 µg
Selen	10 µg

Vitamine
Vit. A	220 µg
Carotin	Spuren
Vit. D	2 µg
Vit. E	740 µg
Vit. K	45 µg
Vit. B_1	100 µg
Vit. B_2	310 µg
Nicotinamid	85 µg
Pantothensäure	1600 µg
Vit. B_6	120 µg
Biotin	25 µg
Folsäure	65 µg
Vit. B_{12}	2 µg
Vit. C	0

Aminosäuren
Arginin	890 mg
Histidin	330 mg
Isoleucin	930 mg
Leucin	1260 mg
Lysin	890 mg
Methionin	450 mg
Phenylalanin	800 mg
Threonin	710 mg
Tryptophan	230 mg
Tyrosin	590 mg
Valin	1120 mg

Kohlenhydrate
Glucose	340 mg

Lipide
Palmitinsäure	2300 mg
Stearinsäure	780 mg
Ölsäure	4560 mg
Linolsäure	875 mg
Linolensäure	70 mg
Arachidonsäure	130 mg
Docosahexaensäure	145 mg
Cholesterin	395 mg*

* grünschalige Eier bestimmter südamerikanischer Hühnerrassen enthalten ca. 10% weniger Cholesterin

Hühnereigelb,
Flüssigeigelb

Energiegehalt
der verdaulichen Bestandteile   kJ: 1489
aus 100 g eßbarem Anteil   kcal: 352

Hauptbestandteile in 100 g eßbarem Anteil
Wasser	50,0 g	Kohlenhydrate	0,2 g
Eiweiß	16,1 g	Mineralstoffe	1,7 g
Fett	31,9 g		

Einzelne Inhaltsstoffe in 100 g eßbarem Anteil

Mineralstoffe
Natrium	50 mg
Kalium	140 mg
Magnesium	16 mg
Calcium	140 mg
Mangan	50—200 µg
Eisen	7 mg
Kupfer	350 µg
Zink	4 mg
Phosphor	590 mg
Chlorid	180 mg
Fluorid	30 µg
Jodid	12 µg
Selen	30 µg

Vitamine
Vit. A	1 mg
Vit. D	7—113 µg
Vit. E	2 mg
Vit. B_1	290 µg
Vit. B_2	400 µg
Nicotinamid	65 µg
Pantothensäure	4 mg
Vit. B_6	300 µg
Biotin	35—70 µg
Folsäure	150 µg
Vit. B_{12}	2 µg
Vit. C	0

Aminosäuren
Arginin	1280 mg
Histidin	440 mg
Isoleucin	1090 mg
Leucin	1630 mg
Lysin	1300 mg
Methionin	470 mg
Phenylalanin	790 mg
Threonin	1010 mg
Tryptophan	290 mg
Tyrosin	780 mg
Valin	1240 mg

Kohlenhydrate
Glucose	210 mg

Lipide
Palmitinsäure	6500 mg
Stearinsäure	2200 mg
Ölsäure	12,9 g
Linolsäure	2450 mg
Linolensäure	220 mg
Arachidonsäure	375 mg
Docosahexaensäure	395 mg
Cholesterin	1260 mg

Hühnerei

Hühnereiweiß,
Flüssigeiweiß

Energiegehalt
der verdaulichen Bestandteile   kJ: 203
aus 100 g eßbarem Anteil   kcal: 48

Hauptbestandteile in 100 g eßbarem Anteil
Wasser	87,3 g	Kohlenhydrate	0,4 g
Eiweiß	11,1 g	Mineralstoffe	0,7 g
Fett	0,2 g		

Einzelne Inhaltsstoffe in 100 g eßbarem Anteil

Mineralstoffe
Natrium	170 mg
Kalium	155 mg
Magnesium	12 mg
Calcium	11 mg
Mangan	40 µg
Eisen	200 µg
Kupfer	130 µg
Zink	20 µg
Phosphor	20 mg
Chlorid	170 µg
Fluorid	10—150 µg
Jodid	7 µg
Selen	4—10 µg

Vitamine
Vit. A	Spuren
Vit. D	0
Vit. E	0
Vit. B_1	20 µg
Vit. B_2	320 µg
Nicotinamid	90 µg
Pantothensäure	140 µg
Vit. B_6	12 µg
Biotin	7 µg
Folsäure	16 µg
Vit. B_{12}	Spuren
Vit. C	300 µg

Aminosäuren
Arginin	680 mg
Histidin	280 mg
Isoleucin	740 mg
Leucin	1080 mg
Lysin	740 mg
Methionin	470 mg
Phenylalanin	760 mg
Threonin	580 mg
Tryptophan	200 mg
Tyrosin	460 mg
Valin	980 mg

Kohlenhydrate
Glucose	410 mg

Lipide
Cholesterin	0

Vergleichstabelle

Hühnerei, Hühnereiprodukte

Energiegehalte, Hauptbestandteile und wichtige Inhaltsstoffe in 100 g

Lebensmittel	kJ	kcal	Wasser (g)	Eiweiß (g)	Fett (g)	Kohlenhydrate (g)	Cholesterin (mg)
Gesamtinhalt	650	154	74,1	12,9	11,2	0,3	395
Flüssigeigelb	1489	352	50,0	16,1	31,9	0,2	1260
Flüssigeiweiß	203	48	87,3	11,1	0,2	0,4	0
Trockenvollei	2411	570	6,1	46,0	41,8	2,4	1440
Trockeneigelb	2828	669	3,4	31,7	59,3	2,1	2430
Trockeneiweiß	1360	320	9,0	77,3	0,1	2,5	0

Hühnerei

Fette, Öle und Margarine

Butter,
Süß- und Sauerrahmbutter

Energiegehalt
der verdaulichen Bestandteile   kJ: 3184
aus 100 g eßbarem Anteil   kcal: 754

Hauptbestandteile in 100 g eßbarem Anteil

Wasser	15,3 g	Kohlenhydrate	0,6 g
Eiweiß	0,7 g	Mineralstoffe	0,1 g
Fett	83,2 g		

Einzelne Inhaltsstoffe in 100 g eßbarem Anteil

Mineralstoffe
Natrium	5 mg
Kalium	16 mg
Magnesium	3 mg
Calcium	13 mg
Mangan	40 µg
Eisen	90 µg
Kupfer	15 µg
Zink	230 µg
Phosphor	20 mg
Chlorid	20 mg
Fluorid	130 µg
Jodid	4 µg
Selen	Spuren

Vitamine
Vit. A	590 µg
Carotin	380 µg
Vit. D	1 µg
Vit. E	2 mg
Vit. K	60 µg
Vit. B_1	5 µg
Vit. B_2	20 µg
Nicotinamid	35 µg
Pantothensäure	45 µg
Vit. B_6	5 µg
Biotin	Spuren
Folsäure	Spuren
Vit. B_{12}	Spuren
Vit. C	200 µg

Aminosäuren
Arginin	25 mg
Histidin	19 mg
Isoleucin	45 mg
Leucin	75 mg
Lysin	55 mg
Methionin	19 mg
Phenylalanin	35 mg
Threonin	35 mg
Tryptophan	9 mg
Tyrosin	35 mg
Valin	50 mg

Kohlenhydrate
Lactose	570 mg

Lipide
Palmitinsäure	21,1 g
Stearinsäure	9,7 g
Ölsäure	20,1 g
Linolsäure	1,8 g
Linolensäure	1,2 g
Cholesterin	240 mg

Schweineschmalz

Energiegehalt
der verdaulichen Bestandteile	kJ:	3790
aus 100 g eßbarem Anteil	kcal:	898

Hauptbestandteile in 100 g eßbarem Anteil
Wasser	0,2 g	Kohlenhydrate	0 g
Eiweiß	0,1 g		
Fett	99,7 g		

Einzelne Inhaltsstoffe in 100 g eßbarem Anteil

Mineralstoffe

Natrium	1 mg
Kalium	1 mg
Magnesium	1 mg
Calcium	400 µg
Eisen	50 µg
Kupfer	10 µg
Phosphor	1500 µg
Chlorid	4 mg
Jodid	10 µg

Vitamine

Vit. E	1600 µg

Lipide

Palmitinsäure	22,9 g
Stearinsäure	13,3 g
Ölsäure	41,1 g
Linolsäure	8,6 g
Linolensäure	1,0 g
Cholesterin	85 mg

Fette, Öle und Margarine

Diätmargarine

Energiegehalt
der verdaulichen Bestandteile   kJ: 3047
aus 100 g eßbarem Anteil   kcal: 722

Hauptbestandteile in 100 g eßbarem Anteil
Wasser	19,1 g	Kohlenhydrate	0,2 g
Eiweiß	0,2 g		
Fett	80,0 g		

Einzelne Inhaltsstoffe in 100 g eßbarem Anteil

Mineralstoffe
Natrium	40 mg
Chlorid	60 mg

Vitamine
Vit. A	500 µg
Carotin	200 µg
Vit. D	3 µg
Vit. E	65 mg

Lipide
Palmitinsäure	6,7 g
Stearinsäure	7,5 g
Ölsäure	10,9 g
Linolsäure	46,3 g
Linolensäure	0,4 g
Cholesterin	1400 µg

Halbfettmargarine

Energiegehalt
der verdaulichen Bestandteile	kJ:	1554
aus 100 g eßbarem Anteil	kcal:	368

Hauptbestandteile in 100 g eßbarem Anteil
Wasser	57,9 g	Kohlenhydrate	0,4 g
Eiweiß	1,6 g	Mineralstoffe	1,2 g
Fett	40,0 g		

Einzelne Inhaltsstoffe in 100 g eßbarem Anteil
Mineralstoffe
Natrium	390 mg
Kalium	7 mg
Magnesium	500 µg
Calcium	12 mg
Mangan	Spuren
Eisen	30 µg
Kupfer	3 µg
Phosphor	8 mg
Chlorid	615 mg

Vitamine
Vit. A	500 µg
Carotin	500 µg
Vit. D	3 µg
Vit. E	6 mg

Lipide
Palmitinsäure	5,6 g
Stearinsäure	3,2 g
Ölsäure	10,1 g
Linolsäure	15,3 g
Linolensäure	2,2 g
Cholesterin	4 mg

Fette, Öle und Margarine

Pflanzenmargarine

Energiegehalt
der verdaulichen Bestandteile aus 100 g eßbarem Anteil

kJ: 3050
kcal: 722

Hauptbestandteile in 100 g eßbarem Anteil

Wasser	19,1 g	Kohlenhydrate	0,4 g
Eiweiß	0,2 g	Mineralstoffe	0,3 g
Fett	80,0 g		

Einzelne Inhaltsstoffe in 100 g eßbarem Anteil

Mineralstoffe

Natrium	100 mg
Chlorid	160 mg

Vitamine

Vit. A	500 µg
Carotin	650 µg
Vit. D	3 µg
Vit. E	16 mg

Lipide

Palmitinsäure	10,7 g
Stearinsäure	4,9 g
Ölsäure	27,5 g
Linolsäure	23,1 g
Linolensäure	2,4 g
Cholesterin	7 mg

Standardmargarine

Energiegehalt
der verdaulichen Bestandteile   kJ: 3050
aus 100 g eßbarem Anteil   kcal: 722

Hauptbestandteile in 100 g eßbarem Anteil

Wasser	19,2 g	Kohlenhydrate	0,4 g
Eiweiß	0,2 g	Mineralstoffe	0,3 g
Fett	80,0 g		

Einzelne Inhaltsstoffe in 100 g eßbarem Anteil

Mineralstoffe
Natrium .... 100 mg
Chlorid .... 160 mg

Vitamine
Vit. A .... 530 µg
Carotin .... 650 µg
Vit. D .... 3 µg
Vit. E .... 10 mg

Lipide
Palmitinsäure .... 12,2 g
Stearinsäure .... 7,8 g
Ölsäure .... 26,8 g
Linolsäure .... 17,6 g
Linolensäure .... 1,9 g

Cholesterin .... 115 mg

Fette, Öle und Margarine

Vergleichstabelle

Fette und Öle

Energiegehalte und wichtige Inhaltsstoffe in 100 g

	kJ	kcal	Palmitinsäure (mg)	Stearinsäure (mg)
tierische:				
Butter	3184	754	21100	9700
Butterschmalz	3786	897	26200	12100
Gänsefett	3781	896	20000	6200
Haifischöl	3781	896	27750	4200
Hammelfett	3156	747	18700	22200
Heringsöl	3781	896	12900	1400
Hühnerfett	3781	896	19000	7500
Pottwalöl	3781	896	11000	950
Rindertalg	3681	872	24800	18600
Schweineschmalz	3790	898	22900	13300
pflanzliche:				
Baumwollsamenöl	3789	897	21000	4800
Erdnußöl	3777	895	10000	2800
Illipefett	3781	896	16300	43300
Kakaobutter	3781	896	24800	33500
Kokosfett[1]	3776	894	8600	2400
Kürbiskernöl	3781	896	15000	4800
Leinöl	3781	896	6200	3400
Maiskeimöl	3800	900	10000	2400
Mohnöl	3781	896	9500	1900
Olivenöl	3788	897	10800	2400
Palmkernfett[2]	3773	894	7600	2400
Palmöl	3751	888	40500	4600
Rüböl	3762	891	3800	1400
Saflorөl	3781	896	5700	2400
Sesamöl	3781	896	8100	4300
Sheafett	3800	900	3800	36200
Sojaöl	3747	887	9500	3400
Sonnenblumenöl	3792	898	6200	4800
Traubenkernöl	3781	896	5900	3000
Walnußöl	3781	896	6700	1900
Weizenkeimöl	3781	896	16600	600
Margarine:				
Diätmargarine	3047	722	6700	7500
Halbfettmargarine	1554	368	5600	3200
Pflanzenmargarine	3050	722	10700	4900
Standardmargarine	3050	722	12200	7800

[1] Laurinsäure: 45000 mg; Myristinsäure: 17200 mg
[2] Laurinsäure: 45000 mg; Myristinsäure: 15300 mg

Ölsäure (mg)	Linolsäure (mg)	Linolensäure (mg)	Cholesterin (mg)	Vitamin E (mg)
20100	1800	1200	240	2
25100	2300	1400		4
55000	9000	1900		
16180	270			
32300	3340			
14800	2400	900		6
47000	21500	1500		3
31000	480			
38200	4300	470	100	1
41100	8600	1000	85	2
18200	47800	1000		40
52500	23900	0—1300	1—2	17
30900	1500	100		
32600	1300	400	3	1
6700	1400		1	1
23000	51000	480	Spuren	
17200	13400	55300	7	2
31100	50000	900	Spuren—4	30
10500	72400	1000	Spuren	
71700	8000	950		12
13400	2400		2	
37400	10500	500	1	20
60100	19100	8600	2	15
11400	74000	470		35
40100	42500	0—1900	0—6	4
45200	6700	300		
20100	53400	7600	2	15
21900	60200	500	Spuren—3	55
16200	65600	480	Spuren	30
15700	57500	13400	1—2	3
14700	55800	8900	Spuren	215
10900	46300	400	1	65
10100	15300	2200	4	6
27500	23100	2400	7	16
26800	17600	1900	115	10

Fette, Öle und Margarine

Fleisch und Fleischerzeugnisse

Fleischteile* und Innereien	100—135
Hammel	100—103
Mastlamm	104
Kalb	105—114
Rind	115—123
Schwein	124—132
Sonstige Fleischarten...............	133—135
Fleischerzeugnisse	
ohne Würste und Pasteten................	136—143
Würste und Pasteten......................	144—151

---

* Zusammensetzung der Fleischteile von Schlachttieren in grobgeweblicher Zerlegung nach der Empfehlung der Deutschen Landwirtschaftsgesellschaft

Hammelfleisch,
Filet (Muskelfleisch)

Energiegehalt
der verdaulichen Bestandteile aus 100 g eßbarem Anteil

kJ: 476
kcal: 112

Hauptbestandteile in 100 g eßbarem Anteil
Wasser	75,0 g	Mineralstoffe	1,1 g
Eiweiß	20,4 g		
Fett	3,4 g		

Einzelne Inhaltsstoffe in 100 g eßbarem Anteil

Mineralstoffe
Natrium . . . . 95 mg
Kalium . . . . 290 mg
Magnesium . . . . 19 mg
Calcium . . . . 12 mg
Mangan . . . . 13 µg
Eisen . . . . 2 mg
Kupfer . . . . 90 µg
Zink . . . . 2 mg
Phosphor . . . . 160 mg
Fluorid . . . . 20 µg
Selen . . . . 1 µg

Vitamine
Vit. E . . . . 430 µg
Vit. B_1 . . . . 180 µg
Vit. B_2 . . . . 250 µg
Nicotinamid . . . . 6 mg
Pantothensäure . . . . . 590 µg
Vit. B_6 . . . . 290 µg
Folsäure . . . . 3 µg
Vit. B_{12} . . . . 3 µg

Aminosäuren
Arginin . . . . 1440 mg
Histidin . . . . 630 mg
Isoleucin . . . . 1210 mg
Leucin . . . . 1800 mg
Lysin . . . . 2000 mg
Methionin . . . . 560 mg
Phenylalanin . . . . 920 mg
Threonin . . . . 1090 mg
Tryptophan . . . . 290 mg
Tyrosin . . . . 770 mg
Valin . . . . 1180 mg

Lipide
Palmitinsäure . . . . 800 mg
Stearinsäure . . . . 700 mg
Ölsäure . . . . 1280 mg
Linolsäure . . . . 60 mg
Linolensäure . . . . 20 mg

Cholesterin . . . . 70 mg

Sonstige Inhaltsstoffe
Purine . . . . 150 mg

Hammelfleisch,
Keule, Schlegel

Energiegehalt
der verdaulichen Bestandteile kJ: 990
aus 100 g eßbarem Anteil kcal: 234

Hauptbestandteile in 100 g eßbarem Anteil
Wasser	64,0 g	Mineralstoffe	0,9 g
Eiweiß	18,0 g		
Fett	18,0 g		

Einzelne Inhaltsstoffe in 100 g eßbarem Anteil

Mineralstoffe
Natrium	80 mg
Kalium	380 mg
Magnesium	25 mg
Calcium	10 mg
Mangan	15 µg
Eisen	2500 µg
Kupfer	100 µg
Zink	3700 µg
Phosphor	215 mg
Jodid	2 µg
Selen	2 µg

Vitamine
Vit. B_1	160 µg
Vit. B_2	220 µg
Nicotinamid	5200 µg
Pantothensäure	590 µg
Vit. B_6	290 µg
Biotin	6 µg
Folsäure	3 µg
Vit. B_{12}	3 µg

Aminosäuren
Arginin	1280 mg
Histidin	550 mg
Isoleucin	1070 mg
Leucin	1600 mg
Lysin	1770 mg
Methionin	500 mg
Phenylalanin	810 mg
Threonin	960 mg
Tryptophan	260 mg
Tyrosin	680 mg
Valin	1040 mg

Lipide
Ölsäure	7370 mg
Linolsäure	650 mg
Linolensäure	100 mg
Cholesterin	70 mg

Sonstige Inhaltsstoffe
Purine	150 mg

Fleisch und Fleischerzeugnisse

Hammelfleisch,
Kotelett

Energiegehalt
der verdaulichen Bestandteile aus 100 g eßbarem Anteil

kJ: 1469
kcal: 348

Hauptbestandteile in 100 g eßbarem Anteil
Wasser	52,0 g	Mineralstoffe	0,8 g
Eiweiß	14,9 g		
Fett	32,0 g		

Einzelne Inhaltsstoffe in 100 g eßbarem Anteil

Mineralstoffe
Natrium ... 90 mg
Kalium ... 345 mg
Calcium ... 9 mg
Eisen ... 2200 µg
Phosphor ... 140 mg

Vitamine
Vit. B_1 ... 130 µg
Vit. B_2 ... 180 µg
Nicotinamid ... 4300 µg

Aminosäuren
Arginin ... 1060 mg
Histidin ... 460 mg
Isoleucin ... 890 mg
Leucin ... 1330 mg
Lysin ... 1470 mg
Methionin ... 410 mg
Phenylalanin ... 670 mg
Threonin ... 800 mg
Tryptophan ... 210 mg
Tyrosin ... 570 mg
Valin ... 860 mg

Lipide
Palmitinsäure ... 7100 mg
Stearinsäure ... 5250 mg
Ölsäure ... 10,6 g
Linolsäure ... 1370 mg
Linolensäure ... 320 mg
Arachidonsäure ... 80 mg

Sonstige Inhaltsstoffe
Purine ... 125 mg

Vergleichstabelle

Hammel: Fleischteile und Innereien

Energiegehalte, Hauptbestandteile und wichtige Inhaltsstoffe in 100 g eßbarem Anteil

	kJ	kcal	Wasser (g)	Eiweiß (g)	Fett (g)	Mineralstoffe (g)	Cholesterin (mg)	Purine (mg)
Brust	1610	381	48,0	12,0	37,0			
Bug	1215	287	58,0	15,6	25,0	0,8		
Filet, Muskelfleisch	476	112	75,0	20,4	3,4	1,1	70	
Keule	990	234	64,0	18,0	18,0	0,9	70	150
Kotelett	1469	348	52,0	14,9	32,0	0,8		125
Lende	820	194	66,7	18,7	13,2	1,2		195
Herz	666	157	72,0	16,8	10,0	1,0		240
Hirn	531	126	78,0	10,9	9,1	1,4	2200	
Leber	512	121	70,4	21,2	4,0	1,4	300	145
Lunge	400	94	78,0	18,4	2,3	1,1		
Milz	458	108	76,2	18,0	4,0	1,5		775
Niere	395	93	78,5	16,5	3,0	1,3	375	
Zunge	792	187	69,2	13,5	14,8	0,8		

Fleisch und Fleischerzeugnisse

Vergleichstabelle

Mastlamm*: Fleischteile

Energiegehalte, Hauptbestandteile und wichtige Inhaltsstoffe in 100 g eßbarem Anteil

	kJ	kcal	Wasser (g)	Eiweiß (g)	Fett (g)	Mineralstoffe (g)	Cholesterin (mg)	Purine (mg)
Brust	1324	313	56,1	15,3	28,0	0,9	70	90
Bug	963	228	64,1	18,0	17,3	1,1	70	120
Kamm + Hals	948	224	64,4	18,0	16,9	1,1	80	120
Keule	881	208	65,9	18,5	14,9	1,1	70	120

* Handelsklasse (lm = vollfleischig; mittlerer Fettgehalt)

Kalbfleisch,
Filet

Energiegehalt

der verdaulichen Bestandteile	kJ:	403
aus 100 g eßbarem Anteil	kcal:	95

Hauptbestandteile in 100 g eßbarem Anteil

Wasser	76,7 g	Mineralstoffe	1,2 g
Eiweiß	20,6 g		
Fett	1,4 g		

Einzelne Inhaltsstoffe in 100 g eßbarem Anteil

Mineralstoffe
Natrium	95 mg
Kalium	350 mg
Magnesium	20 mg
Calcium	12 mg
Mangan	10 µg
Eisen	1400 µg
Kupfer	60 µg
Zink	4300 µg
Phosphor	200 mg
Chlorid	75 mg
Fluorid	20 µg
Jodid	2 µg

Vitamine
Vit. B_1	150 µg
Vit. B_2	300 µg
Nicotinamid	6500 µg
Pantothensäure	900 µg
Vit. B_6	400 µg
Folsäure	5 µg
Vit. B_{12}	1 µg

Aminosäuren
Arginin	1400 mg
Histidin	740 mg
Isoleucin	1110 mg
Leucin	1660 mg
Lysin	1710 mg
Methionin	470 mg
Phenylalanin	840 mg
Threonin	930 mg
Tryptophan	350 mg
Tyrosin	765 mg
Valin	1120 mg

Lipide
Palmitinsäure	290 mg
Stearinsäure	185 mg
Ölsäure	315 mg
Linolsäure	160 mg
Linolensäure	100 mg
Arachidonsäure	55 mg
Cholesterin	70 mg

Sonstige Inhaltsstoffe
Purine	140 mg

Fleisch und Fleischerzeugnisse

Kalbfleisch,
Keule, Schlegel

Energiegehalt
der verdaulichen Bestandteile   kJ: 413
aus 100 g eßbarem Anteil   kcal: 97

Hauptbestandteile in 100 g eßbarem Anteil

Wasser	76,2 g	Mineralstoffe	1,3 g
Eiweiß	20,7 g		
Fett	1,6 g		

Einzelne Inhaltsstoffe in 100 g eßbarem Anteil

Mineralstoffe
Natrium	90 mg
Kalium	345 mg
Magnesium	16 mg
Calcium	13 mg
Mangan	30 µg
Eisen	2300 µg
Kupfer	250 µg
Phosphor	200 mg
Chlorid	80 mg
Fluorid	20 µg
Jodid	3 µg

Vitamine
Vit. B_1	150 µg
Vit. B_2	270 µg
Nicotinamid	6600 µg
Pantothensäure	910 µg
Vit. B_6	400 µg
Folsäure	5 µg
Vit. B_{12}	1 µg

Aminosäuren
Arginin	1340 mg
Histidin	660 mg
Isoleucin	1090 mg
Leucin	1520 mg
Lysin	1730 mg
Methionin	470 mg
Phenylalanin	840 mg
Threonin	900 mg
Tryptophan	280 mg
Tyrosin	750 mg
Valin	1070 mg

Lipide
Palmitinsäure	335 mg
Stearinsäure	180 mg
Ölsäure	600 mg
Linolsäure	100 mg
Linolensäure	10 mg
Arachidonsäure	25 mg
Eicosapentaensäure	5 mg
Docosahexaensäure	5 mg
Cholesterin	70 mg

Sonstige Inhaltsstoffe
Purine	150 mg

Kalbfleisch,
Kotelett*

Energiegehalt
der verdaulichen Bestandteile kJ: 454
aus 100 g eßbarem Anteil kcal: 107

Hauptbestandteile in 100 g eßbarem Anteil
Wasser .... 74,9 g   Mineralstoffe ...... 1,2 g
Eiweiß .... 20,9 g
Fett .... 2,6 g

Einzelne Inhaltsstoffe in 100 g eßbarem Anteil

Mineralstoffe
Natrium	95 mg
Kalium	370 mg
Magnesium	16 mg
Calcium	13 mg
Mangan	30 µg
Eisen	2100 µg
Kupfer	250 µg
Zink	2300 µg
Phosphor	195 mg
Chlorid	75 mg
Fluorid	20 µg
Jodid	3 µg

Vitamine
Vit. B_1	140 µg
Vit. B_2	260 µg
Nicotinamid	6500 µg
Pantothensäure	850 µg
Vit. B_6	400 µg
Folsäure	5 µg
Vit. B_{12}	2 µg

Aminosäuren
Arginin	1355 mg
Histidin	665 mg
Isoleucin	1100 mg
Leucin	1525 mg
Lysin	1740 mg
Methionin	475 mg
Phenylalanin	850 mg
Threonin	900 mg
Tryptophan	275 mg
Tyrosin	750 mg
Valin	1080 mg

Lipide
Linolsäure	160 mg
Linolensäure	17 mg
Cholesterin	70 mg

Sonstige Inhaltsstoffe
Purine	150 mg

Fleisch und Fleischerzeugnisse

* Handelsklasse (R 1+2 = mit besonders hohem Fleischanteil)

Kalbsbries
(Thymusdrüse)

Energiegehalt
der verdaulichen Bestandteile   kJ: 422
aus 100 g eßbarem Anteil   kcal: 99

Hauptbestandteile in 100 g eßbarem Anteil
Wasser	77,7 g	Mineralstoffe	1,9 g
Eiweiß	17,2 g		
Fett	3,4 g		

Einzelne Inhaltsstoffe in 100 g eßbarem Anteil
Mineralstoffe
Natrium	85 mg
Kalium	385 mg
Magnesium	20 mg
Calcium	500 µg
Eisen	2 mg
Phosphor	120 mg
Chlorid	120 mg

Vitamine
Vit. B_1	80 µg
Vit. B_2	170 µg
Nicotinamid	2600 µg
Vit. C	55 mg

Lipide
Palmitinsäure	680 mg
Stearinsäure	705 mg
Ölsäure	1155 mg
Linolsäure	65 mg
Linolensäure	65 mg
Arachidonsäure	45 mg
Cholesterin	250 mg

Sonstige Inhaltsstoffe
Purine	1260 mg

Kalbsherz

Energiegehalt
der verdaulichen Bestandteile kJ: 464
aus 100 g eßbarem Anteil kcal: 110

Hauptbestandteile in 100 g eßbarem Anteil
Wasser	77,0 g	Mineralstoffe	1,1 g
Eiweiß	15,9 g		
Fett	5,1 g		

Einzelne Inhaltsstoffe in 100 g eßbarem Anteil

Mineralstoffe
- Natrium .... 105 mg
- Kalium .... 265 mg
- Magnesium .... 25 mg
- Calcium .... 16 mg
- Mangan .... 30 µg
- Eisen .... 3700 µg
- Kupfer .... 320 µg
- Zink .... 200 µg
- Phosphor .... 180 mg

Vitamine
- Vit. A .... 6 µg
- Vit. E .... 380 µg
- Vit. B_1 .... 550 µg
- Vit. B_2 .... 1000 µg
- Nicotinamid .... 6600 µg
- Pantothensäure ...... 2780 µg
- Vit. B_6 .... 290 µg
- Biotin .... 7 µg
- Folsäure .... 3 µg
- Vit B_{12} .... 11 µg
- Vit. C .... 5 mg

Aminosäuren
- Arginin .... 1000 mg
- Histidin .... 400 mg
- Isoleucin .... 810 mg
- Leucin .... 1420 mg
- Lysin .... 1300 mg
- Methionin .... 380 mg
- Phenylalanin .... 720 mg
- Threonin .... 730 mg
- Tryptophan .... 210 mg
- Tyrosin .... 590 mg
- Valin .... 910 mg

Lipide
- Palmitinsäure .... 1105 mg
- Stearinsäure .... 1180 mg
- Ölsäure .... 1180 mg
- Linolsäure .... 100 mg
- Linolensäure .... 20 mg
- Arachidonsäure ..... 25 mg

Cholesterin .... 140 mg

Fleisch und Fleischerzeugnisse

Kalbshirn

Energiegehalt
der verdaulichen Bestandteile kJ: 461
aus 100 g eßbarem Anteil kcal: 109

Hauptbestandteile in 100 g eßbarem Anteil

Wasser	80,4 g	Mineralstoffe	1,4 g
Eiweiß	10,1 g		
Fett	7,6 g		

Einzelne Inhaltsstoffe in 100 g eßbarem Anteil

Mineralstoffe
Natrium .... 160 mg
Kalium .... 280 mg
Magnesium .... 15 mg
Calcium .... 12 mg
Mangan .... 40 mg
Eisen .... 2500 µg
Kupfer .... 140 µg
Zink .... 1280 µg
Phosphor .... 350 mg

Vitamine
Vit. A 0
Vit. B_1 .... 160 µg
Vit. B_2 .... 260 µg
Nicotinamid .... 3600 µg
Pantothensäure .... 2500 µg
Vit. B_6 .... 160 µg
Biotin .... 6 µg
Folsäure .... 13 µg
Vit. B_{12} .... 6 µg
Vit. C .... 25 mg

Aminosäuren
Arginin .... 600 mg
Histidin .... 280 mg
Isoleucin .... 530 mg
Leucin .... 890 mg
Lysin .... 780 mg
Methionin .... 250 mg
Phenylalanin .... 480 mg
Threonin .... 480 mg
Tryptophan .... 140 mg
Tyrosin .... 460 mg
Valin .... 560 mg

Lipide
Cholesterin .... 2 g

Sonstige Inhaltsstoffe
Purine .... 100 mg

Kalbsleber

Energiegehalt
der verdaulichen Bestandteile   kJ: 482
aus 100 g eßbarem Anteil   kcal: 114

Hauptbestandteile in 100 g eßbarem Anteil

Wasser	71,2 g	Mineralstoffe	1,4 g
Eiweiß	19,2 g		
Fett	4,1 g		

Einzelne Inhaltsstoffe in 100 g eßbarem Anteil

Mineralstoffe
- Natrium .... 85 mg
- Kalium .... 315 mg
- Magnesium .... 19 mg
- Calcium .... 9 mg
- Mangan .... 280 µg
- Eisen .... 7900 µg
- Kupfer .... 5500 µg
- Zink .... 8400 µg
- Phosphor .... 305 mg
- Chlorid .... 90 mg
- Fluorid .... 19 µg
- Jodid .... 4 µg
- Selen .... 40 µg

Vitamine
- Vit. A .... 20 mg
- Vit D .... 1 µg
- Vit. E .... 240 µg
- Vit. K .... 150 µg
- Vit. B_1 .... 280 µg
- Vit. B_2 .... 2610 µg
- Nicotinamid .... 15 mg
- Pantothensäure .... 7900 µg
- Vit. B_6 .... 900 µg
- Biotin .... 75 µg
- Folsäure .... 240 µg
- Vit. B_{12} .... 60 µg
- Vit. C .... 35 mg

Aminosäuren
- Arginin .... 1210 mg
- Histidin .... 680 mg
- Isoleucin .... 1090 mg
- Leucin .... 1940 mg
- Lysin .... 1740 mg
- Methionin .... 530 mg
- Phenylalanin .... 1100 mg
- Threonin .... 1050 mg
- Tryptophan .... 310 mg
- Tyrosin .... 730 mg
- Valin .... 1390 mg

Lipide
- Palmitinsäure .... 565 mg
- Stearinsäure .... 685 mg
- Ölsäure .... 790 mg
- Linolsäure .... 250 mg
- Linolensäure .... 12 mg

Cholesterin .... 360 mg

Sonstige Inhaltsstoffe
Purine .... 250—460 mg*

* beeinflußt von der Aufschlußmethode

Fleisch und Fleischerzeugnisse

Kalbslunge

Energiegehalt
der verdaulichen Bestandteile   kJ: 381
aus 100 g eßbarem Anteil   kcal: 90

Hauptbestandteile in 100 g eßbarem Anteil
Wasser	79,2 g	Mineralstoffe	1,1 g
Eiweiß	17,5 g		
Fett	2,2 g		

Einzelne Inhaltsstoffe in 100 g eßbarem Anteil

Mineralstoffe
Natrium	155 mg
Kalium	305 mg
Calcium	5 mg
Eisen	5 mg

Vitamine
Vit. B_1	110 µg
Vit. B_2	360 µg
Nicotinamid	4 mg
Pantothensäure	1 mg
Vit. B_6	70 µg
Biotin	6 µg
Vit. B_{12}	3 µg
Vit. C	40 mg

Aminosäuren
Arginin	1070 mg
Histidin	400 mg
Isoleucin	770 mg
Leucin	1450 mg
Lysin	1350 mg
Methionin	320 mg
Phenylalanin	790 mg
Threonin	720 mg
Tryptophan	180 mg
Valin	1030 mg

Kalbsniere

Energiegehalt
der verdaulichen Bestandteile	kJ:	527
aus 100 g eßbarem Anteil	kcal:	124

Hauptbestandteile in 100 g eßbarem Anteil
Wasser	75,0 g	Mineralstoffe		1,1 g
Eiweiß	16,7 g			
Fett	6,4 g			

Einzelne Inhaltsstoffe in 100 g eßbarem Anteil

Mineralstoffe
Natrium	200 mg
Kalium	290 mg
Magnesium	18 mg
Calcium	10 mg
Mangan	50 µg
Eisen	12 mg
Kupfer	370 µg
Zink	1800 µg
Phosphor	260 mg
Fluorid	200 µg
Jodid	4 µg
Selen	260 µg

Vitamine
Vit. A	210 µg
Vit. B_1	370 µg
Vit. B_2	2480 µg
Nicotinamid	6470 µg
Pantothensäure	4000 µg
Vit. B_6	500 µg
Biotin	80 µg
Folsäure	65 µg
Vit. B_{12}	25 µg
Vit. C	13 mg

Aminosäuren
Arginin	1040 mg
Histidin	420 mg
Isoleucin	810 mg
Leucin	1450 mg
Lysin	1210 mg
Methionin	340 mg
Phenylalanin	790 mg
Threonin	740 mg
Tryptophan	250 mg
Tyrosin	620 mg
Valin	980 mg

Lipide
Palmitinsäure	2160 mg
Stearinsäure	580 mg
Ölsäure	2560 mg
Linolsäure	60 mg
Linolensäure	60 mg
Arachidonsäure	30 mg
Cholesterin	380 mg

Sonstige Inhaltsstoffe
Purine	240 mg

Fleisch und Fleischerzeugnisse

Vergleichstabelle

Kalb: Fleischteile und Innereien

Energiegehalte, Hauptbestandteile und wichtige Inhaltsstoffe in 100 g eßbarem Anteil

	kJ	kcal	Wasser (g)	Eiweiß (g)	Fett (g)	Mineralstoffe (g)	Cholesterin (mg)	Purine (mg)
Bauch	539	127	72,9	21,0	4,8	1,2	70	140
Brust	556	131	73,7	18,6	6,3	1,2		
Bug, Schulter*	454	107	74,9	20,9	2,6	1,2	70	150
Filet	403	95	76,7	20,6	1,4	1,2	70	140
Hals	437	103	76,0	20,1	2,5	1,2	70	150
Haxe, Hinterhaxe	416	98	76,1	20,9	1,6	1,2	70	160
Keule, Schlegel	413	97	76,2	20,7	1,6	1,3	70	150
Kotelett*	454	107	74,9	20,9	2,6	1,2	70	150
Bries	422	99	77,7	17,2	3,4	1,9	250	1260
Gekröse	567	134	75,4	14,8	8,3	0,6		
Herz	464	110	77,0	15,9	5,1	1,1	140	
Hirn	461	109	80,4	10,1	7,6	1,4	2000	100
Leber	482	114	71,2	19,2	4,1	1,4	360	350
Lunge	381	90	79,2	17,5	2,2	1,1		
Milz	423	100	77,3	18,2	3,0	1,4		
Niere	527	124	75,0	16,7	6,4	1,1	380	240
Zunge	526	124	77,4	17,1	6,2	0,9	100	115

* Handelsklasse (R 1+2 = mit besonders hohem Fleischanteil)

Rindfleisch,
Filet

Energiegehalt
der verdaulichen Bestandteile   kJ: 494
aus 100 g eßbarem Anteil   kcal: 116

Hauptbestandteile in 100 g eßbarem Anteil

Wasser	75,1 g	Mineralstoffe	1,1 g
Eiweiß	19,2 g		
Fett	4,4 g		

Einzelne Inhaltsstoffe in 100 g eßbarem Anteil

Mineralstoffe
Natrium	50 mg
Kalium	340 mg
Magnesium	20 mg
Calcium	5 mg
Mangan	20 µg
Eisen	2100 µg
Kupfer	70 µg
Zink	3600 µg
Phosphor	165 mg
Fluorid	100 µg
Jodid	1 µg
Selen	35 µg

Vitamine
Vit. D	Spuren
Vit. E	230 µg
Vit. B_1	100 µg
Vit. B_2	130 µg
Nicotinamid	4600 µg
Pantothensäure	1000 µg
Vit. B_6	500 µg
Biotin	5 µg
Folsäure	10 µg
Vit. B_{12}	2 µg

Aminosäuren
Arginin	1350 mg
Histidin	740 mg
Isoleucin	1090 mg
Leucin	1700 mg
Lysin	2020 mg
Methionin	570 mg
Phenylalanin	930 mg
Threonin	1010 mg
Tryptophan	260 mg
Tyrosin	780 mg
Valin	1150 mg

Lipide
Palmitinsäure	1080 mg
Stearinsäure	520 mg
Ölsäure	1690 mg
Linolsäure	80 mg
Linolensäure	50 mg
Arachidonsäure	40 mg
Cholesterin	70 mg

Sonstige Inhaltsstoffe
Purine	120 mg

Fleisch und Fleischerzeugnisse

Rindfleisch,
Lende, Roastbeef*

Energiegehalt
der verdaulichen Bestandteile   kJ: 512
aus 100 g eßbarem Anteil   kcal: 121

Hauptbestandteile in 100 g eßbarem Anteil

Wasser	73,6 g	Mineralstoffe	1,2 g
Eiweiß	21,6 g		
Fett	3,8 g		

Einzelne Inhaltsstoffe in 100 g eßbarem Anteil

Mineralstoffe		Tryptophan	295 mg
Natrium	75 mg	Tyrosin	880 mg
Kalium	335 mg	Valin	1290 mg
Magnesium	25 mg	**Lipide**	
Calcium	12 mg	Palmitinsäure	970 mg
Eisen	2500 µg	Stearinsäure	470 mg
Kupfer	40 µg	Ölsäure	1520 mg
Zink	2500 µg	Linolsäure	70 mg
Phosphor	155 mg	Linolensäure	45 mg
Chlorid	115 mg	Arachidonsäure	35 mg
Vitamine			
Vit. A	15 µg	Cholesterin	60 mg
Vit. B_1	90 µg	**Sonstige Inhaltsstoffe**	
Vit. B_2	160 µg	Purine	120 mg
Nicotinamid	4900 µg		
Pantothensäure	330 µg		
Aminosäuren			
Arginin	1510 mg		
Histidin	830 mg		
Isoleucin	1230 mg		
Leucin	1910 mg		
Lysin	2270 mg		
Methionin	640 mg		
Phenylalanin	1040 mg		
Threonin	1135 mg		

* Handelsklasse (R 1+2 = mit besonders hohem Fleischanteil)

Rindfleisch,
Spannrippe*

Energiegehalt
der verdaulichen Bestandteile   kJ: 650
aus 100 g eßbarem Anteil   kcal: 153

Hauptbestandteile in 100 g eßbarem Anteil
Wasser	70,4 g	Mineralstoffe	1,2 g
Eiweiß	20,8 g		
Fett	7,8 g		

Einzelne Inhaltsstoffe in 100 g eßbarem Anteil

Mineralstoffe
Natrium	75 mg
Kalium	325 mg
Magnesium	25 mg
Calcium	10 mg
Mangan	20 µg
Eisen	2600 µg
Phosphor	135 mg

Vitamine
Vit. B_1	70 µg
Vit. B_2	150 µg
Nicotinamid	4200 µg
Pantothensäure	410 µg
Biotin	3 µg
Vit. B_{12}	3 µg

Aminosäuren
Arginin	1460 mg
Histidin	805 mg
Isoleucin	1185 mg
Leucin	1840 mg
Lysin	2185 mg
Methionin	610 mg
Phenylalanin	1000 mg
Threonin	1095 mg
Tryptophan	275 mg
Tyrosin	850 mg
Valin	1255 mg

Lipide
Palmitinsäure	1970 mg
Stearinsäure	950 mg
Ölsäure	3070 mg
Linolsäure	150 mg
Linolensäure	100 mg
Arachidonsäure	70 mg
Cholesterin	60 mg

Sonstige Inhaltsstoffe
Purine	120 mg

* Handelsklasse (R 1+2 = mit besonders hohem Fleischanteil)

Fleisch und Fleischerzeugnisse

Rinderherz

Energiegehalt
der verdaulichen Bestandteile kJ: 514
aus 100 g eßbarem Anteil kcal: 121

Hauptbestandteile in 100 g eßbarem Anteil
Wasser	75,5 g	Mineralstoffe	1,1 g
Eiweiß	16,8 g		
Fett	6,0 g		

Einzelne Inhaltsstoffe in 100 g eßbarem Anteil

Mineralstoffe		**Aminosäuren**	
Natrium	110 mg	Arginin	1200 mg
Kalium	285 mg	Histidin	500 mg
Magnesium	25 mg	Isoleucin	1160 mg
Calcium	9 mg	Leucin	1830 mg
Mangan	60 µg	Lysin	1750 mg
Eisen	5130 µg	Methionin	510 mg
Kupfer	410 µg	Phenylalanin	880 mg
Zink	2000 µg	Threonin	920 mg
Phosphor	215 mg	Tryptophan	220 mg
Fluorid	60 µg	Tyrosin	650 mg
Jodid	30 µg	Valin	1110 mg
Selen	45 µg	**Lipide**	
Vitamine		Palmitinsäure	1300 mg
Vit. A	0—9 µg	Stearinsäure	1380 mg
Vit. E	600 µg	Ölsäure	1380 mg
Vit. B_1	510 µg	Linolsäure	130 mg
Vit. B_2	910 µg	Linolensäure	25 mg
Nicotinamid	7180 µg	Arachidonsäure	30 mg
Pantothensäure	2780 µg		
Vit. B_6	280 µg	Cholesterin	150 mg
Biotin	7 µg	**Sonstige Inhaltsstoffe**	
Folsäure	4 µg	Purine	255 mg
Vit. B_{12}	10 µg		
Vit. C	5 mg		

Rinderhirn

Energiegehalt
der verdaulichen Bestandteile   kJ: 542
aus 100 g eßbarem Anteil   kcal: 128

Hauptbestandteile in 100 g eßbarem Anteil
Wasser .... 78,1 g   Mineralstoffe ...... 1,4 g
Eiweiß .... 10,4 g
Fett .... 9,6 g

Einzelne Inhaltsstoffe in 100 g eßbarem Anteil

Mineralstoffe
Natrium .... 165 mg
Kalium .... 280 mg
Calcium .... 10 mg
Eisen .... 2530 µg
Zink .... 1050 µg
Phosphor .... 365 mg
Selen .... 6 µg

Vitamine
Vit. A 0
Vit. B_1 .... 130 µg
Vit. B_2 .... 240 µg
Nicotinamid .... 3500 µg
Pantothensäure ..... 2500 µg
Vit. B_6 .... 160 µg
Biotin .... 6 µg
Folsäure .... 12 µg
Vit. B_{12} ...... 3 µg
Vit. C .... 17 mg

Aminosäuren
Arginin .... 640 mg
Histidin .... 310 mg
Isoleucin .... 560 mg
Leucin .... 970 mg
Lysin .... 870 mg
Methionin .... 220 mg
Phenylalanin .... 550 mg
Threonin .... 520 mg
Tryptophan .... 160 mg
Valin .... 590 mg

Lipide
Cholesterin .... 2000 mg

Sonstige Inhaltsstoffe
Purine .... 160 mg

Rinderleber

Energiegehalt
der verdaulichen Bestandteile   kJ: 482
aus 100 g eßbarem Anteil   kcal: 114

Hauptbestandteile in 100 g eßbarem Anteil

Wasser	69,9 g	Kohlenhydrate	1,7 g
Eiweiß	19,7 g	Mineralstoffe	1,4 g
Fett	3,1 g		

Einzelne Inhaltsstoffe in 100 g eßbarem Anteil

Mineralstoffe
Natrium	115 mg
Kalium	290 mg
Magnesium	17 mg
Calcium	7 mg
Mangan	250 µg
Eisen	7100 µg
Kupfer	3600 µg
Zink	5100 µg
Phosphor	360 mg
Chlorid	70 mg
Fluorid	130 µg
Jodid	14 µg
Selen	35 µg

Vitamine
Vit. A	15 mg
Vit. D	2 µg
Vit. E	670 µg
Vit. K	45 µg
Vit. B_1	300 µg
Vit. B_2	2880 µg
Nicotinamid	15 mg
Pantothensäure	7300 µg
Vit. B_6	710 µg
Biotin	100 µg
Folsäure	220 µg
Vit. B_{12}	65 µg
Vit. C	30 mg

Aminosäuren
Arginin	1300 mg
Histidin	660 mg
Isoleucin	1150 mg
Leucin	1990 mg
Lysin	1750 mg
Methionin	600 mg
Phenylalanin	1170 mg
Threonin	1010 mg
Tryptophan	310 mg
Tyrosin	770 mg
Valin	1470 mg

Kohlenhydrate
Glycogen	1650 mg

Lipide
Palmitinsäure	380 mg
Stearinsäure	660 mg
Ölsäure	400 mg
Linolsäure	160 mg
Linolensäure	50 mg
Arachidonsäure	140 mg
Eicosapentaensäure	20 mg
Cholesterin	265 mg

Sonstige Inhaltsstoffe
Purine . . . . 250—555 mg*

* beeinflußt von der Aufschluß-
   methode

Rindermilz

Energiegehalt
der verdaulichen Bestandteile   kJ: 425
aus 100 g eßbarem Anteil   kcal: 100

Hauptbestandteile in 100 g eßbarem Anteil
Wasser	76,7 g	Mineralstoffe	1,4 g
Eiweiß	18,5 g		
Fett	2,9 g		

Einzelne Inhaltsstoffe in 100 g eßbarem Anteil

Mineralstoffe
Natrium .... 100 mg
Kalium .... 380 mg
Calcium .... 7 mg
Eisen .... 9 mg
Phosphor .... 235 mg
Selen .... 30 µg

Vitamine
Vit. A .... 95 µg
Vit. B_1 .... 130 µg
Vit. B_2 .... 300 µg
Nicotinamid .... 3900 µg
Pantothensäure .... 1200 µg
Vit. B_6 .... 120 µg
Biotin .... 6 µg
Vit. B_{12} .... 5 µg
Vit. C .... 6—46 mg

Aminosäuren
Arginin .... 1050 mg
Histidin .... 440 mg
Isoleucin .... 850 mg
Leucin .... 1570 mg
Lysin .... 1440 mg
Methionin .... 370 mg
Phenylalanin .... 830 mg
Threonin .... 810 mg
Tryptophan .... 200 mg
Valin .... 1110 mg

Sonstige Inhaltsstoffe
Purine .... 445 mg

Fleisch und Fleischerzeugnisse

Rinderniere

Energiegehalt
der verdaulichen Bestandteile   kJ: 476
aus 100 g eßbarem Anteil   kcal: 112

Hauptbestandteile in 100 g eßbarem Anteil
Wasser	76,1 g	Mineralstoffe	1,2 g
Eiweiß	16,6 g		
Fett	5,1 g		

Einzelne Inhaltsstoffe in 100 g eßbarem Anteil

Mineralstoffe
Natrium	235 mg
Kalium	245 mg
Magnesium	20 mg
Calcium	11 mg
Mangan	110 µg
Eisen	10 mg
Kupfer	390 µg
Zink	2 mg
Phosphor	250 mg
Chlorid	250 mg
Fluorid	200 µg
Selen	100–500 µg

Vitamine
Vit. A	330 µg
Vit. E	180 µg
Vit. B_1	300 µg
Vit. B_2	2260 µg
Nicotinamid	6170 µg
Pantothensäure	3850 µg
Vit. B_6	390 µg
Biotin	20–90 µg
Folsäure	50 µg
Vit. B_{12}	33 µg
Vit. C	11 mg

Aminosäuren
Arginin	1100 mg
Histidin	540 mg
Isoleucin	1020 mg
Leucin	1720 mg
Lysin	1410 mg
Methionin	440 mg
Phenylalanin	940 mg
Threonin	860 mg
Tryptophan	240 mg
Tyrosin	670 mg
Valin	1150 mg

Lipide
Palmitinsäure	1490 mg
Stearinsäure	1590 mg
Ölsäure	1080 mg
Linolsäure	120 mg
Linolensäure	20 mg
Arachidonsäure	100 mg
Cholesterin	375 mg

Sonstige Inhaltsstoffe
Purine	270 mg

Vergleichstabelle

Rind: Fleischteile und Innereien

Energiegehalte, Hauptbestandteile und wichtige Inhaltsstoffe in 100 g eßbarem Anteil

	kJ	kcal	Wasser (g)	Eiweiß (g)	Fett (g)	Mineralstoffe (g)	Cholesterin (mg)	Purine (mg)
Blume	999	236	63,3	17,4	18,5	0,9		
Brust, Brustkern*	854	202	65,7	19,6	13,7	1,1	70	110
Bug, Schulter*	620	146	72,1	19,5	7,6	1,1	60	120
Fehlrippe, Gratstück*	607	143	71,3	21,2	6,5	1,1	70	120
Filet	494	116	75,1	19,2	4,4	1,1	70	120
Fleischdünnung, Weiche*	1001	237	62,6	18,4	18,1	1,0	60	110
Hals, Kamm*	581	137	72,0	21,2	5,8	1,2	70	120
Hochrippe, Rostbraten	943	223	63,7	18,6	16,5	1,0		
Keule, Schlegel*	621	146	71,0	21,3	6,8	1,1	70	120
Lende, Roastbeef*	512	121	73,6	21,6	3,8	1,2	60	120
Oberschale	514	121	73,8	20,6	4,3	1,1		
Spannrippe*	650	153	70,4	20,8	7,8	1,2	60	120
Schwanz, Ochsenschw.	779	184	66,8	20,1	11,5	1,0		
Herz	514	121	75,5	16,8	6,0	1,1	150	255
Hirn	542	128	78,1	10,4	9,6	1,4	2000	160
Leber**	482	114	69,9	19,7	3,1	1,4	265	400
Lunge	418	99	77,5	18,1	2,9	1,0		400
Milz	425	100	76,7	18,5	2,9	1,4		445
Niere	476	112	76,1	16,6	5,1	1,2	375	270
Zunge	876	207	66,8	16,0	15,9	1,0	110	

* Handelsklasse (R 1 + 2 = mit besonders hohem Fleischanteil)
** 1,7 g Kohlenhydrate sind hier zu berücksichtigen

Fleisch und Fleischerzeugnisse

Schweinefleisch,
Filet*

Energiegehalt
der verdaulichen Bestandteile aus 100 g eßbarem Anteil
kJ: 685
kcal: 162

Hauptbestandteile in 100 g eßbarem Anteil
Wasser	69,4 g	Mineralstoffe	1,0 g
Eiweiß	20,4 g		
Fett	8,9 g		

Einzelne Inhaltsstoffe in 100 g eßbarem Anteil

Mineralstoffe
Natrium	75 mg
Kalium	350 mg
Magnesium	25 mg
Calcium	5 mg
Mangan	14 µg
Eisen	890 µg
Kupfer	105 µg
Zink	3630 µg
Phosphor	175 mg
Jodid	1 µg
Selen	7 µg

Vitamine
Vit. A	6 µg
Vit. D	1 µg
Vit. E	80 µg
Vit. K	18 µg
Vit. B_1	900 µg
Vit. B_2	230 µg
Nicotinamid	5 mg
Pantothensäure	700 µg
Vit. B_6	500 µg
Biotin	5 µg
Folsäure	6 µg
Vit. B_{12}	5 µg
Vit. C	2 mg

Aminosäuren
Arginin	1355 mg
Histidin	890 mg
Isoleucin	1130 mg
Leucin	1865 mg
Lysin	2120 mg
Methionin	545 mg
Phenylalanin	900 mg
Threonin	1035 mg
Tryptophan	265 mg
Tyrosin	860 mg
Valin	1260 mg

Lipide
Palmitinsäure	2100 mg
Stearinsäure	1080 mg
Ölsäure	3645 mg
Linolsäure	595 mg
Linolensäure	50 mg
Arachidonsäure	50 mg
Cholesterin	70 mg

Sonstige Inhaltsstoffe
Purine	150 mg

* Handelsklasse (E = mit besonders hohem Fleischanteil)

Schweinefleisch,
Kotelett*

Energiegehalt
der verdaulichen Bestandteile aus 100 g eßbarem Anteil

kJ: 693
kcal: 164

Hauptbestandteile in 100 g eßbarem Anteil
Wasser	69,3 g	Mineralstoffe	1,0 g
Eiweiß	20,4 g		
Fett	9,1 g		

Einzelne Inhaltsstoffe in 100 g eßbarem Anteil

Mineralstoffe
Natrium	65 mg
Kalium	315 mg
Magnesium	25 mg
Calcium	11 mg
Mangan	60 µg
Eisen	1800 µg
Kupfer	100 µg
Zink	1390 µg
Phosphor	150 mg
Fluorid	50 µg
Selen	25 µg

Vitamine
Vit. B_1	820 µg
Vit. B_2	200 µg
Nicotinamid	4300 µg
Pantothensäure	530 µg
Vit. B_6	500 µg
Biotin	6 µg
Folsäure	2 µg

Aminosäuren
Arginin	1350 mg
Histidin	890 mg
Isoleucin	1125 mg
Leucin	1860 mg
Lysin	2110 mg
Methionin	555 mg
Phenylalanin	900 mg
Threonin	1025 mg
Tryptophan	270 mg
Tyrosin	855 mg
Valin	1250 mg

Lipide
Palmitinsäure	2195 mg
Stearinsäure	1145 mg
Ölsäure	3840 mg
Linolsäure	710 mg
Linolensäure	45 mg
Arachidonsäure	45 mg
Cholesterin	70 mg

Sonstige Inhaltsstoffe
Purine	150 mg

Fleisch und Fleischerzeugnisse

* Handelsklasse (E = mit besonders hohem Fleischanteil)

Schweinefleisch, Bug, Blatt, Schulter* ohne äußerem (subkutanem) Fett

Energiegehalt
der verdaulichen Bestandteile aus 100 g eßbarem Anteil

kJ: 681
kcal: 161

Hauptbestandteile in 100 g eßbarem Anteil

Wasser	69,4 g	Mineralstoffe	1,0 g
Eiweiß	20,4 g		
Fett	8,8 g		

Einzelne Inhaltsstoffe in 100 g eßbarem Anteil

Mineralstoffe
Natrium	75 mg
Kalium	290 mg
Magnesium	25 mg
Calcium	9 mg
Mangan	14 µg
Eisen	1800 µg
Kupfer	100 µg
Zink	3500 µg
Phosphor	150 mg
Fluorid	80 µg
Jodid	1 µg
Selen	7 µg

Vitamine
Vit. B_1	890 µg
Vit. B_2	220 µg
Nicotinamid	4500 µg
Pantothensäure	600 µg
Vit. B_{12}	1 µg

Aminosäuren
Arginin	1355 mg
Histidin	890 mg
Isoleucin	1120 mg
Leucin	1865 mg
Lysin	2120 mg
Methionin	560 mg
Phenylalanin	905 mg
Threonin	1025 mg
Tryptophan	270 mg
Tyrosin	855 mg
Valin	1255 mg

Lipide
Palmitinsäure	2250 mg
Stearinsäure	1320 mg
Ölsäure	3185 mg
Linolsäure	755 mg
Linolensäure	45 mg
Arachidonsäure	25 mg
Eicosapentaensäure	10 mg
Cholesterin	70 mg

Sonstige Inhaltsstoffe
Purine	150 mg

* Handelsklasse (E = mit besonders hohem Fleischanteil)

Schweinefleisch,
Schinken, Schlegel, Hinterschinken*
ohne äußerem (subkutanem) Fett

Energiegehalt
der verdaulichen Bestandteile   kJ: 573
aus 100 g eßbarem Anteil   kcal: 135

Hauptbestandteile in 100 g eßbarem Anteil

Wasser	71,9 g	Mineralstoffe	1,0 g
Eiweiß	21,2 g		
Fett	5,6 g		

Einzelne Inhaltsstoffe in 100 g eßbarem Anteil

Mineralstoffe
Natrium	75 mg
Kalium	300 mg
Magnesium	25 mg
Calcium	9 mg
Mangan	25 µg
Eisen	1800 µg
Kupfer	200 µg
Zink	2600 µg
Phosphor	170 mg
Fluorid	60 µg

Vitamine
Vit. B_1	800 µg
Vit. B_2	190 µg
Nicotinamid	4300 µg
Pantothensäure	680 µg
Vit. B_6	390 µg
Biotin	5 µg
Folsäure	9 µg
Vit. B_{12}	1 µg

Aminosäuren
Arginin	1410 mg
Histidin	920 mg
Isoleucin	1165 mg
Leucin	1935 mg
Lysin	2190 mg
Methionin	575 mg
Phenylalanin	935 mg
Threonin	1060 mg
Tryptophan	270 mg
Tyrosin	895 mg
Valin	1305 mg

Lipide
Palmitinsäure	1425 mg
Stearinsäure	840 mg
Ölsäure	2020 mg
Linolsäure	480 mg
Linolensäure	25 mg
Arachidonsäure	15 mg
Cholesterin	70 mg

Sonstige Inhaltsstoffe
Purine	160 mg

* Handelsklasse (E = mit besonders hohem Fleischanteil)

Fleisch und Fleischerzeugnisse

Schweinehirn

Energiegehalt
der verdaulichen Bestandteile   kJ: 522
aus 100 g eßbarem Anteil   kcal: 123

Hauptbestandteile in 100 g eßbarem Anteil
Wasser	78,0 g	Mineralstoffe	1,5 g
Eiweiß	10,6 g		
Fett	9,0 g		

Einzelne Inhaltsstoffe in 100 g eßbarem Anteil

Mineralstoffe
Natrium . . . . 155 mg
Kalium . . . . 310 mg
Magnesium . . . . 20 mg
Calcium . . . . 10 mg
Mangan . . . . 50 µg
Eisen . . . . 3600 µg
Kupfer . . . . 540 µg
Zink . . . . 1600 µg
Phosphor . . . . 400 mg
Selen . . . . 17 µg

Vitamine
Vit. A . . . . 9 µg
Vit. B_1 . . . . 160 µg
Vit. B_2 . . . . 280 µg
Nicotinamid . . . . 4300 µg
Pantothensäure . . . . . . 2800 µg
Vit. B_{12} . . . . 3 µg
Vit. C . . . . 18 mg

Aminosäuren
Arginin . . . . 560 mg
Histidin . . . . 290 mg
Isoleucin . . . . 560 mg
Leucin . . . . 930 mg
Lysin . . . . 920 mg
Methionin . . . . 220 mg
Phenylalanin . . . . 550 mg
Threonin . . . . 530 mg
Tryptophan . . . . 160 mg
Valin . . . . 650 mg

Lipide
Palmitinsäure . . . . 1050 mg
Stearinsäure . . . . 955 mg
Ölsäure . . . . 1260 mg
Linolsäure . . . . 55 mg
Linolensäure . . . . 65 mg
Arachidonsäure . . . . . . 335 mg
Eicosapentaensäure . . 20 mg
Docosahexaensäure . . 460 mg

Cholesterin . . . . 2000 mg

Schweineleber

Energiegehalt
der verdaulichen Bestandteile aus 100 g eßbarem Anteil

kJ: 567
kcal: 134

Hauptbestandteile in 100 g eßbarem Anteil

Wasser	71,8 g	Kohlenhydrate	0,5 g
Eiweiß	20,1 g	Mineralstoffe	1,3 g
Fett	5,7 g		

Einzelne Inhaltsstoffe in 100 g eßbarem Anteil

Mineralstoffe
Natrium	75 mg
Kalium	350 mg
Magnesium	20 mg
Calcium	10 mg
Mangan	360 µg
Eisen	20 mg
Kupfer	5 mg
Zink	6 mg
Phosphor	360 mg
Chlorid	65 mg
Fluorid	290 µg
Jodid	14 µg
Selen	60 µg

Vitamine
Vit. A	40 mg
Vit. D	Spuren
Vit. E	170 µg
Vit. K	25 µg
Vit. B_1	310 µg
Vit. B_2	3170 µg
Nicotinamid	16 mg
Pantothensäure	7 mg
Vit. B_6	590 µg
Biotin	25 µg
Folsäure	220 µg
Vit. B_{12}	40 µg
Vit. C	25 mg

Aminosäuren
Arginin	1360 mg
Histidin	680 mg
Isoleucin	1340 mg
Leucin	2120 mg
Lysin	1830 mg
Methionin	630 mg
Phenylalanin	1130 mg
Threonin	1070 mg
Tryptophan	310 mg
Tyrosin	780 mg
Valin	1450 mg

Kohlenhydrate
Glycogen	490 mg

Lipide
Palmitinsäure	755 mg
Stearinsäure	990 mg
Ölsäure	805 mg
Linolsäure	620 mg
Linolensäure	17 mg
Arachidonsäure	605 mg
Eicosapentaensäure	Spuren
Docosahexaensäure	170 mg
Cholesterin	340 mg

Sonstige Inhaltsstoffe
Purine .... 250—515 mg*

* beeinflußt von der Aufschlußmethode

Fleisch und Fleischerzeugnisse

Schweinelunge

Energiegehalt
der verdaulichen Bestandteile
aus 100 g eßbarem Anteil

kJ: 484
kcal: 114

Hauptbestandteile in 100 g eßbarem Anteil
Wasser	79,1 g	Mineralstoffe	0,9 g
Eiweiß	13,5 g		
Fett	6,7 g		

Einzelne Inhaltsstoffe in 100 g eßbarem Anteil

Mineralstoffe
Natrium	150 mg
Kalium	245 mg
Calcium	3 mg
Eisen	5 mg
Phosphor	230 mg
Selen	19 µg

Vitamine
Vit. B_1	60 µg
Vit. B_2	210 µg
Nicotinamid	3400 µg
Pantothensäure	900 µg
Vit. C	13 mg

Aminosäuren
Arginin	690 mg
Histidin	310 mg
Isoleucin	600 mg
Leucin	1000 mg
Lysin	100 mg
Methionin	230 mg
Phenylalanin	550 mg
Threonin	510 mg
Tryptophan	120 mg
Valin	790 mg

Sonstige Inhaltsstoffe
Purine	435 mg

Schweineniere

Energiegehalt
der verdaulichen Bestandteile   kJ: 478
aus 100 g eßbarem Anteil   kcal: 113

Hauptbestandteile in 100 g eßbarem Anteil
Wasser	76,3 g	Mineralstoffe	1,2 g
Eiweiß	16,5 g		
Fett	5,2 g		

Einzelne Inhaltsstoffe in 100 g eßbarem Anteil

Mineralstoffe
Natrium	175 mg
Kalium	240 mg
Calcium	7 mg
Mangan	60 µg
Eisen	10 mg
Kupfer	170 µg
Zink	370 µg
Phosphor	260 mg
Chlorid	190 mg
Selen	200—400 µg

Vitamine
Vit. A	40—200 µg
Vit. D	0
Vit. B_1	340 µg
Vit. B_2	1800 µg
Nicotinamid	8350 µg
Pantothensäure	3100 µg
Vit. B_6	550 µg
Biotin	30—130 µg
Vit. B_{12}	15 µg
Vit. C	16 mg

Aminosäuren
Arginin	970 mg
Histidin	430 mg
Isoleucin	910 mg
Leucin	1440 mg
Lysin	1250 mg
Methionin	360 mg
Phenylalanin	810 mg
Threonin	740 mg
Tryptophan	250 mg
Tyrosin	610 mg
Valin	1010 mg

Lipide
Palmitinsäure	1060 mg
Stearinsäure	930 mg
Ölsäure	1260 mg
Linolsäure	550 mg
Linolensäure	20 mg
Arachidonsäure	430 mg
Cholesterin	365 mg

Sonstige Inhaltsstoffe
Purine	335 mg

Fleisch und Fleischerzeugnisse

Vergleichstabelle

Schwein: Fleischteile und Innereien

Energiegehalte, Hauptbestandteile und wichtige Inhaltsstoffe in 100 g eßbarem Anteil

	kJ	kcal	Wasser (g)	Eiweiß (g)	Fett (g)	Mineral-stoffe (g)	Cholesterin (mg)	Purine (mg)
Bauch*	1499	355	51,0	15,3	32,6	0,9	60	110
Bug, Blatt, Schulter*a)	681	161	69,4	20,4	8,8	1,0	70	150
Bug, Blatt, Schulter*b)	1062	251	60,9	18,0	19,9	0,9	70	130
Eisbein, Hinterhaxe*	1049	248	61,3	17,9	19,6	0,9	70	130
Eisbein, Vorderhaxe*	958	227	63,4	18,6	16,9	0,9	70	130
Filet*c)	685	162	69,4	20,4	8,9	1,0	70	150
Halsgrat, Kamm*c)	774	183	67,4	19,8	11,5	1,0	70	145
Kotelett*c)	693	164	69,3	20,4	9,1	1,0	70	150
Schinken, Schlegel, Hinter-schinken*a)	573	135	71,9	21,2	5,6	1,0	70	160
Schinken, Schlegel, Hinter-schinken*b)	1011	239	61,9	18,1	18,5	1,0	65	130
Speck, Bauch-speck, frisch	3428	812	8,1	2,7	89,0		60	
Speck, Rücken-speck, frisch	3205	759	13,1	4,1	82,5	0,3		
Herz	424	100	76,8	16,9	3,6	1,1	150	530
Hirn	522	123	78,0	10,6	9,0	1,5	2000	
Leber**	567	134	71,8	20,1	5,7	1,3	340	385
Lunge	484	114	79,1	13,5	6,7	0,9		435
Milz	429	101	77,4	17,2	3,6	1,4		515
Niere	478	113	76,3	16,5	5,2	1,2	365	335
Zunge	952	225	65,9	15,1	18,3	0,9		

* Handelsklasse (E = mit besonders hohem Fleischanteil)
** 0,5 g Kohlenhydrate sind hier zu berücksichtigen
a) ohne äußerem Fettrand (subkutanes Fett)
b) mit äußerem Fettrand (subkutanes Fett)
c) Fettanteil entsprechend Schnittführung:
  2—9 g/100 g (Filet), 12—16 g/100 g (Halsgrat), 8—9/100 g (Kotelett)

Kaninchenfleisch,
Durchschnitt

Energiegehalt
der verdaulichen Bestandteile	kJ:	642
aus 100 g eßbarem Anteil	kcal:	152

Hauptbestandteile in 100 g eßbarem Anteil
Wasser	69,6 g	Mineralstoffe	1,1 g
Eiweiß	20,8 g		
Fett	7,6 g		

Einzelne Inhaltsstoffe in 100 g eßbarem Anteil

Mineralstoffe
Natrium	45 mg
Kalium	380 mg
Magnesium	30 mg
Calcium	14 mg
Mangan	40 µg
Eisen	3500 µg
Kupfer	150 µg
Zink	1700 µg
Phosphor	225 mg
Chlorid	50 mg
Selen	10 µg

Vitamine
Vit. A	Spuren
Vit. E	400 µg
Vit. B_1	110 µg
Vit. B_2	65 µg
Nicotinamid	8600 µg
Vit. B_6	300 µg
Folsäure	5 µg
Vit. B_{12}	10 µg

Aminosäuren
Arginin	1170 mg
Histidin	470 mg
Isoleucin	1080 mg
Leucin	1630 mg
Lysin	1810 mg
Methionin	540 mg
Phenylalanin	790 mg
Threonin	1020 mg
Tryptophan	250 mg
Tyrosin	835 mg
Valin	1020 mg

Lipide
Palmitinsäure	2070 mg
Stearinsäure	625 mg
Ölsäure	1290 mg
Linolsäure	1500 mg
Linolensäure	685 mg
Arachidonsäure	135 mg
Cholesterin	70 mg

Sonstige Inhaltsstoffe
Purine	95 mg

Fleisch und Fleischerzeugnisse

Pferdefleisch,
Durchschnitt

Energiegehalt
der verdaulichen Bestandteile kJ: 453
aus 100 g eßbarem Anteil kcal: 107

Hauptbestandteile in 100 g eßbarem Anteil

Wasser	75,2 g	Mineralstoffe	1,0 g
Eiweiß	20,6 g		
Fett	2,7 g		

Einzelne Inhaltsstoffe in 100 g eßbarem Anteil

Mineralstoffe
Natrium . . . . 45 mg
Kalium . . . . 330 mg
Magnesium . . . . 25 mg
Calcium . . . . 13 mg
Mangan . . . . 20 µg
Eisen . . . . 4700 µg
Kupfer . . . . 145 µg
Zink . . . . 4600 µg
Phosphor . . . . 185 mg
Chlorid . . . . 9 mg
Jodid . . . . 1 µg
Selen . . . . 6 µg

Vitamine
Vit. A . . . . 20 µg
Vit. E . . . . 230 µg
Vit. B_1 . . . . 110 µg
Vit. B_2 . . . . 150 µg
Nicotinamid . . . . 4600 µg
Vit. B_6 . . . . 500 µg
Vit. B_{12} . . . . 3 µg

Aminosäuren
Arginin . . . . 1790 mg
Histidin . . . . 870 mg
Isoleucin . . . . 1050 mg
Leucin . . . . 1610 mg
Lysin . . . . 1570 mg
Methionin . . . . 1280 mg
Phenylalanin . . . . 720 mg
Threonin . . . . 910 mg
Tryptophan . . . . 120 mg
Tyrosin . . . . 670 mg
Valin . . . . 1090 mg

Lipide
Palmitinsäure . . . . 750 mg
Stearinsäure . . . . 110 mg
Ölsäure . . . . 920 mg
Linolsäure . . . . 330 mg
Linolensäure . . . . 260 mg
Arachidonsäure . . . . . . 55 mg

Cholesterin . . . . 75 mg

Sonstige Inhaltsstoffe
Purine . . . . 200 mg

Ziegenfleisch,
Durchschnitt

Energiegehalt
der verdaulichen Bestandteile   kJ: 632
aus 100 g eßbarem Anteil   kcal: 149

Hauptbestandteile in 100 g eßbarem Anteil
Wasser	70,0 g	Mineralstoffe	1,0 g
Eiweiß	19,5 g		
Fett	7,9 g		

Einzelne Inhaltsstoffe in 100 g eßbarem Anteil

Mineralstoffe

Calcium	10 mg
Eisen	1950 µg

Vitamine

Vit. A	35 µg
Vit. B_1	150 µg
Vit. B_2	280 µg
Nicotinamid	4900 µg
Vit. B_6	300 µg

Fleisch und Fleischerzeugnisse

Corned Beef,
amerikanisch

Energiegehalt
der verdaulichen Bestandteile   kJ: 886
aus 100 g eßbarem Anteil   kcal: 209

Hauptbestandteile in 100 g eßbarem Anteil
Wasser	59,3 g	Mineralstoffe	3,4 g
Eiweiß	25,3 g		
Fett	12,0 g		

Einzelne Inhaltsstoffe in 100 g eßbarem Anteil

Mineralstoffe
Natrium	950 mg
Kalium	140 mg
Magnesium	15 mg
Calcium	14 mg
Eisen	4100 µg
Kupfer	240 µg
Zink	5600 µg
Phosphor	150 mg
Chlorid	1430 mg

Vitamine
Vit. B_1	20 µg
Vit. B_2	230 µg
Nicotinamid	3200 µg
Pantothensäure	400 µg
Vit. B_6	60 µg
Biotin	2 µg
Folsäure	2 µg
Vit. B_{12}	2 µg

Aminosäuren
Arginin	1630 mg
Histidin	890 mg
Isoleucin	1240 mg
Leucin	1920 mg
Lysin	2130 mg
Methionin	690 mg
Phenylalanin	910 mg
Threonin	1110 mg
Tryptophan	230 mg
Tyrosin	850 mg
Valin	1270 mg

Lipide
Palmitinsäure	2890 mg
Stearinsäure	1285 mg
Ölsäure	4860 mg
Linolsäure	240 mg
Linolensäure	100 mg
Arachidonsäure	30 mg
Eicosapentaensäure	10 mg

Corned Beef,
deutsch

Energiegehalt
der verdaulichen Bestandteile   kJ: 597
aus 100 g eßbarem Anteil   kcal: 141

Hauptbestandteile in 100 g eßbarem Anteil
Wasser	69,8 g	Mineralstoffe	2,5 g
Eiweiß	21,7 g		
Fett	6,0 g		

Einzelne Inhaltsstoffe in 100 g eßbarem Anteil

Mineralstoffe

Natrium	835 mg
Kalium	130 mg
Calcium	35 mg
Phosphor	130 mg

Vitamine

Vit. B_1	30 µg
Vit. B_2	100 µg
Nicotinamid	3100 µg

Aminosäuren

Histidin	760 mg
Isoleucin	1060 mg
Leucin	1650 mg
Lysin	1820 mg
Methionin	560 mg
Phenylalanin	780 mg
Threonin	960 mg
Tryptophan	190 mg
Valin	1090 mg

Fleisch und Fleischerzeugnisse

Frühstücksfleisch,
Luncheon meat

Energiegehalt
der verdaulichen Bestandteile   kJ: 1215
aus 100 g eßbarem Anteil   kcal: 287

Hauptbestandteile in 100 g eßbarem Anteil
Wasser	55,3 g	Mineralstoffe	3,0 g
Eiweiß	14,7 g		
Fett	25,4 g		

Einzelne Inhaltsstoffe in 100 g eßbarem Anteil

Mineralstoffe
Natrium	1060 mg
Kalium	210 mg
Magnesium	60 mg
Calcium	12 mg
Mangan	70 µg
Eisen	2200 µg
Kupfer	50 µg
Phosphor	220 mg
Chlorid	1160 mg

Vitamine
Vit. B_1	50 µg
Vit. B_2	190 µg
Nicotinamid	4700 µg
Pantothensäure	200 µg
Folsäure	1 µg
Vit. B_{12}	3 µg

Aminosäuren
Arginin	790 mg
Histidin	360 mg
Isoleucin	560 mg
Leucin	1030 mg
Lysin	1010 mg
Methionin	330 mg
Phenylalanin	540 mg
Threonin	550 mg
Tryptophan	120 mg
Tyrosin	460 mg
Valin	710 mg

Sonstige Inhaltsstoffe
Bindegewebseiweiß	1800 mg

Gelatine,
Speisegelatine

Energiegehalt
der verdaulichen Bestandteile	kJ:	1435
aus 100 g eßbarem Anteil	kcal:	338

Hauptbestandteile in 100 g eßbarem Anteil
Wasser	14,0 g	Mineralstoffe	1,7 g
Eiweiß	84,2 g		
Fett	0,1 g		

Einzelne Inhaltsstoffe in 100 g eßbarem Anteil

Mineralstoffe
Natrium	30 mg
Kalium	20 mg
Magnesium	11 mg
Calcium	11 mg
Eisen	0
Phosphor	0
Jodid	6 µg
Selen	19 µg

Vitamine
Vit. A	0
Vit. B_1	0
Vit. B_2	0
Nicotinamid	0
Vit. B_6	6 µg
Vit. C	0

Aminosäuren
Arginin	7450 mg
Histidin	610 mg
Isoleucin	1370 mg
Leucin	2740 mg
Lysin	3800 mg
Methionin	760 mg
Phenylalanin	1980 mg
Threonin	1820 mg
Tryptophan	6 mg
Tyrosin	300 mg
Valin	2130 mg

Sonstige Inhaltsstoffe
Hydroxyprolin	11,1 g

Fleisch und Fleischerzeugnisse

Kassler,
Schweinefleisch, gepökelt

Energiegehalt
der verdaulichen Bestandteile   kJ: 559
aus 100 g eßbarem Anteil   kcal: 132

Hauptbestandteile in 100 g eßbarem Anteil

Wasser	69,7 g	Mineralstoffe	3,2 g
Eiweiß	21,5 g		
Fett	5,1 g		

Einzelne Inhaltsstoffe in 100 g eßbarem Anteil

Mineralstoffe
Natrium	950 mg
Kalium	325 mg
Calcium	6 mg
Eisen	2500 µg
Phosphor	160 mg

Aminosäuren
Arginin	1430 mg
Histidin	935 mg
Isoleucin	1185 mg
Leucin	1965 mg
Lysin	2235 mg
Methionin	585 mg
Phenylalanin	965 mg
Threonin	1105 mg
Tryptophan	285 mg
Tyrosin	925 mg
Valin	1355 mg

Lipide
Palmitinsäure	1240 mg
Stearinsäure	650 mg
Ölsäure	2180 mg
Linolsäure	400 mg
Linolensäure	25 mg
Arachidonsäure	25 mg
Docosahexaensäure	17 mg
Cholesterin	70 mg

Schweineschinken, gekocht,
Kochschinken

Energiegehalt
der verdaulichen Bestandteile   kJ: 859
aus 100 g eßbarem Anteil   kcal: 203

Hauptbestandteile in 100 g eßbarem Anteil

Wasser	62,0 g	Organische Säuren	0,7 g
Eiweiß	21,4 g	Mineralstoffe	3,1 g
Fett	12,8 g		

Einzelne Inhaltsstoffe in 100 g eßbarem Anteil

Mineralstoffe
Natrium	960 mg
Kalium	270 mg
Magnesium	25 mg
Calcium	15 mg
Eisen	2300 µg
Phosphor	135 mg
Chlorid	1700 mg

Vitamine
Vit. D	0
Vit. B_1	610 µg
Vit. B_2	210 µg
Nicotinamid	3700 µg
Pantothensäure	580 µg
Vit. B_6	360 µg
Folsäure	5 µg
Vit. B_{12}	1 µg

Aminosäuren
Arginin	1420 mg
Histidin	930 mg
Isoleucin	1170 mg
Leucin	1950 mg
Lysin	2210 mg
Methionin	580 mg
Phenylalanin	940 mg
Threonin	1070 mg
Tryptophan	280 mg
Tyrosin	900 mg
Valin	1320 mg

Lipide
Palmitinsäure	3220 mg
Stearinsäure	1900 mg
Ölsäure	4560 mg
Linolsäure	1100 mg
Linolensäure	70 mg
Arachidonsäure	30 mg
Eicosapentaensäure	Spuren
Docosahexaensäure	55 mg
Cholesterin	85 mg

Sonstige Inhaltsstoffe
Milchsäure	670 mg
Bindegewebseiweiß	1200 mg

Fleisch und Fleischerzeugnisse

Schweineschinken,
gesalzen und geräuchert

Energiegehalt
der verdaulichen Bestandteile   kJ: 1571
aus 100 g eßbarem Anteil   kcal: 372

Hauptbestandteile in 100 g eßbarem Anteil
Wasser	43,3 g	Mineralstoffe	5,4—10,5 g
Eiweiß	18,0 g		
Fett	33,3 g		

Einzelne Inhaltsstoffe in 100 g eßbarem Anteil

Mineralstoffe
Natrium	1400 mg
Kalium	250 mg
Magnesium	20 mg
Calcium	10 mg
Eisen	2250 µg
Phosphor	205 mg
Chlorid	2100 mg

Vitamine
Vit. B_1	550 µg
Vit. B_2	210 µg
Nicotinamid	3500 µg
Vit. B_6	400 µg
Vit. B_{12}	Spuren

Aminosäuren
Arginin	1200 mg
Histidin	780 mg
Isoleucin	990 mg
Leucin	1640 mg
Lysin	1870 mg
Methionin	490 mg
Phenylalanin	790 mg
Threonin	900 mg
Tryptophan	230 mg
Tyrosin	760 mg
Valin	1110 mg

Lipide
Linolsäure	2480 mg
Linolensäure	160 mg
Arachidonsäure	130 mg

Wammerl, Schweinespeck
durchwachsen, gesalzen und geräuchert

Energiegehalt
der verdaulichen Bestandteile kJ: 2625
aus 100 g eßbarem Anteil kcal: 621

Hauptbestandteile in 100 g eßbarem Anteil
Wasser . . . . 20,0 g   Mineralstoffe . . . . . . 5,0 g
Eiweiß . . . . 9,1 g
Fett . . . . 65,0 g

Einzelne Inhaltsstoffe in 100 g eßbarem Anteil

Mineralstoffe
Natrium . . . . 1770 mg
Kalium . . . . 225 mg
Calcium . . . . 9 mg
Eisen . . . . 800 µg
Phosphor . . . . 110 mg

Vitamine
Vit. B_1 . . . . 430 µg
Vit. B_2 . . . . 140 µg
Nicotinamid . . . . 2300 µg
Vit. B_6 . . . . 350 µg
Vit. B_{12} . . . . 1 µg

Aminosäuren
Arginin . . . . 610 mg
Histidin . . . . 400 mg
Isoleucin . . . . 510 mg
Leucin . . . . 840 mg
Lysin . . . . 950 mg
Methionin . . . . 250 mg
Phenylalanin . . . . 400 mg
Threonin . . . . 460 mg
Tryptophan . . . . 120 mg
Tyrosin . . . . 390 mg
Valin . . . . 570 mg

Lipide
Linolsäure . . . . 6080 mg
Linolensäure . . . . 250 mg
Arachidonsäure . . . . . 250 mg

Fleisch und Fleischerzeugnisse

Dosenwürstchen
(Brühwürste)

Energiegehalt
der verdaulichen Bestandteile   kJ: 966
aus 100 g eßbarem Anteil   kcal: 228

Hauptbestandteile in 100 g eßbarem Anteil
Wasser	65,7 g	Mineralstoffe	2,1 g
Eiweiß	13,0 g		
Fett	19,6 g		

Einzelne Inhaltsstoffe in 100 g eßbarem Anteil

Mineralstoffe
Natrium	710 mg
Calcium	10 mg
Eisen	2700 µg
Phosphor	185 mg
Chlorid	1100 mg

Vitamine
Vit. B_1	30 µg
Vit. B_2	80 µg
Nicotinamid	3050 µg

Aminosäuren
Arginin	900 mg
Histidin	350 mg
Isoleucin	700 mg
Leucin	1000 mg
Lysin	1000 mg
Methionin	340 mg
Phenylalanin	530 mg
Threonin	450 mg
Tryptophan	130 mg
Tyrosin	430 mg
Valin	730 mg

Frankfurter Würstchen

Energiegehalt
der verdaulichen Bestandteile   kJ: 1138
aus 100 g eßbarem Anteil   kcal: 269

Hauptbestandteile in 100 g eßbarem Anteil
Wasser	58,4 g	Mineralstoffe	2,6 g
Eiweiß	12,4 g		
Fett	24,4 g		

Einzelne Inhaltsstoffe in 100 g eßbarem Anteil

Mineralstoffe
- Natrium .... 780 mg
- Kalium .... 180 mg
- Calcium .... 8 mg
- Eisen .... 1750 µg
- Phosphor .... 105 mg
- Chlorid .... 1200 mg

Vitamine
- Vit. A .... 0–6 µg
- Vit. B_1 .... 180 µg
- Vit. B_2 .... 190 µg
- Nicotinamid .... 2300 µg
- Pantothensäure .... 430 µg
- Vit. B_6 .... 140 µg

Aminosäuren
- Arginin .... 910 mg
- Histidin .... 350 mg
- Isoleucin .... 640 mg
- Leucin .... 940 mg
- Lysin .... 1050 mg
- Methionin .... 280 mg
- Phenylalanin .... 480 mg
- Threonin .... 540 mg
- Tryptophan .... 110 mg
- Tyrosin .... 430 mg
- Valin .... 660 mg

Lipide
- Cholesterin .... 65 mg

Sonstige Inhaltsstoffe
- Bindegewebseiweiß .... 2100 mg
- Purine .... 130 mg

Fleisch und Fleischerzeugnisse

Leberpastete
(Brühwurstart)

Energiegehalt
der verdaulichen Bestandteile   kJ: 1328
aus 100 g eßbarem Anteil   kcal: 314

Hauptbestandteile in 100 g eßbarem Anteil
Wasser	53,9 g	Mineralstoffe	2,7 g
Eiweiß	14,2 g		
Fett	28,6 g		

Einzelne Inhaltsstoffe in 100 g eßbarem Anteil

Mineralstoffe
Natrium	740 mg
Kalium	175 mg
Magnesium	15 mg
Calcium	10 mg
Mangan	120 µg
Eisen	6400 µg
Kupfer	400 µg
Phosphor	190 mg
Chlorid	720 mg

Vitamine
Vit. B_1	30 µg
Vit. B_2	600 µg
Nicotinamid	3300 µg
Pantothensäure	1200 µg
Folsäure	60 µg
Vit. B_{12}	3 µg
Vit. C	2 mg

Aminosäuren
Arginin	890 mg
Histidin	300 mg
Isoleucin	360 mg
Leucin	1050 mg
Lysin	840 mg
Methionin	280 mg
Phenylalanin	580 mg
Threonin	560 mg
Tryptophan	150 mg
Tyrosin	450 mg
Valin	770 mg

Sonstige Inhaltsstoffe
Purine	125 mg

Leberwurst

Energiegehalt
der verdaulichen Bestandteile   kJ: 1776
aus 100 g eßbarem Anteil   kcal: 420

Hauptbestandteile in 100 g eßbarem Anteil
Wasser	42,9 g	Mineralstoffe	2,3 g
Eiweiß	12,4 g		
Fett	41,2 g		

Einzelne Inhaltsstoffe in 100 g eßbarem Anteil

Mineralstoffe
Natrium . . . . 810 mg
Kalium . . . . 145 mg
Calcium . . . . 40 mg
Eisen . . . . 5300 µg
Phosphor . . . . 155 mg

Vitamine
Vit. A . . . . 8300 µg
Vit. B_1 . . . . 210 µg
Vit. B_2 . . . . 920 µg
Nicotinamid . . . . 3600 µg

Aminosäuren
Arginin . . . . 770 mg
Histidin . . . . 370 mg
Isoleucin . . . . 600 mg
Leucin . . . . 1040 mg
Lysin . . . . 970 mg
Methionin . . . . 260 mg
Phenylalanin . . . . 560 mg
Threonin . . . . 540 mg
Tryptophan . . . . 140 mg
Tyrosin . . . . 380 mg
Valin . . . . 770 mg

Lipide
Palmitinsäure . . . . 9400 mg
Stearinsäure . . . . 4900 mg
Ölsäure . . . . 20,5 g
Linolsäure . . . . 1500 mg
Arachidonsäure . . . . . 230 mg

Sonstige Inhaltsstoffe
Bindegewebseiweiß . . . 2900 mg
Purine . . . . 165 mg

Fleisch und Fleischerzeugnisse

Mettwurst
(Braunschweiger Mettwurst)

Energiegehalt
der verdaulichen Bestandteile kJ: 1924
aus 100 g eßbarem Anteil kcal: 456

Hauptbestandteile in 100 g eßbarem Anteil
Wasser	37,8 g	Mineralstoffe	3,3 g
Eiweiß	12,6 g		
Fett	45,0 g		

Einzelne Inhaltsstoffe in 100 g eßbarem Anteil
Mineralstoffe
Natrium . . . . 1090 mg
Kalium . . . . 215 mg
Calcium . . . . 13 mg
Eisen . . . . 1600 µg
Phosphor . . . . 160 mg
Vitamine
Vit. B_1 . . . . 200 µg
Vit. B_2 . . . . 150 µg
Nicotinamid . . . . 250 µg
Aminosäuren
Arginin . . . . 890 mg
Histidin . . . . 300 mg
Isoleucin . . . . 610 mg
Leucin . . . . 1000 mg
Lysin . . . . 710 mg
Methionin . . . . 250 mg
Phenylalanin . . . . 570 mg
Threonin . . . . 430 mg
Tryptophan . . . . 160 mg
Valin . . . . 740 mg
Sonstige Inhaltsstoffe
Bindegewebseiweiß . . . 2300 mg

Salami,
deutsche

Energiegehalt
der verdaulichen Bestandteile   kJ: 2191
aus 100 g eßbarem Anteil   kcal: 519

Hauptbestandteile in 100 g eßbarem Anteil

Wasser	27,7 g	Mineralstoffe	4,6 g
Eiweiß	17,8 g		
Fett	49,7 g		

Einzelne Inhaltsstoffe in 100 g eßbarem Anteil

Mineralstoffe
Natrium	1260 mg
Kalium	300 mg
Calcium	35 mg
Phosphor	165 mg
Chlorid	2390 mg

Vitamine
Vit. B_1	180 µg
Vit. B_2	200 µg
Nicotinamid	2600 µg
Vit. B_{12}	1 µg

Aminosäuren
Arginin	1240 mg
Histidin	480 mg
Isoleucin	860 mg
Leucin	1280 mg
Lysin	1430 mg
Methionin	380 mg
Phenylalanin	650 mg
Threonin	730 mg
Tryptophan	150 mg
Tyrosin	580 mg
Valin	890 mg

Fleisch und Fleischerzeugnisse

Wiener Würstchen

Energiegehalt
der verdaulichen Bestandteile   kJ: 1181
aus 100 g eßbarem Anteil   kcal: 279

Hauptbestandteile in 100 g eßbarem Anteil
Wasser	58,4 g	Mineralstoffe	2,7 g
Eiweiß	14,9 g		
Fett	24,4 g		

Einzelne Inhaltsstoffe in 100 g eßbarem Anteil

Mineralstoffe
- Natrium .... 940 mg
- Kalium .... 205 mg
- Calcium .... 13 mg
- Eisen .... 2400 µg
- Phosphor .... 170 mg

Vitamine
- Vit. B$_1$ .... 100 µg
- Vit. B$_2$ .... 120 µg
- Nicotinamid .... 3100 µg

Aminosäuren
- Arginin .... 1030 mg
- Histidin .... 400 mg
- Isoleucin .... 810 mg
- Leucin .... 1150 mg
- Lysin .... 1150 mg
- Methionin .... 390 mg
- Phenylalanin .... 610 mg
- Threonin .... 520 mg
- Tryptophan .... 150 mg
- Tyrosin .... 490 mg
- Valin .... 830 mg

Lipide
- Palmitinsäure .... 5520 mg
- Stearinsäure .... 2840 mg
- Ölsäure .... 10,5 g
- Linolsäure .... 1915 mg
- Linolensäure .... 165 mg

Sonstige Inhaltsstoffe
- Bindegewebseiweiß .... 2000 mg
- Purine .... 110 mg

Vergleichstabelle

Weitere Wurstsorten

Energiegehalte, Hauptbestandteile und wichtige Inhaltsstoffe in 100 g eßbarem Anteil

	kJ	kcal	Wasser (g)	Eiweiß (g)	Fett (g)	Mineralstoffe (g)	Natrium (mg)	Vitamin B$_1$ (µg)	Vitamin B$_2$ (µg)	Purine (mg)	I* (g)
Bierschinken	993	235	62,8	15,5	19,2	2,5	755				1,6
Blutwurst	1689	400	45,5	13,3	38,5	2,4	680	75	130	90	4,1
Bockwurst	1171	277	59,1	12,3	25,3	2,7	700				2,3
Cervelatwurst	1929	456	34,8	16,9	43,2		1260	100	200		
Fleischkäse (Stuttgarter)	1450	343	50,7	14,0	31,9	2,9	775				
Fleischwurst	1254	297	57,3	13,2	27,1	2,4	830				2,5
Gelbwurst	1443	342	53,1	11,8	32,7	2,2	640	50–300	120		2,1
Göttinger (Blasenwurst)	1577	373	47,5	14,5	35,0	3,0					
Jagdwurst	1457	345	52,3	12,4	32,8	2,7	820	110	120	130	2,2
Kalbsbratwurst	1142	270	62,0	11,3	25,0	1,6					
Kalbskäse	1345	318	55,4	12,7	29,7	2,3					2,0
Knackwurst	1483	351	50,1	11,9	33,7	4,0	1190				
Leberkäse	1351	320	54,4	11,5	30,4	2,6	600	50	150	140	1,9
Leberpreßsack	1494	353	49,7	16,1	32,1	1,9					
Lyoner	1309	310	55,9	12,6	28,8	2,7					2,0
Mortadella	1457	345	52,3	12,4	32,8	2,6	670	100	150	130	2,0
Plockwurst	2038	482	31,1	19,3	45,0	4,6					
Regensburger	1408	333	53,1	13,3	31,1	2,5					
Schweinsbratwurst	1447	342	52,7	12,7	32,4	2,2	520	280	220	130	2,1
Weißwurst (Münchner W.)	1215	287	59,9	11,1	27,0	2,0	620	43	130		1,8

* I = Bindegewebseiweiß

Fleisch und Fleischerzeugnisse

Wild und Geflügel

Wild .... 154—157
Geflügel .... 158—171

Hase,
Durchschnitt

Energiegehalt
der verdaulichen Bestandteile   kJ: 481
aus 100 g eßbarem Anteil   kcal: 113

Hauptbestandteile in 100 g eßbarem Anteil
Wasser	73,3 g	Mineralstoffe	1,2 g
Eiweiß	21,6 g		
Fett	3,0 g		

Einzelne Inhaltsstoffe in 100 g eßbarem Anteil

Mineralstoffe

Natrium	50 mg
Kalium	400 mg
Calcium	9 mg
Eisen	2400 µg
Phosphor	220 mg

Vitamine

Vit. B_1	90 µg
Vit. B_2	60 µg
Nicotinamid	8 mg
Pantothensäure	800 µg
Vit. B_6	300 µg
Biotin	Spuren
Folsäure	5 µg
Vit. B_{12}	1 µg

Aminosäuren

Tryptophan	240 mg

Lipide

Palmitinsäure	855 mg
Stearinsäure	260 mg
Ölsäure	535 mg
Linolsäure	590 mg
Linolensäure	280 mg
Cholesterin	65 mg

Sonstige Inhaltsstoffe

Purine	105 mg

Hirsch,
Durchschnitt

Energiegehalt
der verdaulichen Bestandteile   kJ: 476
aus 100 g eßbarem Anteil   kcal: 112

Hauptbestandteile in 100 g eßbarem Anteil
Wasser	74,7 g	Mineralstoffe	1,0 g
Eiweiß	20,6 g		
Fett	3,3 g		

Einzelne Inhaltsstoffe in 100 g eßbarem Anteil
Mineralstoffe

Natrium	60 mg
Kalium	330 mg
Magnesium	30 mg
Calcium	7 mg
Phosphor	250 mg
Chlorid	40 mg

Vitamine

Vit. B_2	250 µg

Lipide

Palmitinsäure	490 mg
Stearinsäure	605 mg
Ölsäure	640 mg
Linolsäure	490 mg
Linolensäure	150 mg

Sonstige Inhaltsstoffe

Purine	110 mg

Wild und Geflügel

Rehfleisch,
Rücken

Energiegehalt
der verdaulichen Bestandteile aus 100 g eßbarem Anteil

kJ: 518
kcal: 122

Hauptbestandteile in 100 g eßbarem Anteil
Wasser .... 72,2 g
Eiweiß .... 22,4 g
Fett .... 3,6 g
Mineralstoffe ...... 1,2 g

Einzelne Inhaltsstoffe in 100 g eßbarem Anteil
Mineralstoffe
Natrium .... 85 mg
Kalium .... 340 mg
Calcium .... 25 mg
Eisen .... 3 mg
Phosphor .... 220 mg
Chlorid .... 40 mg

Vitamine
Vit. B_2 .... 250 µg

Sonstige Inhaltsstoffe
Purine .... 105 mg

Wildschwein,
Durchschnitt

Energiegehalt
der verdaulichen Bestandteile aus 100 g eßbarem Anteil

kJ: 461
kcal: 109

Hauptbestandteile in 100 g eßbarem Anteil

Wasser . . . . 74,7 g   Mineralstoffe . . . . . . 2,4 g
Eiweiß . . . . 19,5 g
Fett . . . . 3,4 g

Einzelne Inhaltsstoffe in 100 g eßbarem Anteil

Lipide
Palmitinsäure . . . . 790 mg
Stearinsäure . . . . 340 mg
Ölsäure . . . . 1570 mg
Linolsäure . . . . 260 mg
Linolensäure . . . . Spuren

Wild und Geflügel

Ente,
Durchschnitt

Energiegehalt
der verdaulichen Bestandteile aus 100 g eßbarem Anteil

kJ: 961
kcal: 227

Hauptbestandteile in 100 g eßbarem Anteil
Wasser .... 63,7 g
Eiweiß .... 18,1 g
Fett .... 17,2 g
Mineralstoffe ...... 1,0 g

Einzelne Inhaltsstoffe in 100 g eßbarem Anteil

Mineralstoffe
Natrium .... 80—200 mg
Kalium .... 290 mg
Calcium .... 11 mg
Mangan .... 30 µg
Eisen .... 2 mg
Kupfer .... 450 µg
Phosphor .... 185 mg
Chlorid .... 85 mg

Vitamine
Vit. B_1 .... 300 µg
Vit. B_2 .... 200 µg
Nicotinamid ...... 3500 µg
Pantothensäure ... 950 µg
Vit. B_6 .... 190 µg
Biotin .... 6 µg
Folsäure .... 25 µg
Vit. B_{12} .... 250 ng

Aminosäuren
Arginin .... 1100 mg
Histidin .... 410 mg
Isoleucin .... 940 mg
Leucin .... 1400 mg
Lysin .... 1560 mg
Methionin .... 450 mg
Phenylalanin ..... 710 mg
Threonin .... 790 mg
Tryptophan .... 230 mg
Tyrosin .... 630 mg
Valin .... 870 mg

Lipide
Palmitinsäure .... 4210 mg
Stearinsäure ..... 1400 mg
Ölsäure .... 7350 mg
Linolsäure .... 2065 mg
Linolensäure ..... 165 mg

Cholesterin ...... 70 mg

Sonstige Inhaltsstoffe
Purine .... 130 mg

Fasan,
Durchschnitt

Energiegehalt
der verdaulichen Bestandteile kJ: 655
aus 100 g eßbarem Anteil kcal: 155

Hauptbestandteile in 100 g eßbarem Anteil

Wasser	68,9 g	Mineralstoffe	1,3 g
Eiweiß	23,8 g		
Fett	6,6 g		

Einzelne Inhaltsstoffe in 100 g eßbarem Anteil

Mineralstoffe

Natrium	40 mg
Kalium	245 mg
Magnesium	20 mg
Calcium	11 mg
Mangan	17 µg
Eisen	400 µg
Kupfer	65 µg
Zink	960 µg
Phosphor	250 mg

Vitamine

Vit. B_1	85 µg
Vit. B_2	130 µg
Nicotinamid	5 mg
Pantothensäure	930 µg
Vit. B_6	660 µg
Vit. B_{12}	800 ng

Lipide

Palmitinsäure	1570 mg
Stearinsäure	460 mg
Ölsäure	2185 mg
Linolsäure	575 mg
Linolensäure	70 mg

Sonstige Inhaltsstoffe

Purine	110 mg

Wild und Geflügel

Gans, Durchschnitt

Energiegehalt
der verdaulichen Bestandteile   kJ: 1445
aus 100 g eßbarem Anteil   kcal: 342

Hauptbestandteile in 100 g eßbarem Anteil
Wasser	52,4 g	Mineralstoffe	0,9 g
Eiweiß	15,7 g		
Fett	31,0 g		

Einzelne Inhaltsstoffe in 100 g eßbarem Anteil

Mineralstoffe
Natrium	85 mg
Kalium	420 mg
Mangesium	25 mg
Calcium	12 mg
Mangan	50 µg
Eisen	2 mg
Kupfer	330 µg
Zink	1300 µg
Phosphor	185 mg
Chlorid	120 mg
Jodid	4 µg
Selen	25 µg

Vitamine
Vit. A	65 µg
Vit. B_1	120 µg
Vit. B_2	260 µg
Nicotinamid	6400 µg
Vit. B_6	580 µg
Folsäure	4 µg

Aminosäuren
Arginin	980 mg
Histidin	440 mg
Isoleucin	740 mg
Leucin	1320 mg
Lysin	1240 mg
Methionin	380 mg
Phenylalanin	660 mg
Threonin	700 mg
Tryptophan	200 mg
Tyrosin	510 mg
Valin	970 mg

Lipide
Palmitinsäure	6385 mg
Stearinsäure	2125 mg
Ölsäure	15,4 g
Linolsäure	3075 mg
Linolensäure	200 mg
Cholesterin	85 mg

Sonstige Inhaltsstoffe
Purine	200 mg

Huhn, Brathuhn,
Durchschnitt

Energiegehalt
der verdaulichen Bestandteile   kJ: 563
aus 100 g eßbarem Anteil   kcal: 133

Hauptbestandteile in 100 g eßbarem Anteil

Wasser	72,7 g	Mineralstoffe	1,1 g
Eiweiß	20,6 g		
Fett	5,6 g		

Einzelne Inhaltsstoffe in 100 g eßbarem Anteil

Mineralstoffe

Natrium	85 mg
Kalium	360 mg
Magnesium	35 mg
Calcium	12 mg
Mangan	20 µg
Eisen	1800 µg
Kupfer	300 µg
Zink	850 µg
Phosphor	200 mg
Chlorid	85 mg
Fluorid	35 µg

Vitamine

Vit. A	40 µg
Vit. E	100 µg
Vit. B_1	85 µg
Vit. B_2	160 µg
Nicotinamid	6800 µg
Pantothensäure	960 µg
Vit. B_6	500 µg
Biotin	2 µg
Folsäure	9 µg
Vit. B_{12}	500 ng

Aminosäuren

Arginin	1440 mg
Histidin	630 mg
Isoleucin	1330 mg
Leucin	1840 mg
Lysin	2110 mg
Methionin	660 mg
Phenylalanin	940 mg
Threonin	1040 mg
Tryptophan	290 mg
Tyrosin	790 mg
Valin	1220 mg

Lipide

Palmitinsäure	950 mg
Stearinsäure	230 mg
Ölsäure	1610 mg
Linolsäure	1160 mg
Linolensäure	85 mg
Cholesterin	80 mg

Sonstige Inhaltsstoffe

Purine	115 mg

Wild und Geflügel

Huhn, Suppenhuhn,
Durchschnitt

Energiegehalt
der verdaulichen Bestandteile   kJ: 1086
aus 100 g eßbarem Anteil   kcal: 257

Hauptbestandteile in 100 g eßbarem Anteil
Wasser	60,0 g	Mineralstoffe	0,9 g
Eiweiß	18,5 g		
Fett	20,3 g		

Einzelne Inhaltsstoffe in 100 g eßbarem Anteil

Mineralstoffe
Calcium	11 mg	Linolsäure	3110 mg
Eisen	1400 µg	Linolensäure	165 mg
Phosphor	180 mg		

Vitamine
Vit. A	30 µg
Vit. B$_1$	60 µg
Vit. B$_2$	170 µg
Nicotinamid	8800 µg

Aminosäuren
Arginin	1170 mg
Histidin	530 mg
Isoleucin	980 mg
Leucin	1340 mg
Lysin	1630 mg
Methionin	480 mg
Phenylalanin	730 mg
Threonin	790 mg
Tryptophan	230 mg
Tyrosin	650 mg
Valin	910 mg

Lipide
Palmitinsäure	3965 mg
Stearinsäure	970 mg
Ölsäure	8460 mg

Huhn,
Brust

Energiegehalt
der verdaulichen Bestandteile   kJ: 426
aus 100 g eßbarem Anteil   kcal: 100

Hauptbestandteile in 100 g eßbarem Anteil
Wasser	75,0 g	Mineralstoffe	1,2 g
Eiweiß	22,8 g		
Fett	1,0 g		

Einzelne Inhaltsstoffe in 100 g eßbarem Anteil

Mineralstoffe
Natrium .... 65 mg
Kalium .... 265 mg
Calcium .... 14 mg
Eisen .... 1100 µg
Phosphor .... 210 mg
Selen .... 12 µg

Vitamine
Vit. B_1 .... 70 µg
Vit. B_2 .... 90 µg
Nicotinamid .... 11 mg
Pantothensäure .... 840 µg
Folsäure .... 9 µg
Vit. B_{12} .... 400 ng

Aminosäuren
Arginin .... 1350 mg
Histidin .... 840 mg
Isoleucin .... 1210 mg
Leucin .... 1570 mg
Lysin .... 1710 mg
Methionin .... 620 mg
Phenylalanin .... 870 mg
Threonin .... 890 mg
Tryptophan .... 270 mg
Valin .... 1070 mg

Lipide
Palmitinsäure .... 160 mg
Stearinsäure .... 80 mg
Ölsäure .... 165 mg
Linolsäure .... 100 mg
Linolensäure .... 3 mg

Cholesterin .... 60 mg

Sonstige Inhaltsstoffe
Purine .... 175 mg

Wild und Geflügel

Huhn,
Schlegel

Energiegehalt
der verdaulichen Bestandteile   kJ: 441
aus 100 g eßbarem Anteil   kcal: 104

Hauptbestandteile in 100 g eßbarem Anteil
Wasser	74,7 g	Mineralstoffe	1,1 g
Eiweiß	20,6 g		
Fett	2,4 g		

Einzelne Inhaltsstoffe in 100 g eßbarem Anteil

Mineralstoffe
Natrium	95 mg
Kalium	250 mg
Calcium	15 mg
Eisen	1800 µg
Phosphor	190 mg
Selen	14 µg

Vitamine
Vit. B_1	100 µg
Vit. B_2	240 µg
Nicotinamid	5600 µg
Pantothensäure	840 µg
Folsäure	30 µg

Aminosäuren
Arginin	1260 mg
Histidin	600 mg
Isoleucin	1170 mg
Leucin	1480 mg
Lysin	1790 mg
Methionin	580 mg
Phenylalanin	820 mg
Threonin	780 mg
Tryptophan	190 mg
Valin	950 mg

Lipide
Palmitinsäure	430 mg
Stearinsäure	240 mg
Ölsäure	520 mg
Linolsäure	370 mg
Linolensäure	10 mg

Cholesterin . . . . 75 mg

Sonstige Inhaltsstoffe
Purine . . . . 110 mg

Huhn,
Herz

Energiegehalt
der verdaulichen Bestandteile   kJ: 515
aus 100 g eßbarem Anteil   kcal: 121

Hauptbestandteile in 100 g eßbarem Anteil
Wasser	74,3 g	Mineralstoffe	1,0 g
Eiweiß	17,3 g		
Fett	5,8 g		

Einzelne Inhaltsstoffe in 100 g eßbarem Anteil

Mineralstoffe
- Natrium .... 110 mg
- Kalium .... 260 mg
- Calcium .... 22 mg
- Eisen .... 1700 µg
- Zink .... 3 mg
- Phosphor .... 165 mg

Vitamine
- Vit. A .... 9 µg
- Vit. E .... 1200 µg
- Vit. K .... 720 µg
- Vit. B_1 .... 430 µg
- Vit. B_2 .... 1240 µg
- Nicotinamid .... 6 mg
- Pantothensäure ...... 2560 µg
- Vit. B_{12} .... 4 µg
- Vit. C .... 6 mg

Aminosäuren
- Arginin .... 1090 mg
- Histidin .... 440 mg
- Isoleucin .... 880 mg
- Leucin .... 1550 mg
- Lysin .... 1420 mg
- Methionin .... 410 mg
- Phenylalanin .... 780 mg
- Threonin .... 790 mg
- Tryptophan .... 220 mg
- Tyrosin .... 640 mg
- Valin .... 1070 mg

Lipide
- Cholesterin .... 170 mg

Wild und Geflügel

Huhn,
Leber

Energiegehalt
der verdaulichen Bestandteile aus 100 g eßbarem Anteil

kJ: 554
kcal: 131

Hauptbestandteile in 100 g eßbarem Anteil

Wasser	70,3 g	Mineralstoffe	1,7 g
Eiweiß	22,1 g		
Fett	4,7 g		

Einzelne Inhaltsstoffe in 100 g eßbarem Anteil

Mineralstoffe
- Natrium . . . . 70 mg
- Kalium . . . . 220 mg
- Magnesium . . . . 13 mg
- Calcium . . . . 18 mg
- Mangan . . . . 75 µg
- Eisen . . . . 7400 µg
- Kupfer . . . . 300 µg
- Zink . . . . 3200 µg
- Phosphor . . . . 240 mg
- Selen . . . . 65 µg

Vitamine
- Vit. A . . . . 13 mg
- Vit. D . . . . 1 µg
- Vit. E . . . . 400 µg
- Vit. K . . . . 80 µg
- Vit. B_1 . . . . 320 µg
- Vit. B_2 . . . . 2490 µg
- Nicotinamid . . . . 12 mg
- Pantothensäure . . . . . 7 mg
- Vit. B_6 . . . . 800 µg
- Folsäure . . . . 380 µg
- Vit. B_{12} . . . . 25 µg
- Vit. C . . . . 30 mg

Aminosäuren
- Arginin . . . . 1420 mg
- Histidin . . . . 700 mg
- Isoleucin . . . . 1510 mg
- Leucin . . . . 2340 mg
- Lysin . . . . 1960 mg
- Methionin . . . . 640 mg
- Phenylalanin . . . . 1230 mg
- Threonin . . . . 1170 mg
- Tryptophan . . . . 320 mg
- Tyrosin . . . . 830 mg
- Valin . . . . 1550 mg

Lipide
- Cholesterin . . . . 555 mg

Sonstige Inhaltsstoffe
- Purine . . . . 245 mg

Truthahn,
ausgewachsenes Tier, Durchschnitt

Energiegehalt
der verdaulichen Bestandteile aus 100 g eßbarem Anteil

	kJ:	913
	kcal:	216

Hauptbestandteile in 100 g eßbarem Anteil

Wasser	63,5 g	Mineralstoffe	1,0 g
Eiweiß	20,2 g		
Fett	15,0 g		

Einzelne Inhaltsstoffe in 100 g eßbarem Anteil

Mineralstoffe
Natrium	65 mg
Kalium	300 mg
Magnesium	25 mg
Calcium	25 mg
Mangan	35 µg
Eisen	1400 µg
Kupfer	100 µg
Zink	2 mg
Phosphor	225 mg
Chlorid	105 mg

Vitamine
Vit. A	13 µg
Vit. B_1	100 µg
Vit. B_2	180 µg
Nicotinamid	11 mg
Pantothensäure	1100 µg
Folsäure	16 µg

Aminosäuren
Arginin	1210 mg
Histidin	520 mg
Isoleucin	1010 mg
Leucin	1470 mg
Lysin	1740 mg
Methionin	530 mg
Phenylalanin	770 mg
Threonin	810 mg
Tryptophan	160 mg
Tyrosin	280 mg
Valin	950 mg

Lipide
Linolsäure	4190 mg
Linolensäure	230 mg
Cholesterin	75 mg

Sonstige Inhaltsstoffe
Purine	170 mg

Wild und Geflügel

Truthahn,
Jungtier, Durchschnitt

Energiegehalt
der verdaulichen Bestandteile kJ: 639
aus 100 g eßbarem Anteil kcal: 151

Hauptbestandteile in 100 g eßbarem Anteil
Wasser	69,7 g	Mineralstoffe	1,0 g
Eiweiß	22,4 g		
Fett	6,8 g		

Einzelne Inhaltsstoffe in 100 g eßbarem Anteil

Mineralstoffe
Natrium . . . . 65 mg
Kalium . . . . 315 mg
Magnesium . . . . 30 mg
Calcium . . . . 25 mg
Mangan . . . . 35 µg
Eisen . . . . 1500 µg
Kupfer . . . . 110 µg
Zink . . . . 2100 µg
Phosphor . . . . 240 mg
Chlorid . . . . 110 mg

Vitamine
Vit. B_1 . . . . 80 µg
Vit. B_2 . . . . 140 µg
Nicotinamid . . . . 8 mg
Pantothensäure . . . . 840 µg
Folsäure . . . . 12 µg

Aminosäuren
Arginin . . . . 1410 mg
Histidin . . . . 610 mg
Isoleucin . . . . 1180 mg
Leucin . . . . 1710 mg
Lysin . . . . 2030 mg
Methionin . . . . 620 mg
Phenylalanin . . . . 900 mg
Threonin . . . . 950 mg
Tryptophan . . . . 190 mg
Tyrosin . . . . 330 mg
Valin . . . . 1110 mg

Lipide
Palmitinsäure . . . . 1540 mg
Stearinsäure . . . . 610 mg
Ölsäure . . . . 1330 mg
Linolsäure . . . . 1490 mg
Linolensäure . . . . 80 mg

Sonstige Inhaltsstoffe
Purine . . . . 150 mg

Truthahn,
Brust

Energiegehalt
der verdaulichen Bestandteile   kJ: 448
aus 100 g eßbarem Anteil   kcal: 105

Hauptbestandteile in 100 g eßbarem Anteil

Wasser	73,7 g	Mineralstoffe	1,2 g
Eiweiß	24,1 g		
Fett	1,0 g		

Einzelne Inhaltsstoffe in 100 g eßbarem Anteil

Mineralstoffe
Natrium .... 45 mg
Kalium .... 335 mg
Magnesium .... 20 mg
Mangan .... 30 µg
Eisen .... 1 mg
Kupfer .... 130 µg
Zink .... 1800 µg

Vitamine
Vit. B_1 .... 45 µg
Vit. B_2 .... 80 µg
Nicotinamid .... 11 mg
Pantothensäure ...... 590 µg
Vit. B_6 .... 460 µg
Folsäure .... 7 µg
Vit. B_{12} .... 520 ng

Aminosäuren
Arginin .... 1570 mg
Histidin .... 840 mg
Isoleucin .... 1220 mg
Leucin .... 1850 mg
Lysin .... 2110 mg
Methionin .... 630 mg
Phenylalanin .... 880 mg
Threonin .... 970 mg
Tryptophan .... 220 mg
Tyrosin .... 360 mg
Valin .... 1240 mg

Lipide
Palmitinsäure .... 220 mg
Stearinsäure .... 120 mg
Ölsäure .... 210 mg
Linolsäure .... 180 mg
Linolensäure .... 50 mg

Cholesterin .... 60 mg

Wild und Geflügel

Truthahn,
Keule

Energiegehalt
der verdaulichen Bestandteile aus 100 g eßbarem Anteil

kJ: 485
kcal: 114

Hauptbestandteile in 100 g eßbarem Anteil

Wasser	74,7 g	Mineralstoffe	1,1 g
Eiweiß	20,5 g		
Fett	3,6 g		

Einzelne Inhaltsstoffe in 100 g eßbarem Anteil

Mineralstoffe
Natrium	85 mg
Kalium	290 mg
Magnesium	17 mg
Mangan	50 µg
Eisen	2 mg
Kupfer	160 µg
Zink	2400 µg

Vitamine
Vit. B_1	90 µg
Vit. B_2	180 µg
Nicotinamid	4700 µg
Pantothensäure	1130 µg

Aminosäuren
Arginin	1330 mg
Histidin	520 mg
Isoleucin	990 mg
Leucin	1560 mg
Lysin	1850 mg
Methionin	530 mg
Phenylalanin	770 mg
Threonin	820 mg
Tryptophan	160 mg
Tyrosin	290 mg
Valin	1020 mg

Lipide
Palmitinsäure	840 mg
Stearinsäure	470 mg
Ölsäure	720 mg
Linolsäure	750 mg
Linolensäure	25 mg
Cholesterin	75 mg

Vergleichstabelle

Geflügel: Ente, Fasan, Gans, Huhn, Taube, Truthahn, Wachtel, Durchschnitt

Energiegehalte, Hauptbestandteile und wichtige Inhaltsstoffe in 100 g eßbarem Anteil

	kJ	kcal	Wasser (g)	Eiweiß (g)	Fett (g)	Mineralstoffe (g)	Vitamin B_1 (μg)	Vitamin B_2 (μg)	Cholesterin (mg)	Purine (mg)
Ente	961	227	63,7	18,1	17,2	1,0	300	200	70	130
Fasan	655	155	68,9	23,8	6,6	1,3	85	130		110
Gans	1445	342	52,4	15,7	31,0	0,9	120	260	85	200
Huhn, Brathuhn	563	133	72,7	20,6	5,6	1,1	85	160	80	115
Huhn, Suppenhuhn	1086	257	60,0	18,5	20,3	0,9	60	170		
Taube	716	169	68,4	20,9	9,5	1,2	100	280		
Truthahn, Jungtier	639	151	69,7	22,4	6,8	1,0	80	140		150
Truthahn, ausgewachsen	913	216	63,5	20,5	15,0	1,0	100	180	75	170
Wachtel	468	110	75,9	22,4	2,3	1,1	130	170	45	

Wild und Geflügel

Fisch und Fischerzeugnisse

Seefische .... 174—197
Süßwasserfische .... 198—209

Bismarckhering,
Hering mariniert

Energiegehalt
der verdaulichen Bestandteile aus 100 g eßbarem Anteil

kJ: 889
kcal: 210

Hauptbestandteile in 100 g eßbarem Anteil
Wasser	62,2 g	Mineralstoffe	2,8 g
Eiweiß	16,5 g		
Fett	16,0 g		

Einzelne Inhaltsstoffe in 100 g eßbarem Anteil

Mineralstoffe

Natrium	1030 mg
Kalium	100 mg
Magnesium	12 mg
Calcium	40 mg
Phosphor	150 mg
Chlorid	1520 mg
Jodid	5—75 µg

Vitamine

Vit. A	35 µg
Vit. D	13 µg
Vit. B_1	50 µg
Vit. B_2	210 µg
Vit. B_6	150 µg

Aminosäuren

Arginin	1020 mg
Histidin	440 mg
Isoleucin	830 mg
Leucin	1310 mg
Lysin	1510 mg
Methionin	490 mg
Phenylalanin	660 mg
Threonin	790 mg
Tryptophan	170 mg
Tyrosin	510 mg
Valin	920 mg

Brathering

Energiegehalt
der verdaulichen Bestandteile   kJ: 863
aus 100 g eßbarem Anteil   kcal: 204

Hauptbestandteile in 100 g eßbarem Anteil
Wasser	62,0 g	Mineralstoffe	2,2 g
Eiweiß	16,8 g		
Fett	15,2 g		

Einzelne Inhaltsstoffe in 100 g eßbarem Anteil

Mineralstoffe
Natrium	570 mg
Kalium	180 mg
Calcium	35 mg
Eisen	1 mg
Phosphor	240 mg
Jodid	130 µg

Vitamine
Vit. A	20 µg
Vit. B_1	10 µg
Vit. B_2	130 µg
Nicotinamid	3900 µg

Aminosäuren
Arginin	940 mg
Histidin	410 mg
Isoleucin	850 mg
Leucin	1270 mg
Lysin	1470 mg
Methionin	490 mg
Phenylalanin	620 mg
Threonin	730 mg
Tryptophan	170 mg
Tyrosin	460 mg
Valin	890 mg

Lipide
Cholesterin	85 mg

Fisch und Fischerzeugnisse

Bückling

Energiegehalt
der verdaulichen Bestandteile   kJ: 949
aus 100 g eßbarem Anteil   kcal: 224

Hauptbestandteile in 100 g eßbarem Anteil
Wasser	62,0 g	Mineralstoffe	1,3 g
Eiweiß	21,2 g		
Fett	15,5 g		

Einzelne Inhaltsstoffe in 100 g eßbarem Anteil

Mineralstoffe
Natrium .... 155 mg
Kalium .... 320 mg
Magnesium .... 30 mg
Calcium .... 35 mg
Eisen .... 1100 µg
Kupfer .... 330 µg
Phosphor .... 255 mg
Chlorid .... 175 mg
Fluorid .... 360 µg
Jodid .... 55 µg
Selen .... 140 µg

Vitamine
Vit. A .... 30 µg
Vit. D .... 30 µg
Vit. E .... 1600 µg
Vit. B_1 .... 40 µg
Vit. B_2 .... 250 µg
Nicotinamid .... 4300 µg
Pantothensäure ... 1 mg
Vit. B_6 .... 500 µg
Biotin .... 5 µg
Vit. B_{12} .... 10 µg

Aminosäuren
Arginin .... 1320 mg
Histidin .... 570 mg
Isoleucin .... 1060 mg
Leucin .... 1690 mg
Lysin .... 1940 mg
Methionin .... 630 mg
Phenylalanin .... 850 mg
Threonin .... 1010 mg
Tryptophan .... 220 mg
Tyrosin .... 650 mg
Valin .... 1180 mg

Lipide
Palmitinsäure ...... 1720 mg
Stearinsäure .... 170 mg
Ölsäure .... 1480 mg
Linolsäure .... 1480 mg
Linolensäure ...... 240 mg
Arachidonsäure .. 70 mg
Eicosapentaensäure .. 1120 mg
Docosahexaensäure .. 490 mg

Cholesterin .... 90 mg

Flunder

Energiegehalt
der verdaulichen Bestandteile   kJ: 307
aus 100 g eßbarem Anteil   kcal: 72

Hauptbestandteile in 100 g eßbarem Anteil

Wasser	81,4 g	Mineralstoffe	1,3 g
Eiweiß	16,5 g		
Fett	0,7 g		

Einzelne Inhaltsstoffe in 100 g eßbarem Anteil

Mineralstoffe
Natrium	90 mg
Kalium	330 mg
Magnesium	25 mg
Calcium	25 mg
Mangan	40 µg
Eisen	540 µg
Kupfer	45 µg
Zink	500 µg
Phosphor	200 mg
Chlorid	125 mg
Fluorid	30 µg
Jodid	30 µg
Selen	30 µg

Vitamine
Vit. A	10 µg
Vit. E	360 µg
Vit. B_1	220 µg
Vit. B_2	210 µg
Nicotinamid	3400 µg
Vit. B_6	250 µg
Folsäure	11 µg
Vit. B_{12}	1 µg

Aminosäuren
Arginin	1160 mg
Histidin	450 mg
Isoleucin	920 mg
Leucin	1600 mg
Lysin	1820 mg
Methionin	580 mg
Phenylalanin	700 mg
Threonin	920 mg
Tryptophan	210 mg
Tyrosin	640 mg
Valin	1060 mg

Lipide
Palmitinsäure	85 mg
Stearinsäure	19 mg
Ölsäure	40 mg
Linolsäure	13 mg
Arachidonsäure	13 mg
Eicosapentaensäure	80 mg
Docosahexaensäure	60 mg
Cholesterin	50 mg

Fisch und Fischerzeugnisse

Heilbutt

Energiegehalt
der verdaulichen Bestandteile kJ: 429
aus 100 g eßbarem Anteil kcal: 101

Hauptbestandteile in 100 g eßbarem Anteil

Wasser	76,1 g	Mineralstoffe	1,3 g
Eiweiß	20,1 g		
Fett	2,3 g		

Einzelne Inhaltsstoffe in 100 g eßbarem Anteil

Mineralstoffe		Isoleucin	1270 mg
Natrium	65 mg	Leucin	1940 mg
Kalium	445 mg	Lysin	1560 mg
Magnesium	30 mg	Methionin	800 mg
Calcium	14 mg	Phenylalanin	680 mg
Mangan	12 µg	Threonin	990 mg
Eisen	550 µg	Tryptophan	260 mg
Kupfer	200 µg	Tyrosin	680 mg
Phosphor	200 mg	Valin	1300 mg
Jodid	50 µg	**Lipide**	
Vitamine		Palmitinsäure	260 mg
Vit. A	30 µg	Stearinsäure	100 mg
Vit. D	5 µg	Ölsäure	270 mg
Vit. E	850 µg	Linolsäure	24 mg
Vit. B_1	80 µg	Linolensäure	35 mg
Vit. B_2	70 µg	Arachidonsäure	55 mg
Nicotinamid	5900 µg	Eicosapentaensäure	190 mg
Pantothensäure	300 µg	Docosahexaensäure	500 mg
Vit. B_6	420 µg		
Biotin	2 µg	Cholesterin	40 mg
Folsäure	12 µg	**Sonstige Inhaltsstoffe**	
Vit. B_{12}	1 µg	Purine	180 mg
Aminosäuren			
Arginin	1370 mg		
Histidin	480 mg		

Hering

Energiegehalt
der verdaulichen Bestandteile   kJ: 986
aus 100 g eßbarem Anteil   kcal: 233

Hauptbestandteile in 100 g eßbarem Anteil
Wasser	65,3 g	Mineralstoffe	1,3 g
Eiweiß	18,2 g		
Fett	17,8 g		

Einzelne Inhaltsstoffe in 100 g eßbarem Anteil

Mineralstoffe

Natrium	115 mg
Kalium	360 mg
Magnesium	30 mg
Calcium	35 mg
Mangan	20—120 µg
Eisen	1100 µg
Kupfer	320 µg
Phosphor	250 mg
Chlorid	170 mg
Jodid	50 µg
Selen	140 µg

Vitamine

Vit. A	40 µg
Vit. D	30 µg
Vit. E	1500 µg
Vit. B_1	40 µg
Vit. B_2	220 µg
Nicotinamid	3800 µg
Pantothensäure	940 µg
Vit. B_6	450 µg
Biotin	5 µg
Folsäure	5 µg
Vit. B_{12}	9 µg

Aminosäuren

Arginin	1180 mg
Histidin	520 mg
Isoleucin	1040 mg
Leucin	1750 mg
Lysin	1750 mg
Methionin	660 mg
Phenylalanin	750 mg
Threonin	1040 mg
Tryptophan	210 mg
Tyrosin	670 mg
Valin	1210 mg

Lipide

Palmitinsäure	1560 mg
Stearinsäure	150 mg
Ölsäure	1700 mg
Linolsäure	150 mg
Linolensäure	60 mg
Arachidonsäure	55 mg
Eicosapentaensäure	2700 mg
Docosahexaensäure	450 mg
Cholesterin	90 mg

Sonstige Inhaltsstoffe

Purine	210 mg

Fisch und Fischerzeugnisse

Hering
(Ostseehering)

Energiegehalt
der verdaulichen Bestandteile   kJ: 657
aus 100 g eßbarem Anteil   kcal: 155

Hauptbestandteile in 100 g eßbarem Anteil

Wasser	71,2 g	Mineralstoffe	1,3 g
Eiweiß	18,1 g		
Fett	9,2 g		

Einzelne Inhaltsstoffe in 100 g eßbarem Anteil

Mineralstoffe
Natrium . . . . 75 mg
Kalium . . . . 370 mg
Calcium . . . . 60 mg
Mangan . . . . 20 µg
Eisen . . . . 1200 µg
Kupfer . . . . 300 µg
Phosphor . . . . 240 mg
Jodid . . . . 50 µg

Vitamine
Vit. A . . . . 20 µg
Vit. D . . . . 8 µg
Vit. B_1 . . . . 55 µg
Vit. B_2 . . . . 240 µg
Nicotinamid . . . . 4300 µg
Pantothensäure . . . . 9300 µg
Vit. B_{12} . . . . 11 µg

Aminosäuren
Arginin . . . . 1070 mg
Histidin . . . . 360 mg
Isoleucin . . . . 1150 mg
Leucin . . . . 1450 mg
Lysin . . . . 1480 mg
Methionin . . . . 400 mg
Phenylalanin . . . . 810 mg
Threonin . . . . 810 mg
Tryptophan . . . . 130 mg
Tyrosin . . . . 400 mg
Valin . . . . 920 mg

Lipide
Cholesterin . . . . 45 mg

Kabeljau,
Dorsch

Energiegehalt
der verdaulichen Bestandteile kJ: 316
aus 100 g eßbarem Anteil kcal: 74

Hauptbestandteile in 100 g eßbarem Anteil
Wasser	80,8 g	Mineralstoffe	1,1 g
Eiweiß	17,7 g		
Fett	0,4 g		

Einzelne Inhaltsstoffe in 100 g eßbarem Anteil

Mineralstoffe
Natrium .... 70 mg
Kalium .... 355 mg
Magnesium .... 25 mg
Calcium .... 25 mg
Mangan .... 17 µg
Eisen .... 440 µg
Kupfer .... 230 µg
Zink .... 500 µg
Phosphor .... 185 mg
Chlorid .... 230 mg
Fluorid .... 30 µg
Jodid .... 120 µg
Selen .... 30 µg

Vitamine
Vit. A .... 10 µg
Vit. D .... 1 µg
Vit. E .... 260 µg
Vit. B_1 .... 55 µg
Vit. B_2 .... 50 µg
Nicotinamid .... 2300 µg
Pantothensäure .... 120 µg
Vit. B_6 .... 200 µg
Biotin .... 1—3 µg
Folsäure .... 12 µg
Vit. B_{12} .... 1 µg

Aminosäuren
Arginin .... 1210 mg
Histidin .... 520 mg
Isoleucin .... 990 mg
Leucin .... 1690 mg
Lysin .... 2050 mg
Methionin .... 600 mg
Phenylalanin ...... 840 mg
Threonin .... 970 mg
Tryptophan .... 240 mg
Tyrosin .... 710 mg
Valin .... 1090 mg

Lipide
Palmitinsäure ..... 55 mg
Stearinsäure ...... 13 mg
Ölsäure .... 50 mg
Linolsäure .... 4 mg
Linolensäure ...... 2 mg
Arachidonsäure .... 3 mg
Eicosapentaensäure .. 35 mg
Docosahexaensäure .. 55 mg

Cholesterin .... 45 mg

Sonstige Inhaltsstoffe
Purine .... 110 mg

Fisch und Fischerzeugnisse

Katfisch,
Steinbeißer

Energiegehalt
der verdaulichen Bestandteile   kJ: 375
aus 100 g eßbarem Anteil   kcal: 88

Hauptbestandteile in 100 g eßbarem Anteil

Wasser	80,3 g	Mineralstoffe	1,1 g
Eiweiß	15,8 g		
Fett	2,8 g		

Einzelne Inhaltsstoffe in 100 g eßbarem Anteil

Mineralstoffe
Natrium	105 mg
Kalium	280 mg
Magnesium	25 mg
Calcium	20 mg
Eisen	1 mg
Phosphor	180 mg
Chlorid	110 mg
Fluorid	6 µg

Vitamine
Vit. A	18 µg
Vit. D	1 µg
Vit. B_1	200 µg
Vit. B_2	60 µg
Nicotinamid	2400 µg

Aminosäuren
Arginin	1010 mg
Histidin	360 mg
Isoleucin	1110 mg
Leucin	1430 mg
Lysin	1560 mg
Methionin	520 mg
Phenylalanin	710 mg
Threonin	930 mg
Tryptophan	150 mg
Tyrosin	540 mg
Valin	1090 mg

Kaviar,
russischer

Energiegehalt
der verdaulichen Bestandteile   kJ: 1033
aus 100 g eßbarem Anteil   kcal: 244

Hauptbestandteile in 100 g eßbarem Anteil
Wasser	47,1 g	Mineralstoffe	6,7 g
Eiweiß	26,1 g		
Fett	15,5 g		

Einzelne Inhaltsstoffe in 100 g eßbarem Anteil

Mineralstoffe
Natrium	1940 mg
Kalium	165 mg
Magnesium	3 mg
Calcium	50 mg
Mangan	50 µg
Eisen	1400 µg
Kupfer	110 µg
Zink	950 µg
Phosphor	300 mg
Jodid	25 µg

Vitamine
Vit. A	560 µg
Vit. D	6 µg

Aminosäuren
Arginin	1770 mg
Histidin	820 mg
Isoleucin	1470 mg
Leucin	2300 mg
Lysin	2070 mg
Methionin	800 mg
Phenylalanin	1060 mg
Threonin	1350 mg
Tyrosin	1130 mg
Valin	1600 mg

Lipide
Cholesterin	300 mg

Sonstige Inhaltsstoffe
Purine	145 mg

Fisch und Fischerzeugnisse

Köhler,
Seelachs

Energiegehalt
der verdaulichen Bestandteile kJ: 342
aus 100 g eßbarem Anteil kcal: 80

Hauptbestandteile in 100 g eßbarem Anteil
Wasser	80,2 g	Mineralstoffe	1,2 g
Eiweiß	18,3 g		
Fett	0,8 g		

Einzelne Inhaltsstoffe in 100 g eßbarem Anteil

Mineralstoffe
Natrium	80 mg
Kalium	375 mg
Calcium	14 mg
Eisen	1 mg
Phosphor	300 mg
Jodid	200 µg

Vitamine
Vit. A	11 µg
Vit. B_1	90 µg
Vit. B_2	350 µg
Nicotinamid	4 mg
Vit. B_{12}	4 µg

Aminosäuren
Arginin	1180 mg
Histidin	460 mg
Isoleucin	1140 mg
Leucin	1750 mg
Lysin	2050 mg
Methionin	660 mg
Phenylalanin	780 mg
Threonin	1020 mg
Tryptophan	190 mg
Tyrosin	680 mg
Valin	1240 mg

Lipide
Palmitinsäure	90 mg
Stearinsäure	25 mg
Ölsäure	70 mg
Linolsäure	9 mg
Linolensäure	Spuren
Arachidonsäure	9 mg
Eicosapentaensäure	60 mg
Docosahexaensäure	215 mg
Cholesterin	70 mg

Sonstige Inhaltsstoffe
Purine	165 mg

Makrele

Energiegehalt
der verdaulichen Bestandteile   kJ: 770
aus 100 g eßbarem Anteil   kcal: 182

Hauptbestandteile in 100 g eßbarem Anteil

Wasser	68,0 g	Mineralstoffe	1,4 g
Eiweiß	18,7 g		
Fett	11,9 g		

Einzelne Inhaltsstoffe in 100 g eßbarem Anteil

Mineralstoffe
Natrium	95 mg
Kalium	395 mg
Magnesium	30 mg
Calcium	12 mg
Mangan	35 µg
Eisen	1 mg
Kupfer	160 µg
Phosphor	245 mg
Chlorid	130 mg
Fluorid	30 mg
Jodid	75 µg
Selen	35 µg

Vitamine
Vit. A	100 µg
Vit. D	1 µg
Vit. E	1250 µg
Vit. B_1	130 µg
Vit. B_2	360 µg
Nicotinamid	7500 µg
Pantothensäure	460 µg
Vit. B_6	630 µg
Biotin	5 µg
Folsäure	1 µg
Vit. B_{12}	9 µg

Aminosäuren
Arginin	1160 mg
Histidin	840 mg
Isoleucin	1090 mg
Leucin	1800 mg
Lysin	1730 mg
Methionin	640 mg
Phenylalanin	840 mg
Threonin	970 mg
Tryptophan	270 mg
Tyrosin	640 mg
Valin	1210 mg

Lipide
Palmitinsäure	1880 mg
Stearinsäure	460 mg
Ölsäure	1500 mg
Linolsäure	200 mg
Linolensäure	215 mg
Arachidonsäure	50 mg
Eicosapentaensäure	690 mg
Docosahexaensäure	1300 mg
Cholesterin	70 mg

Sonstige Inhaltsstoffe
Purine	145 mg

Fisch und Fischerzeugnisse

Meeräsche

Energiegehalt
der verdaulichen Bestandteile
aus 100 g eßbarem Anteil

kJ: 510
kcal: 120

Hauptbestandteile in 100 g eßbarem Anteil
Wasser	74,6 g	Mineralstoffe	1,2 g
Eiweiß	20,4 g		
Fett	4,3 g		

Einzelne Inhaltsstoffe in 100 g eßbarem Anteil

Mineralstoffe
Natrium	70 mg
Kalium	405 mg
Magnesium	30 mg
Calcium	55 mg
Mangan	50 µg
Eisen	1500 µg
Kupfer	8 µg
Zink	600 µg
Phosphor	215 mg
Jodid	330 µg

Vitamine
Vit. A	45 µg
Vit. B_1	60 µg
Vit. B_2	150 µg
Nicotinamid	3800 µg

Aminosäuren
Arginin	1360 mg
Histidin	610 mg
Isoleucin	1090 mg
Leucin	1950 mg
Lysin	2040 mg
Methionin	660 mg
Phenylalanin	860 mg
Threonin	1020 mg
Tryptophan	320 mg
Tyrosin	740 mg
Valin	1240 mg

Lipide
Palmitinsäure	860 mg
Stearinsäure	200 mg
Ölsäure	330 mg
Linolsäure	60 mg
Linolensäure	25 mg
Arachidonsäure	210 mg
Eicosapentaensäure	40 mg
Docosahexaensäure	350 mg
Cholesterin	35 mg

Ölsardine, abgetropft

Energiegehalt
der verdaulichen Bestandteile   kJ: 938
aus 100 g eßbarem Anteil   kcal: 222

Hauptbestandteile in 100 g eßbarem Anteil

Wasser	55,6 g	Mineralstoffe	3,6 g
Eiweiß	24,1 g		
Fett	13,9 g		

Einzelne Inhaltsstoffe in 100 g eßbarem Anteil

Mineralstoffe
Natrium .... 505 mg
Kalium .... 395 mg
Calcium .... 330 mg
Eisen .... 2700 µg
Kupfer .... 40 µg
Phosphor .... 430 mg
Chlorid .... 1070 mg
Fluorid .... 2 mg
Jodid .... 25 µg

Vitamine
Vit. A .... 60 µg
Vit. B_1 .... 40 µg
Vit. B_2 .... 300 µg
Nicotinamid .... 6500 µg
Vit. B_6 .... 220 µg
Folsäure .... 16 µg
Vit. B_{12} .... 160 ng

Aminosäuren
Arginin .... 1330 mg
Histidin .... 530 mg
Isoleucin .... 1120 mg
Leucin .... 1910 mg
Lysin .... 2240 mg
Methionin .... 740 mg
Phenylalanin .... 890 mg
Threonin .... 1130 mg
Tryptophan .... 210 mg
Tyrosin .... 730 mg
Valin .... 1300 mg

Lipide
Palmitinsäure .... 1950 mg
Stearinsäure .... 270 mg
Ölsäure .... 2710 mg
Linolsäure .... 300 mg
Linolensäure .... 150 mg
Arachidonsäure .... 90 mg
Eicosapentaensäure ... 1200 mg
Docosahexaensäure .... 1240 mg

Cholesterin .... 140 mg

Sonstige Inhaltsstoffe
Purine .... 480 mg

Fisch und Fischerzeugnisse

Rotbarsch,
Goldbarsch

Energiegehalt
der verdaulichen Bestandteile	kJ:	446
aus 100 g eßbarem Anteil	kcal:	105

Hauptbestandteile in 100 g eßbarem Anteil
Wasser	76,9 g	Mineralstoffe	1,1 g
Eiweiß	18,2 g		
Fett	3,6 g		

Einzelne Inhaltsstoffe in 100 g eßbarem Anteil

Mineralstoffe
Natrium	80 mg
Kalium	310 mg
Magnesium	30 mg
Calcium	20 mg
Eisen	690 µg
Phosphor	200 mg
Jodid	100 µg
Selen	45 µg

Vitamine
Vit. A	12 µg
Vit. D	2 µg
Vit. E	1250 µg
Vit. B_1	110 µg
Vit. B_2	80 µg
Nicotinamid	2500 µg
Vit. B_{12}	4 µg

Aminosäuren
Arginin	1190 mg
Histidin	420 mg
Isoleucin	1140 mg
Leucin	1780 mg
Lysin	1900 mg
Methionin	640 mg
Phenylalanin	840 mg
Threonin	1010 mg
Tryptophan	200 mg
Tyrosin	560 mg
Valin	1040 mg

Lipide
Palmitinsäure	380 mg
Stearinsäure	130 mg
Ölsäure	600 mg
Linolsäure	100 mg
Linolensäure	45 mg
Arachidonsäure	240 mg
Eicosapentaensäure	270 mg
Docosahexaensäure	130 mg

Sonstige Inhaltsstoffe
Purine	240 mg

Salzhering,
Pökelhering

Energiegehalt
der verdaulichen Bestandteile
aus 100 g eßbarem Anteil

kJ: 922
kcal: 218

Hauptbestandteile in 100 g eßbarem Anteil

Wasser	48,8 g	Mineralstoffe	16,0 g
Eiweiß	19,8 g		
Fett	15,4 g		

Einzelne Inhaltsstoffe in 100 g eßbarem Anteil

Mineralstoffe
Natrium	5930 mg
Kalium	240 mg
Magnesium	40 mg
Calcium	110 mg
Eisen	20 mg
Phosphor	340 mg
Chlorid	9170 mg

Vitamine
Vit. A	50 µg
Vit. B_1	35 µg
Vit. B_2	290 µg
Nicotinamid	3 mg
Vit. B_6	220 µg
Vit. B_{12}	6 µg

Aminosäuren
Arginin	1120 mg
Isoleucin	1000 mg
Leucin	1500 mg
Lysin	1740 mg
Methionin	580 mg
Phenylalanin	740 mg
Threonin	860 mg
Tryptophan	200 mg
Tyrosin	540 mg
Valin	1060 mg

Lipide
Palmitinsäure	2135 mg
Stearinsäure	135 mg
Ölsäure	1965 mg
Linolsäure	355 mg
Linolensäure	270 mg
Arachidonsäure	60 mg
Eicosapentaensäure	855 mg
Docosahexaensäure	1355 mg

Fisch und Fischerzeugnisse

Sardelle

Energiegehalt
der verdaulichen Bestandteile kJ: 429
aus 100 g eßbarem Anteil kcal: 101

Hauptbestandteile in 100 g eßbarem Anteil
Wasser............ 75,3 g Mineralstoffe ...... 1,9 g
Eiweiß .... 20,1 g
Fett .... 2,3 g

Einzelne Inhaltsstoffe in 100 g eßbarem Anteil
Mineralstoffe
Kalium .... 280 mg
Calcium .... 80 mg
Eisen .... 4900 µg
Zink .... 1400 µg
Phosphor........... 235 mg
Chlorid............ 30 mg
Vitamine
Vit. B_1 .... 70 µg
Vit. B_2 .... 270 µg
Nicotinamid .... 20 mg
Lipide
Palmitinsäure .... 360 mg
Stearinsäure......... 120 mg
Ölsäure .... 250 mg
Linolsäure .... 50 mg
Linolensäure .... 30 mg
Arachidonsäure ...... 10 mg
Eicosapentaensäure .. 210 mg
Docosahexaensäure .. 290 mg
Sonstige Inhaltsstoffe
Purine .... 240 mg

Sardine

Energiegehalt
der verdaulichen Bestandteile kJ: 527
aus 100 g eßbarem Anteil kcal: 124

Hauptbestandteile in 100 g eßbarem Anteil
Wasser	73,8 g	Mineralstoffe	1,6 g
Eiweiß	19,4 g		
Fett	5,2 g		

Einzelne Inhaltsstoffe in 100 g eßbarem Anteil

Mineralstoffe
Natrium . . . . 100 mg
Magnesium . . . . 25 mg
Calcium . . . . 85 mg
Eisen . . . . 2400 µg
Kupfer . . . . 170 µg
Phosphor . . . . 260 mg
Jodid . . . . 30 µg
Selen . . . . 85 µg

Vitamine
Vit. A . . . . 20 µg
Vit. D . . . . 8 µg
Vit. B_1 . . . . 20 µg
Vit. B_2 . . . . 250 µg
Nicotinamid . . . . 9700 µg
Vit. B_6 . . . . 960 µg
Vit. B_{12} . . . . 140 ng

Aminosäuren
Arginin . . . . 1310 mg
Histidin . . . . 460 mg
Isoleucin . . . . 1190 mg
Leucin . . . . 1870 mg
Lysin . . . . 2280 mg
Methionin . . . . 640 mg
Phenylalanin . . . . 910 mg
Threonin . . . . 1120 mg
Tryptophan . . . . 240 mg
Tyrosin . . . . 810 mg
Valin . . . . 1450 mg

Lipide
Palmitinsäure . . . . 730 mg
Stearinsäure . . . . 280 mg
Ölsäure . . . . 640 mg
Linolsäure . . . . 100 mg
Linolensäure . . . . 50 mg
Arachidonsäure . . . . . . 10 mg
Eicosapentaensäure . . 660 mg
Docosahexaensäure . . 930 mg

Sonstige Inhaltsstoffe
Purine . . . . 345 mg

Fisch und Fischerzeugnisse

Schellfisch

Energiegehalt
der verdaulichen Bestandteile   kJ: 308
aus 100 g eßbarem Anteil   kcal: 73

Hauptbestandteile in 100 g eßbarem Anteil
Wasser	80,8 g	Mineralstoffe	1,2 g
Eiweiß	17,9 g		
Fett	0,1 g		

Einzelne Inhaltsstoffe in 100 g eßbarem Anteil

Mineralstoffe
Natrium	115 mg
Kalium	300 mg
Magnesium	25 mg
Calcium	18 mg
Mangan	20 µg
Eisen	610 µg
Kupfer	230 µg
Zink	300 µg
Phosphor	175 mg
Fluorid	35 µg
Jodid	245 µg
Selen	20 µg

Vitamine
Vit. A	17 µg
Vit. E	390 µg
Vit. B_1	50 µg
Vit. B_2	170 µg
Nicotinamid	3100 µg
Pantothensäure	140 µg
Biotin	1 µg
Folsäure	10 µg
Vit. B_{12}	1 µg

Aminosäuren
Arginin	1300 mg
Histidin	420 mg
Isoleucin	1090 mg
Leucin	1660 mg
Lysin	1930 mg
Methionin	650 mg
Phenylalanin	790 mg
Threonin	920 mg
Tryptophan	240 mg
Tyrosin	620 mg
Valin	1160 mg

Lipide
Palmitinsäure	15 mg
Stearinsäure	5 mg
Ölsäure	11 mg
Linolsäure	2 mg
Linolensäure	1 mg
Arachidonsäure	2 mg
Eicosapentaensäure	9 mg
Docosahexaensäure	20 mg
Cholesterin	60 mg

Sonstige Inhaltsstoffe
Purine	140 mg

Scholle

Energiegehalt
der verdaulichen Bestandteile   kJ: 321
aus 100 g eßbarem Anteil   kcal: 76

Hauptbestandteile in 100 g eßbarem Anteil

Wasser	80,7 g	Mineralstoffe	1,4 g
Eiweiß	17,1 g		
Fett	0,8 g		

Einzelne Inhaltsstoffe in 100 g eßbarem Anteil

Mineralstoffe
Natrium .... 105 mg
Kalium .... 310 mg
Magnesium .... 20 mg
Calcium .... 60 mg
Mangan .... 30 mg
Eisen .... 900 µg
Kupfer .... 140—550 µg
Phosphor .... 200 mg
Chlorid .... 125 mg
Jodid .... 190 µg
Selen .... 65 µg

Vitamine
Vit. A .... 0—6 µg
Vit. B_1 .... 210 µg
Vit. D_2 .... 220 µg
Nicotinamid .... 4 mg
Pantothensäure ...... 800 µg
Vit. B_6 .... 220 µg
Folsäure .... 11 µg
Vit. B_{12} .... 1 µg

Aminosäuren
Arginin .... 1150 mg
Histidin .... 380 mg
Isoleucin .... 1140 mg
Leucin .... 1600 mg
Lysin .... 1770 mg
Methionin .... 530 mg
Phenylalanin .... 730 mg
Threonin .... 910 mg
Tryptophan .... 190 mg
Tyrosin .... 590 mg
Valin .... 1110 mg

Lipide
Palmitinsäure .... 85 mg
Stearinsäure .... 30 mg
Ölsäure .... 65 mg
Linolsäure .... 6 mg
Linolensäure .... Spuren
Arachidonsäure ...... 40 mg
Eicosapentaensäure .. 135 mg
Docosahexaensäure .. 70 mg

Cholesterin .... 65 mg

Sonstige Inhaltsstoffe
Purine .... 95 mg

Fisch und Fischerzeugnisse

Seehecht,
Hechtdorsch

Energiegehalt
der verdaulichen Bestandteile aus 100 g eßbarem Anteil

kJ: 327
kcal: 77

Hauptbestandteile in 100 g eßbarem Anteil
Wasser	80,8 g	Mineralstoffe	1,1 g
Eiweiß	17,2 g		
Fett	0,9 g		

Einzelne Inhaltsstoffe in 100 g eßbarem Anteil

Mineralstoffe
Natrium .... 100 mg
Kalium .... 295 mg
Calcium .... 40 mg
Phosphor .... 140 mg

Vitamine
Vit. B_1 .... 100 µg
Vit. B_2 .... 200 µg

Aminosäuren
Arginin .... 1070 mg
Histidin .... 520 mg
Isoleucin .... 1270 mg
Leucin .... 1440 mg
Lysin .... 1560 mg
Methionin .... 480 mg
Phenylalanin .... 650 mg
Threonin .... 980 mg
Tryptophan .... 230 mg
Tyrosin .... 800 mg
Valin .... 1100 mg

Lipide
Palmitinsäure .... 130 mg
Stearinsäure .... 25 mg
Ölsäure .... 120 mg
Linolsäure .... 14 mg
Linolensäure .... 18 mg
Arachidonsäure .... 30 mg
Eicosapentaensäure ... 60 mg
Docosahexaensäure .... 110 mg

Seezunge

Energiegehalt
der verdaulichen Bestandteile   kJ: 351
aus 100 g eßbarem Anteil   kcal: 83

Hauptbestandteile in 100 g eßbarem Anteil
Wasser	80,0 g	Mineralstoffe	1,1 g
Eiweiß	17,5 g		
Fett	1,4 g		

Einzelne Inhaltsstoffe in 100 g eßbarem Anteil

Mineralstoffe
Natrium	100 mg
Kalium	310 mg
Magnesium	50 mg
Calcium	30 mg
Eisen	800 µg
Phosphor	195 mg
Chlorid	140 mg
Jodid	17 µg
Selen	25 µg

Vitamine
Vit. A	Spuren
Vit. D	0
Vit. B_1	60 µg
Vit. B_2	100 µg
Nicotinamid	3 mg

Aminosäuren
Arginin	1140 mg
Histidin	470 mg
Isoleucin	920 mg
Leucin	1660 mg
Lysin	1860 mg
Methionin	590 mg
Phenylalanin	760 mg
Threonin	1100 mg
Tryptophan	130 mg
Tyrosin	620 mg
Valin	1030 mg

Lipide
Palmitinsäure	260 mg
Stearinsäure	75 mg
Ölsäure	210 mg
Linolsäure	50 mg
Linolensäure	10 mg
Arachidonsäure	25 mg
Eicosapentaensäure	35 mg
Docosahexaensäure	160 mg
Cholesterin	50 mg

Sonstige Inhaltsstoffe
Purine	130 mg

Fisch und Fischerzeugnisse

Thunfisch

Energiegehalt
der verdaulichen Bestandteile   kJ: 955
aus 100 g eßbarem Anteil   kcal: 226

Hauptbestandteile in 100 g eßbarem Anteil

Wasser	61,5 g	Mineralstoffe	1,1 g
Eiweiß	21,5 g		
Fett	15,5 g		

Einzelne Inhaltsstoffe in 100 g eßbarem Anteil

Mineralstoffe
Natrium . . . . 45 mg
Calcium . . . . 40 mg
Eisen . . . . 1 mg
Phosphor . . . . 200 mg
Fluorid . . . . 30 µg
Jodid . . . . 50 µg
Selen . . . . 130 µg

Vitamine
Vit. A . . . . 450 µg
Vit. D . . . . 5 µg
Vit. B_1 . . . . 160 µg
Vit. B_2 . . . . 160 µg
Nicotinamid . . . . 8500 µg
Pantothensäure . . . . . . 660 µg
Vit. B_6 . . . . 460 µg
Folsäure . . . . 15 µg
Vit. B_{12} . . . . 4 µg

Aminosäuren
Arginin . . . . 1250 mg
Histidin . . . . 1090 mg
Isoleucin . . . . 1210 mg
Leucin . . . . 2170 mg
Lysin . . . . 2210 mg
Methionin . . . . 610 mg
Phenylalanin . . . . 1050 mg
Threonin . . . . 1180 mg
Tryptophan . . . . 300 mg
Tyrosin . . . . 970 mg
Valin . . . . 1420 mg

Lipide
Palmitinsäure . . . . 2970 mg
Stearinsäure . . . . 750 mg
Ölsäure . . . . 2650 mg
Linolsäure . . . . 260 mg
Linolensäure . . . . 270 mg
Arachidonsäure . . . . . . 280 mg
Eicosapentaensäure . . 1070 mg
Docosahexaensäure . . 2280 mg

Sonstige Inhaltsstoffe
Purine . . . . 250 mg

Vergleichstabelle

Weitere Seefische und Seefisch-Erzeugnisse

Energiegehalte, Hauptbestandteile und wichtige Inhaltsstoffe in 100 g eßbarem Anteil

	kJ	kcal	Wasser (g)	Eiweiß (g)	Fett (g)	Mineralstoffe (g)	Natrium (mg)	Cholesterin (mg)	Purine (mg)
Anglerfisch	280	66	83,5	14,9	0,7	0,7	110		
Blauleng	322	76	81,6	17,4	0,7	1,0			
Brosme	306	72	81,3	17,3	0,3	1,0	115		
Dornhai	765	181	71,5	12,6	14,5	0,9	14	75	
Grenadier	324	76	81,4	17,5	0,7	1,2			
Kliesche, Scharbe	355	84	81,3	17,3	1,6	1,1	75		
Lengfisch	346	81	79,4	19,0	0,6	1,0	105		
Limande	330	78	81,0	17,4	0,9	0,8	80		
Meerbarbe	418	98	76,3	20,1	2,0	1,7			
Rochen	398	94	79,3	20,5	1,3	1,3	90		
Rotzunge	305	72	82,1	15,5	1,1	1,0	120		
Schwertfisch	497	117	74,5	19,4	4,4	1,4	100	40	
Alaska Seelachs	314	74	81,2	16,7	0,8	1,1			
Sprotte	915	216	65,9	16,7	16,6	1,8		110	
St. Petersfisch	363	85	78,1	18,2	1,4	1,4			
Steinbutt	349	82	80,4	16,7	1,7	0,7	115		
Stint	360	85	80,2	17,4	1,7	0,9	155	70	
Stöcker	485	114	75,3	19,8	3,9	1,4	65		
Stör	380	90	78,7	18,1	1,9	1,4			
Heringsmilch	462	109	75,4	20,9	2,8	2,2	120		
Heringsrogen	560	132	68,0	26,0	3,1	1,4	90		190
Kaviarersatz, Deutscher K.	485	115	71,2	14,0	6,5	5,5	2120		
Matjeshering	1131	267	54,4	16,0	22,6	6,8	2500		
Makrele, geräuchert	941	222	62,3	20,7	15,5	1,3	260		140
Schillerlocken	1278	302	52,5	21,3	24,1	2,1	705		
Stockfisch	1441	339	15,2	79,2	2,5	3,1	500		
Thunfisch in Öl	1199	283	52,5	23,8	20,9	2,3	360	30	

Fisch und Fischerzeugnisse

Aal

Energiegehalt
der verdaulichen Bestandteile   kJ: 1186
aus 100 g eßbarem Anteil   kcal: 281

Hauptbestandteile in 100 g eßbarem Anteil

Wasser	59,3 g	Mineralstoffe	0,9 g
Eiweiß	15,0 g		
Fett	24,5 g		

Einzelne Inhaltsstoffe in 100 g eßbarem Anteil

Mineralstoffe
Natrium	65 mg
Kalium	215 mg
Magnesium	20 mg
Calcium	17 mg
Mangan	25 µg
Eisen	600 µg
Kupfer	80 µg
Zink	1200 µg
Phosphor	225 mg
Chlorid	50 mg
Fluorid	30 µg
Jodid	4 µg
Selen	45 µg

Vitamine
Vit. A	980 µg
Vit. D	13 µg
Vit. B_1	180 µg
Vit. B_2	320 µg
Nicotinamid	2600 µg
Vit. B_6	280 µg
Folsäure	13 µg
Vit. B_{12}	1 µg

Aminosäuren
Arginin	1100 mg
Histidin	460 mg
Isoleucin	920 mg
Leucin	1670 mg
Lysin	1360 mg
Methionin	530 mg
Phenylalanin	730 mg
Threonin	870 mg
Tryptophan	180 mg
Tyrosin	820 mg
Valin	1190 mg

Lipide
Palmitinsäure	4085 mg
Stearinsäure	1320 mg
Ölsäure	8140 mg
Linolsäure	480 mg
Linolensäure	200 mg
Arachidonsäure	550 mg
Eicosapentaensäure	1015 mg
Docosahexaensäure	1450 mg

Cholesterin	140 mg

Aal, geräuchert

Energiegehalt
der verdaulichen Bestandteile kJ: 1391
aus 100 g eßbarem Anteil kcal: 329

Hauptbestandteile in 100 g eßbarem Anteil

Wasser	51,1 g	Mineralstoffe	2,2 g
Eiweiß	17,9 g		
Fett	28,6 g		

Einzelne Inhaltsstoffe in 100 g eßbarem Anteil

Mineralstoffe
Natrium . . . . 500 mg
Kalium . . . . 245 mg
Magnesium . . . . 18 mg
Calcium . . . . 19 mg
Mangan . . . . 30 µg
Eisen . . . . 670 µg
Kupfer . . . . 90 µg
Phosphor . . . . 250 mg
Chlorid . . . . 720 mg
Fluorid . . . . 180 µg
Jodid . . . . 5 µg

Vitamine
Vit. A . . . . 940 µg
Vit. D . . . . 90 µg
Vit. B_1 . . . . 190 µg
Vit. B_2 . . . . 370 µg
Nicotinamid . . . . 3500 µg
Vit. B_6 . . . . 160 µg
Vit. B_{12} . . . . 1 µg

Aminosäuren
Arginin . . . . 970 mg
Histidin . . . . 380 mg
Isoleucin . . . . 860 mg
Leucin . . . . 1410 mg
Lysin . . . . 1340 mg
Methionin . . . . 510 mg
Phenylalanin . . . . 670 mg
Threonin . . . . 820 mg
Tryptophan . . . . 180 mg
Tyrosin . . . . 620 mg
Valin . . . . 990 mg

Lipide
Palmitinsäure . . . . 4790 mg
Stearinsäure . . . . 1110 mg
Ölsäure . . . . 9500 mg
Linolsäure . . . . 565 mg
Linolensäure . . . . 235 mg
Arachidonsäure . . . . . . 650 mg
Eicosapentaensäure . . 1185 mg
Docosahexaensäure . . 1700 mg

Cholesterin . . . . 165 mg

Sonstige Inhaltsstoffe
Purine . . . . 80 mg

Barsch,
Flußbarsch

Energiegehalt
der verdaulichen Bestandteile aus 100 g eßbarem Anteil

kJ: 343
kcal: 81

Hauptbestandteile in 100 g eßbarem Anteil

Wasser	79,5 g	Mineralstoffe	1,2 g
Eiweiß	18,4 g		
Fett	0,8 g		

Einzelne Inhaltsstoffe in 100 g eßbarem Anteil

Mineralstoffe
Natrium .... 45 mg
Kalium .... 330 mg
Magnesium .... 20 mg
Calcium .... 20 mg
Eisen .... 1 mg
Phosphor .... 200 mg
Jodid .... 4 µg
Selen .... 25 µg

Vitamine
Vit. A .... 7 µg
Vit. B$_1$ .... 75 µg
Vit. B$_2$ .... 120 µg
Nicotinamid .... 1740 µg

Aminosäuren
Arginin .... 1240 mg
Histidin .... 710 mg
Isoleucin .... 1180 mg
Leucin .... 1800 mg
Lysin .... 2190 mg
Methionin .... 630 mg
Phenylalanin .... 860 mg
Threonin .... 1060 mg
Tryptophan .... 220 mg
Tyrosin .... 740 mg
Valin .... 1220 mg

Lipide
Palmitinsäure .... 105 mg
Stearinsäure .... 20 mg
Ölsäure .... 70 mg
Linolsäure .... 11 mg
Eicosapentaensäure .. 55 mg

Cholesterin .... 70 mg

Brasse,
Brachsen, Blei

Energiegehalt
der verdaulichen Bestandteile	kJ:	491
aus 100 g eßbarem Anteil	kcal:	116

Hauptbestandteile in 100 g eßbarem Anteil
Wasser............	76,7 g	Mineralstoffe	1,2 g
Eiweiß	16,6 g		
Fett	5,5 g		

Einzelne Inhaltsstoffe in 100 g eßbarem Anteil
Mineralstoffe
Natrium	25 mg
Kalium	310 mg
Calcium	90 mg
Selen	160 µg

Aminosäuren
Histidin	330 mg
Methionin...........	400 mg
Tryptophan..........	130 mg
Tyrosin	510 mg

Lipide
Palmitinsäure	820 mg
Stearinsäure.........	230 mg
Ölsäure	910 mg
Linolsäure	75 mg
Linolensäure	90 mg
Eicosapentaensäure ..	450 mg
Docosahexaensäure ..	860 mg

Fisch und Fischerzeugnisse

Forelle,
Bachforelle, Regenbogenforelle

Energiegehalt
der verdaulichen Bestandteile aus 100 g eßbarem Anteil

kJ: 434
kcal: 102

Hauptbestandteile in 100 g eßbarem Anteil
Wasser	76,3 g	Mineralstoffe	1,3 g
Eiweiß	19,5 g		
Fett	2,7 g		

Einzelne Inhaltsstoffe in 100 g eßbarem Anteil

Mineralstoffe
Natrium	40 mg
Kalium	465 mg
Magnesium	25 mg
Calcium	18 mg
Mangan	30 µg
Eisen	690 µg
Kupfer	150 µg
Zink	480 µg
Phosphor	240 mg
Fluorid	30 µg
Jodid	3 µg
Selen	80 µg

Vitamine
Vit. A	45 µg
Vit. B_1	85 µg
Vit. B_2	75 µg
Nicotinamid	3410 µg

Aminosäuren
Arginin	1400 mg
Histidin	570 mg
Isoleucin	1270 mg
Leucin	1780 mg
Lysin	2020 mg
Methionin	660 mg
Phenylalanin	920 mg
Threonin	1080 mg
Tryptophan	240 mg
Tyrosin	680 mg
Valin	1250 mg

Lipide
Palmitinsäure	260 mg
Stearinsäure	90 mg
Ölsäure	470 mg
Linolsäure	75 mg
Linolensäure	100 mg
Arachidonsäure	30 mg
Eicosapentaensäure	150 mg
Docosahexaensäure	335 mg
Cholesterin	55 mg

Sonstige Inhaltsstoffe
Purine	230 mg

Hecht

Energiegehalt
der verdaulichen Bestandteile   kJ: 347
aus 100 g eßbarem Anteil   kcal: 82

Hauptbestandteile in 100 g eßbarem Anteil
Wasser	79,6 g	Mineralstoffe	1,1 g
Eiweiß	18,4 g		
Fett	0,9 g		

Einzelne Inhaltsstoffe in 100 g eßbarem Anteil

Mineralstoffe
Natrium . . . . 65 mg
Kalium . . . . 250 mg
Magnesium . . . . 25 mg
Calcium . . . . 20 mg
Mangan . . . . 35 µg
Eisen . . . . 1050 µg
Kupfer . . . . 45 µg
Zink . . . . 1100 µg
Phosphor . . . . 190 mg
Fluorid . . . . 80 µg
Selen . . . . 13 µg

Vitamine
Vit. A . . . . 15 µg
Vit. E . . . . 200 µg
Vit. B_1 . . . . 85 µg
Vit. B_2 . . . . 55 µg
Nicotinamid . . . . 1600 µg
Vit. B_6 . . . . 150 µg

Aminosäuren
Arginin . . . . 1480 mg
Histidin . . . . 350 mg
Isoleucin . . . . 950 mg
Leucin . . . . 2390 mg
Lysin . . . . 2150 mg
Methionin . . . . 660 mg
Phenylalanin . . . . 820 mg
Threonin . . . . 950 mg
Tryptophan . . . . 160 mg
Tyrosin . . . . 690 mg
Valin . . . . 930 mg

Lipide
Palmitinsäure . . . . 40 mg
Stearinsäure . . . . 16 mg
Ölsäure . . . . 60 mg
Linolsäure . . . . 30 mg
Linolensäure . . . . 45 mg
Arachidonsäure . . . . . . 50 mg
Eicosapentaensäure . . 65 mg
Docosahexaensäure . . 175 mg

Cholesterin . . . . 65 mg
Sonstige Inhaltsstoffe
Purine . . . . 140 mg

Fisch und Fischerzeugnisse

Karpfen

Energiegehalt
der verdaulichen Bestandteile kJ: 488
aus 100 g eßbarem Anteil kcal: 115

Hauptbestandteile in 100 g eßbarem Anteil
Wasser	75,8 g	Mineralstoffe	1,2 g
Eiweiß	18,0 g		
Fett	4,8 g		

Einzelne Inhaltsstoffe in 100 g eßbarem Anteil

Mineralstoffe
Natrium . . . . 45 mg
Kalium . . . . 305 mg
Magnesium . . . . 30 mg
Calcium . . . . 50 mg
Eisen . . . . 1100 µg
Phosphor . . . . 215 mg
Chlorid . . . . 50 mg
Fluorid . . . . 30 µg
Jodid . . . . 2 µg
Selen . . . . 7—130 µg

Vitamine
Vit. A . . . . 45 µg
Vit. E . . . . 500 µg
Vit. B_1 . . . . 70 µg
Vit. B_2 . . . . 55 µg
Nicotinamid . . . . 1900 µg
Vit. B_6 . . . . 150 µg

Aminosäuren
Arginin . . . . 1270 mg
Histidin . . . . 420 mg
Isoleucin . . . . 1000 mg
Leucin . . . . 1680 mg
Lysin . . . . 2110 mg
Methionin . . . . 590 mg
Phenylalanin . . . . 890 mg
Threonin . . . . 1040 mg
Tryptophan . . . . 210 mg
Tyrosin . . . . 740 mg
Valin . . . . 1050 mg

Lipide
Palmitinsäure . . . . 680 mg
Stearinsäure . . . . 150 mg
Ölsäure . . . . 1470 mg
Linolsäure . . . . 410 mg
Linolensäure . . . . 140 mg
Arachidonsäure . . . . . . 190 mg
Eicosapentaensäure . . 210 mg
Docosahexaensäure . . 85 mg

Cholesterin . . . . 65 mg

Sonstige Inhaltsstoffe
Purine . . . . 160 mg

Lachs,
Salm

Energiegehalt

der verdaulichen Bestandteile	kJ:	855
aus 100 g eßbarem Anteil	kcal:	202

Hauptbestandteile in 100 g eßbarem Anteil

Wasser	65,5 g	Mineralstoffe	1,0 g
Eiweiß	19,9 g		
Fett	13,6 g		

Einzelne Inhaltsstoffe in 100 g eßbarem Anteil

Mineralstoffe

Natrium	50 mg
Kalium	370 mg
Magnesium	30 mg
Calcium	13 mg
Mangan	14 µg
Eisen	1 mg
Kupfer	200 µg
Zink	800 µg
Phosphor	265 mg
Fluorid	30 µg
Jodid	35 µg
Selen	25 µg

Vitamine

Vit. A	65 µg
Vit. D	16 µg
Vit. B_1	170 µg
Vit. B_2	170 µg
Nicotinamid	7500 µg
Pantothensäure	750 µg
Vit. B_6	980 µg
Biotin	1 µg
Folsäure	20 µg
Vit. B_{12}	3 µg

Aminosäuren

Arginin	1330 mg
Histidin	660 mg
Isoleucin	1160 mg
Leucin	1770 mg
Lysin	2020 mg
Methionin	700 mg
Phenylalanin	910 mg
Threonin	1110 mg
Tryptophan	260 mg
Tyrosin	720 mg
Valin	1390 mg

Lipide

Palmitinsäure	1740 mg
Stearinsäure	350 mg
Ölsäure	2960 mg
Linolsäure	440 mg
Linolensäure	550 mg
Arachidonsäure	300 mg
Eicosapentaensäure	700 mg
Docosahexaensäure	2140 mg
Cholesterin	35 mg

Sonstige Inhaltsstoffe

Purine	170 mg

Fisch und Fischerzeugnisse

Renke,
Maräne, Felchen

Energiegehalt
der verdaulichen Bestandteile aus 100 g eßbarem Anteil

kJ: 424
kcal: 100

Hauptbestandteile in 100 g eßbarem Anteil
Wasser	77,7 g	Mineralstoffe	1,1 g
Eiweiß	17,8 g		
Fett	3,2 g		

Einzelne Inhaltsstoffe in 100 g eßbarem Anteil
Mineralstoffe
Natrium	35 mg
Kalium	320 mg
Magnesium	30 mg
Calcium	60 mg
Mangan	50 µg
Eisen	480 µg
Kupfer	50 µg
Zink	1200 µg
Phosphor	290 mg
Fluorid	100 µg
Selen	35 µg

Lipide
Palmitinsäure	470 mg
Stearinsäure	10 mg
Ölsäure	560 mg
Linolsäure	120 mg
Linolensäure	140 mg
Arachidonsäure	130 mg
Eicosapentaensäure	200 mg
Docosahexaensäure	230 mg

Schleie

Energiegehalt
der verdaulichen Bestandteile   kJ: 328
aus 100 g eßbarem Anteil   kcal: 77

Hauptbestandteile in 100 g eßbarem Anteil

Wasser	76,5 g	Mineralstoffe	1,8 g
Eiweiß	17,7 g		
Fett	0,7 g		

Einzelne Inhaltsstoffe in 100 g eßbarem Anteil

Mineralstoffe

Natrium	80 mg
Kalium	245 mg
Magnesium	18 mg
Calcium	30 mg
Eisen	800 µg
Phosphor	155 mg
Chlorid	50 mg

Vitamine

Vit. A	1 µg
Vit. B_1	75 µg
Vit. B_2	180 µg
Nicotinamid	4000 µg

Sonstige Inhaltsstoffe

Purine	80 mg

Fisch und Fischerzeugnisse

Waller,
Wels

Energiegehalt
der verdaulichen Bestandteile kJ: 690
aus 100 g eßbarem Anteil kcal: 163

Hauptbestandteile in 100 g eßbarem Anteil

Wasser	72,1 g	Mineralstoffe	1,0 g
Eiweiß	15,3 g		
Fett	11,3 g		

Einzelne Inhaltsstoffe in 100 g eßbarem Anteil
Mineralstoffe
Natrium . . . . 35 mg
Kalium . . . . 305 mg
Calcium . . . . 40 mg
Phosphor . . . . 100 mg
Lipide
Palmitinsäure . . . . 1070 mg
Stearinsäure . . . . 260 mg
Ölsäure . . . . 2490 mg
Linolsäure . . . . 1190 mg
Linolensäure . . . . 170 mg
Arachidonsäure . . . . . . 120 mg
Eicosapentaensäure . . 150 mg
Docosahexaensäure . . 390 mg

Cholesterin . . . . 150 mg

Zander

Energiegehalt
der verdaulichen Bestandteile   kJ: 353
aus 100 g eßbarem Anteil   kcal: 83

Hauptbestandteile in 100 g eßbarem Anteil
Wasser	78,4 g	Mineralstoffe	1,2 g
Eiweiß	19,2 g		
Fett	0,7 g		

Einzelne Inhaltsstoffe in 100 g eßbarem Anteil

Mineralstoffe
Natrium	80 mg
Kalium	235 mg
Magnesium	18 mg
Calcium	25 mg
Eisen	1400 µg
Phosphor	195 mg
Chlorid	40 mg
Selen	25 µg

Vitamine
Vit. B_1	160 µg
Vit. B_2	250 µg
Nicotinamid	2310 µg

Aminosäuren
Isoleucin	860 mg
Leucin	1410 mg
Lysin	2080 mg
Methionin	540 mg
Phenylalanin	720 mg
Threonin	830 mg
Valin	960 mg

Lipide
Palmitinsäure	85 mg
Stearinsäure	13 mg
Ölsäure	85 mg
Linolsäure	15 mg
Linolensäure	12 mg
Arachidonsäure	15 mg
Eicosapentaensäure	105 mg
Docosahexaensäure	55 mg

Sonstige Inhaltsstoffe
Purine	110 mg

Fisch und Fischerzeugnisse

Krustentiere und Weichtiere

Auster

Energiegehalt
der verdaulichen Bestandteile   kJ: 217
aus 100 g eßbarem Anteil   kcal: 51

Hauptbestandteile in 100 g eßbarem Anteil

Wasser	83,0 g	Kohlenhydrate	1,1 g
Eiweiß	9,0 g	Mineralstoffe	2,0 g
Fett	1,2 g		

Einzelne Inhaltsstoffe in 100 g eßbarem Anteil

Mineralstoffe
Natrium . . . . 70—500 mg
Kalium . . . . 185 mg
Magnesium . . . . 30 mg
Calcium . . . . 80 mg
Mangan . . . . 600 µg
Eisen . . . . 5800 µg
Kupfer . . . . 2500 µg
Zink . . . . 85 mg
Phosphor . . . . 155 mg
Fluorid . . . . 120 µg
Jodid . . . . 60 µg
Selen . . . . 60 µg

Vitamine
Vit. A . . . . 75 µg
Vit. D . . . . 8 µg
Vit. E . . . . 850 µg
Vit. B_1 . . . . 160 µg
Vit. B_2 . . . . 200 µg
Nicotinamid . . . . 2170 µg
Pantothensäure . . . . . 320 µg
Vit. B_6 . . . . 220 µg
Biotin . . . . 10 µg
Folsäure . . . . 7 µg
Vit. B_{12} . . . . 15 µg

Aminosäuren
Arginin . . . . 680 mg
Histidin . . . . 210 mg
Isoleucin . . . . 540 mg
Leucin . . . . 820 mg
Lysin . . . . 720 mg
Methionin . . . . 260 mg
Phenylalanin . . . . 420 mg
Threonin . . . . 480 mg
Tryptophan . . . . 80 mg
Tyrosin . . . . 330 mg
Valin . . . . 520 mg

Lipide
Palmitinsäure . . . . 290 mg
Stearinsäure . . . . 80 mg
Ölsäure . . . . 60 mg
Linolsäure . . . . 18 mg
Linolensäure . . . . 12 mg
Arachidonsäure . . . . . 10 mg
Eicosapentaensäure . . 40 mg
Docosahexaensäure . . 10 mg

Cholesterin . . . . 125 mg

Sonstige Inhaltsstoffe
Glycogen . . . . 1090 mg
Purine . . . . 90 mg

Garnele

Energiegehalt
der verdaulichen Bestandteile   kJ: 369
aus 100 g eßbarem Anteil   kcal: 87

Hauptbestandteile in 100 g eßbarem Anteil

Wasser	78,4 g	Mineralstoffe	1,4 g
Eiweiß	18,6 g		
Fett	1,4 g		

Einzelne Inhaltsstoffe in 100 g eßbarem Anteil

Mineralstoffe
Natrium	145 mg
Kalium	265 mg
Magnesium	65 mg
Calcium	90 mg
Mangan	30 µg
Eisen	1760 µg
Kupfer	240 µg
Zink	2310 µg
Phosphor	225 mg
Fluorid	160 µg
Jodid	130 µg
Selen	40 µg

Vitamine
Vit. A	Spuren
Vit. B_1	50 µg
Vit. B_2	35 µg
Nicotinamid	2430 µg
Pantothensäure	370 µg
Vit. B_6	130 µg
Biotin	1 µg
Folsäure	7 µg
Vit. B_{12}	830 ng

Aminosäuren
Arginin	1740 mg
Histidin	410 mg
Isoleucin	1000 mg
Leucin	1970 mg
Lysin	2020 mg
Methionin	670 mg
Phenylalanin	880 mg
Threonin	850 mg
Tryptophan	210 mg
Tyrosin	650 mg
Valin	990 mg

Lipide
Palmitinsäure	150 mg
Stearinsäure	25 mg
Ölsäure	180 mg
Linolsäure	13 mg
Linolensäure	13 mg
Arachidonsäure	13 mg
Eicosapentaensäure	215 mg
Docosahexaensäure	150 mg
Cholesterin	140 mg

Sonstige Inhaltsstoffe
Purine	145 mg

Krustentiere und Weichtiere

Hummer

Energiegehalt
der verdaulichen Bestandteile kJ: 343
aus 100 g eßbarem Anteil kcal: 81

Hauptbestandteile in 100 g eßbarem Anteil
Wasser	79,8 g	Mineralstoffe	2,1 g
Eiweiß	15,9 g		
Fett	1,9 g		

Einzelne Inhaltsstoffe in 100 g eßbarem Anteil

Mineralstoffe
Natrium	270 mg
Kalium	220 mg
Magnesium	25 mg
Calcium	60 mg
Mangan	35 µg
Eisen	1 mg
Kupfer	700 µg
Zink	1600 µg
Phosphor	235 mg
Chlorid	60 mg
Fluorid	210 µg
Jodid	100 µg
Selen	130 µg

Vitamine
Vit. A	0
Vit. E	1470 µg
Vit. B_1	130 µg
Vit. B_2	90 µg
Nicotinamid	1820 µg
Pantothensäure	1670 µg
Vit. B_6	1180 µg
Biotin	5 µg
Folsäure	17 µg
Vit. B_{12}	Spuren

Aminosäuren
Arginin	1320 mg
Histidin	350 mg
Isoleucin	790 mg
Leucin	1650 mg
Lysin	1990 mg
Methionin	550 mg
Phenylalanin	670 mg
Threonin	850 mg
Tryptophan	120 mg
Tyrosin	570 mg
Valin	800 mg

Lipide
Palmitinsäure	120 mg
Stearinsäure	60 mg
Ölsäure	200 mg
Linolsäure	50 mg
Linolensäure	60 mg
Arachidonsäure	10 mg
Eicosapentaensäure	280 mg
Docosahexaensäure	130 mg
Cholesterin	135 mg

Sonstige Inhaltsstoffe
Purine	120 mg

Krebs,
Flußkrebs

Energiegehalt
der verdaulichen Bestandteile   kJ: 274
aus 100 g eßbarem Anteil   kcal: 65

Hauptbestandteile in 100 g eßbarem Anteil
Wasser	83,1 g	Mineralstoffe	1,3 g
Eiweiß	15,0 g		
Fett	0,5 g		

Einzelne Inhaltsstoffe in 100 g eßbarem Anteil

Mineralstoffe
Natrium .... 255 mg
Kalium .... 255 mg
Calcium .... 45 mg
Eisen .... 2 mg
Phosphor .... 225 mg

Vitamine
Vit. B_1 .... 150 µg
Vit. B_2 .... 100 µg
Nicotinamid .... 2 mg

Aminosäuren
Arginin .... 570 mg
Histidin .... 480 mg
Lysin .... 850 mg
Methionin .... 1020 mg
Phenylalanin .... 820 mg
Threonin .... 880 mg
Tyrosin .... 800 mg
Valin .... 560 mg

Lipide
Palmitinsäure ...... 50 mg
Stearinsäure .... 20 mg
Ölsäure .... 60 mg
Linolsäure .... 20 mg
Linolensäure .... 20 mg
Arachidonsäure ..... 20 mg
Eicosapentaensäure . 60 mg
Docosahexaensäure .. 10 mg

Cholesterin .... 160 mg

Sonstige Inhaltsstoffe
Purine .... 60 mg

Krustentiere und Weichtiere

Languste

Energiegehalt
der verdaulichen Bestandteile   kJ: 334
aus 100 g eßbarem Anteil   kcal: 79

Hauptbestandteile in 100 g eßbarem Anteil

Wasser	79,1 g	Mineralstoffe	1,3 g
Eiweiß	17,2 g		
Fett	1,1 g		

Einzelne Inhaltsstoffe in 100 g eßbarem Anteil

Mineralstoffe
Natrium .... 180 mg
Kalium .... 500 mg
Calcium .... 70 mg
Eisen .... 1300 µg
Phosphor .... 215 mg

Vitamine
Vit. A .... 25 µg
Vit. B_1 .... 10 µg
Vit. B_2 .... 80 µg
Nicotinamid .... 3 mg

Aminosäuren
Arginin .... 1300 mg
Histidin .... 380 mg
Isoleucin .... 760 mg
Leucin .... 880 mg
Lysin .... 1690 mg
Methionin .... 580 mg
Phenylalanin .... 740 mg
Threonin .... 840 mg
Tryptophan .... 190 mg
Tyrosin .... 1520 mg
Valin .... 860 mg

Lipide
Palmitinsäure .... 60 mg
Stearinsäure .... 60 mg
Ölsäure .... 80 mg
Linolsäure .... 30 mg
Linolensäure .... 10 mg
Arachidonsäure .... 190 mg
Eicosapentaensäure ... 170 mg
Docosahexaensäure .... 80 mg

Cholesterin .... 140 mg

Miesmuschel,
Blau- oder Pfahlmuschel

Energiegehalt
der verdaulichen Bestandteile kJ: 216
aus 100 g eßbarem Anteil kcal: 51

Hauptbestandteile in 100 g eßbarem Anteil

Wasser	83,2 g	Mineralstoffe	1,7 g
Eiweiß	9,8 g		
Fett	1,3 g		

Einzelne Inhaltsstoffe in 100 g eßbarem Anteil

Mineralstoffe
Natrium .... 295 mg
Kalium .... 275 mg
Magnesium .... 35 mg
Calcium .... 25 mg
Mangan .... 180 µg
Eisen .... 5120 µg
Kupfer .... 170 µg
Zink .... 2700 µg
Phosphor .... 245 mg
Chlorid .... 465 mg
Jodid .... 130 µg
Selen .... 50 µg

Vitamine
Vit. A .... 55 µg
Vit. E .... 750 µg
Vit. B_1 .... 160 µg
Vit. B_2 .... 220 µg
Nicotinamid .... 1600 µg
Vit. B_6 .... 75 µg
Folsäure .... 35 µg
Vit. B_{12} .... 8 µg

Aminosäuren
Arginin .... 730 mg
Histidin .... 240 mg
Isoleucin .... 470 mg
Leucin .... 760 mg
Lysin .... 780 mg
Methionin .... 270 mg
Phenylalanin .... 410 mg
Threonin .... 460 mg
Tryptophan .... 120 mg
Tyrosin .... 410 mg
Valin .... 610 mg

Lipide
Palmitinsäure .... 360 mg
Stearinsäure .... 80 mg
Ölsäure .... 90 mg
Linolsäure .... 60 mg
Linolensäure .... 10 mg
Arachidonsäure ..... 40 mg
Eicosapentaensäure .. 50 mg
Docosahexaensäure .. 100 mg

Cholesterin .... 125 mg

Sonstige Inhaltsstoffe
Purine .... 110 mg

Krustentiere und Weichtiere

Tintenfisch

Energiegehalt
der verdaulichen Bestandteile kJ: 308
aus 100 g eßbarem Anteil kcal: 73

Hauptbestandteile in 100 g eßbarem Anteil
Wasser............ 81,0 g Mineralstoffe ...... 1,0 g
Eiweiß .... 16,1 g
Fett .... 0,9 g

Einzelne Inhaltsstoffe in 100 g eßbarem Anteil
Mineralstoffe
Natrium .... 385 mg
Kalium .... 275 mg
Calcium .... 25 mg
Mangan .... 11 µg
Eisen .... 800 µg
Zink .... 700 µg
Phosphor .... 145 mg
Jodid .... 20 µg
Vitamine
Vit. E .... 2400 µg
Vit. B_1 .... 70 µg
Vit. B_2 .... 50 µg
Nicotinamid .... 2600 µg
Vit. B_6 .... 390 µg
Lipide
Palmitinsäure ...... 160 mg
Stearinsäure .... 70 mg
Ölsäure .... 60 mg
Arachidonsäure ..... 50 mg
Eicosapentaensäure . 100 mg
Docosahexaensäure .. 140 mg

Cholesterin .... 170 mg

Vergleichstabelle

Weitere Crustaceen und Weichtiere

Energiegehalte, Hauptbestandteile und wichtige Inhaltsstoffe in 100 g eßbarem Anteil

	kJ	kcal	Wasser (g)	Eiweiß (g)	Fett (g)	Mineralstoffe (g)	Natrium (mg)	Cholesterin (mg)	Purine (mg)
Krill	384	91	78,0	15,0	3,4	2,8	320		
Pilgermuschel	269	63	80,0	15,6	0,1	1,4		105	135
Seeohr	503	119	76,0	19,5	4,5	1,6			
Schildkröte	328	77	80,9	17,5	0,8	0,8			
Steckmuschel, Sandauster	228	54	83,1	10,5	1,3	2,0	121	90	
Weinbergschnecke	310	73	79,0	16,0	1,0	1,0			

Getreide (Buchweizen) und Getreideprodukte

Getreide und Getreideprodukte .... 222—249
Brotsorten .... 250—254
Teigwaren 255
Fein- und Dauerbackwaren .... 256—258

Buchweizen,
geschältes Korn

Energiegehalt
der verdaulichen Bestandteile aus 100 g eßbarem Anteil

kJ: 1426
kcal: 336

Hauptbestandteile in 100 g eßbarem Anteil

Wasser	12,8 g	Kohlenhydrate	71,0 g*
Eiweiß	9,1 g	Ballaststoffe	3,7 g
Fett	1,7 g	Mineralstoffe	1,7 g

Einzelne Inhaltsstoffe in 100 g eßbarem Anteil

Mineralstoffe
Kalium	325 mg
Magnesium	85 mg
Calcium	20 mg
Eisen	3200 µg
Phosphor	255 mg
Chlorid	12 mg

Vitamine
Vit. B$_1$	240 µg
Vit. B$_2$	150 µg
Nicotinamid	2900 µg
Pantothensäure	1200 µg
Vit. C	Spuren

Aminosäuren
Arginin	970 mg
Histidin	220 mg
Isoleucin	490 mg
Leucin	660 mg
Lysin	580 mg
Methionin	190 mg
Phenylalanin	410 mg
Threonin	470 mg
Tryptophan	170 mg
Tyrosin	220 mg
Valin	660 mg

Lipide
Palmitinsäure	260 mg
Stearinsäure	40 mg
Ölsäure	580 mg
Linolsäure	530 mg
Linolensäure	80 mg

* Differenzberechnung

Buchweizengrütze

Getreide und Getreideprodukte

Energiegehalt
der verdaulichen Bestandteile   kJ: 1423
aus 100 g eßbarem Anteil   kcal: 335

Hauptbestandteile in 100 g eßbarem Anteil

Wasser	13,2 g	Kohlenhydrate	72,6 g*
Eiweiß	7,5 g	Ballaststoffe	3,2 g
Fett	1,6 g	Mineralstoffe	1,9 g

Einzelne Inhaltsstoffe in 100 g eßbarem Anteil

Mineralstoffe
Natrium .... 1 mg
Kalium .... 220 mg
Magnesium .... 50 mg
Calcium .... 12 mg
Eisen .... 2 mg
Kupfer .... 700 µg
Phosphor .... 150 mg

Vitamine
Vit. E .... 100 µg
Vit. B_1 .... 280 µg
Vit. B_2 .... 75 µg
Nicotinamid .... 2800 µg
Pantothensäure .... 1450 µg
Vit. B_6 .... 400 µg

Aminosäuren
Arginin .... 600 mg
Histidin .... 170 mg
Isoleucin .... 290 mg
Leucin .... 450 mg
Lysin .... 390 mg
Methionin .... 130 mg
Phenylalanin .... 290 mg
Threonin .... 300 mg
Tryptophan .... 110 mg
Tyrosin .... 160 mg
Valin .... 450 mg

Kohlenhydrate
Saccharose .... 290 mg

* Differenzberechnung

Buchweizenvollmehl

Energiegehalt
der verdaulichen Bestandteile   kJ: 1490
aus 100 g eßbarem Anteil   kcal: 351

Hauptbestandteile in 100 g eßbarem Anteil

Wasser	14,1 g	Kohlenhydrate	70,7 g*
Eiweiß	10,9 g	Mineralstoffe	1,6 g
Fett	2,7 g		

Einzelne Inhaltsstoffe in 100 g eßbarem Anteil

Mineralstoffe
Natrium .... 1 mg
Kalium .... 680 mg
Calcium .... 35 mg
Mangan .... 2 mg
Eisen .... 2200 µg
Phosphor .... 265 mg
Jodid .... 3 µg

Vitamine
Vit. B_1 .... 580 µg
Vit. B_2 .... 150 µg
Nicotinamid .... 2900 µg
Pantothensäure ...... 1450 µg

Aminosäuren
Arginin .... 1220 mg
Histidin .... 280 mg
Isoleucin .... 520 mg
Leucin .... 800 mg
Lysin .... 770 mg
Methionin .... 240 mg
Phenylalanin .... 520 mg
Threonin .... 540 mg
Tryptophan .... 190 mg
Tyrosin .... 250 mg
Valin .... 730 mg

Kohlenhydrate
Stärke .... 67,2 g

Lipide
Palmitinsäure .... 310 mg
Stearinsäure .... 55 mg
Ölsäure .... 675 mg
Linolsäure .... 620 mg
Linolensäure .... 110 mg

* Differenzberechnung; Ballaststoffe als verwertbare Kohlenhydrate mit verrechnet!

Gerste, entspelzt, ganzes Korn

Energiegehalt
der verdaulichen Bestandteile
aus 100 g eßbarem Anteil

kJ: 1340
kcal: 315

Hauptbestandteile in 100 g eßbarem Anteil

Wasser	11,7 g	Kohlenhydrate	64,3 g*
Eiweiß	9,8 g	Ballaststoffe	9,8 g
Fett	2,1 g	Mineralstoffe	2,3 g

Getreide und Getreideprodukte

Einzelne Inhaltsstoffe in 100 g eßbarem Anteil

Mineralstoffe
Natrium . . . . 18 mg
Kalium . . . . 445 mg
Magnesium . . . . 115 mg
Calcium . . . . 40 mg
Mangan . . . . 1650 µg
Eisen . . . . 2800 µg
Kupfer . . . . 300 µg
Zink . . . . 3100 µg
Phosphor . . . . 340 mg
Chlorid . . . . 25 mg
Fluorid . . . . 120 µg
Jodid . . . . 7 µg
Selen** . . . . 2 µg

Vitamine
Carotin . . . . 1 µg
Vit. E . . . . 650 µg
Vit. B_1 . . . . 430 µg
Vit. B_2 . . . . 180 µg
Nicotinamid . . . . 4800 µg
Pantothensäure . . . . . 680 µg
Vit. B_6 . . . . 560 µg
Folsäure . . . . 65 µg
Vit. C . . . . Spuren

Aminosäuren
Arginin . . . . 560 mg
Histidin . . . . 210 mg
Isoleucin . . . . 460 mg
Leucin . . . . 800 mg
Lysin . . . . 380 mg
Methionin . . . . 180 mg
Phenylalanin . . . . 590 mg
Threonin . . . . 430 mg
Tryptophan . . . . 150 mg
Tyrosin . . . . 390 mg
Valin . . . . 580 mg

Kohlenhydrate
Glucose . . . . 100 mg
Fructose . . . . 100 mg
Saccharose . . . . 990 mg
Raffinose . . . . 250 mg
Maltose . . . . 520 mg
Stärke . . . . 62,3 g

Lipide
Palmitinsäure . . . . 450 mg
Stearinsäure . . . . 40 mg
Ölsäure . . . . 230 mg
Linolsäure . . . . 1150 mg
Linolensäure . . . . 110 mg

* Differenzberechnung
** in ausländischem Getreide vielfach höhere Werte!

Grünkern,
Dinkel, Spelz

Energiegehalt
der verdaulichen Bestandteile   kJ: 1361
aus 100 g eßbarem Anteil   kcal: 320

Hauptbestandteile in 100 g eßbarem Anteil

Wasser	12,5 g	Kohlenhydrate	63,2 g*
Eiweiß	10,8 g	Ballaststoffe	8,8 g
Fett	2,7 g	Mineralstoffe	2,0 g

Einzelne Inhaltsstoffe in 100 g eßbarem Anteil

Mineralstoffe

Natrium	2800 µg
Kalium	445 mg
Magnesium	130 mg
Calcium	20 mg
Eisen	4200 µg
Kupfer	260 µg
Phosphor	410 mg

* Differenzberechnung

Hafer, entspelzt,
ganzes Korn

Energiegehalt
der verdaulichen Bestandteile   kJ: 1484
aus 100 g eßbarem Anteil   kcal: 350

Hauptbestandteile in 100 g eßbarem Anteil

Wasser	13,0 g	Kohlenhydrate	59,7 g
Eiweiß	11,7 g	Ballaststoffe	5,6 g
Fett	7,1 g	Mineralstoffe	2,9 g

Einzelne Inhaltsstoffe in 100 g eßbarem Anteil

Mineralstoffe
Natrium	8 mg
Kalium	355 mg
Magnesium	130 mg
Calcium	80 mg
Mangan	4 mg
Eisen	5800 µg
Kupfer	470 µg
Zink	4500 µg
Phosphor	340 mg
Chlorid	120 mg
Fluorid	95 µg
Jodid	6 µg
Selen*	2 µg

Vitamine
Vit. E	840 µg
Vit. K	50 µg
Vit. B_1	520 µg
Vit. B_2	170 µg
Nicotinamid	2370 µg
Pantothensäure	710 µg
Vit. B_6	960 µg
Biotin	13 µg
Folsäure	35 µg

Aminosäuren
Arginin	850 mg
Histidin	270 mg
Isoleucin	560 mg
Leucin	1020 mg
Lysin	550 mg
Methionin	230 mg
Phenylalanin	700 mg
Threonin	490 mg
Tryptophan	190 mg
Tyrosin	450 mg
Valin	790 mg

Kohlenhydrate
Saccharose	1050 mg
Raffinose	250 mg
Maltose	30 mg
Stärke	56,6 g

Lipide
Palmitinsäure	1280 mg
Stearinsäure	110 mg
Ölsäure	2460 mg
Linolsäure	2740 mg
Linolensäure	120 mg

* in ausländischem Getreide vielfach höhere Werte!

Getreide und Getreideprodukte

Haferflocken

Energiegehalt
der verdaulichen Bestandteile   kJ: 1555
aus 100 g eßbarem Anteil   kcal: 366

Hauptbestandteile in 100 g eßbarem Anteil

Wasser	10,0 g	Kohlenhydrate	63,3 g*
Eiweiß	12,5 g	Ballaststoffe	5,4 g
Fett	7,0 g	Mineralstoffe	1,8 g

Einzelne Inhaltsstoffe in 100 g eßbarem Anteil

Mineralstoffe
Natrium	5 mg
Kalium	335 mg
Magnesium	140 mg
Calcium	55 mg
Mangan	5 mg
Eisen	4600 µg
Kupfer	530 µg
Zink	4400 µg
Phosphor	390 mg
Chlorid	60 mg
Fluorid	35 µg
Jodid	4 µg

Vitamine
Vit. B_1	590 µg
Vit. B_2	150 µg
Nicotinamid	1 mg
Pantothensäure	1090 µg
Vit. B_6	160 µg
Biotin	20 µg
Folsäure	25 µg

Aminosäuren
Arginin	870 mg
Histidin	300 mg
Isoleucin	610 mg
Leucin	1130 mg
Lysin	500 mg
Methionin	240 mg
Phenylalanin	780 mg
Threonin	530 mg
Tryptophan	190 mg
Tyrosin	570 mg
Valin	810 mg

Kohlenhydrate
Saccharose	700 mg
Stärke	60,5 g

Lipide
Palmitinsäure	1210 mg
Stearinsäure	100 mg
Ölsäure	2600 mg
Linolsäure	2600 mg
Linolensäure	100 mg

* Differenzberechnung

Hafermehl

Energiegehalt
der verdaulichen Bestandteile	kJ:	1663
aus 100 g eßbarem Anteil	kcal:	392

Hauptbestandteile in 100 g eßbarem Anteil
Wasser	9,4 g	Kohlenhydrate	67,9 g*
Eiweiß	13,8 g	Mineralstoffe	1,8 g
Fett	7,2 g		

Einzelne Inhaltsstoffe in 100 g eßbarem Anteil

Mineralstoffe
Natrium	6 mg
Kalium	270 mg
Magnesium	130 mg
Calcium	55 mg
Eisen	4200 µg
Phosphor	405 mg
Jodid	4 µg

Vitamine
Vit. B_1	560 µg
Vit. B_2	120 µg
Nicotinamid	930 µg
Vit. B_6	200 µg

Aminosäuren
Arginin	950 mg
Histidin	320 mg
Isoleucin	700 mg
Leucin	1240 mg
Lysin	580 mg
Methionin	280 mg
Phenylalanin	850 mg
Threonin	560 mg
Tryptophan	200 mg
Tyrosin	580 mg
Valin	920 mg

Kohlenhydrate
Glucose	70 mg
Fructose	30 mg
Saccharose	490 mg
Raffinose	200 mg
Maltose	20 mg

Lipide
Palmitinsäure	1210 mg
Stearinsäure	100 mg
Ölsäure	2600 mg
Linolsäure	2930 mg
Linolensäure	80 mg

* Differenzberechnung; Ballaststoffe als verwertbare Kohlenhydrate mit verrechnet!

Getreide und Getreideprodukte

Hirse,
geschältes Korn

Energiegehalt
der verdaulichen Bestandteile   kJ: 1484
aus 100 g eßbarem Anteil   kcal: 350

Hauptbestandteile in 100 g eßbarem Anteil

Wasser	12,1 g	Kohlenhydrate	68,8 g*
Eiweiß	9,8 g	Ballaststoffe	3,8 g
Fett	3,9 g	Mineralstoffe	1,6 g

Einzelne Inhaltsstoffe in 100 g eßbarem Anteil

Mineralstoffe

Natrium	3 mg
Kalium	215 mg
Magnesium	170 mg
Calcium	20 mg
Mangan	1900 µg
Eisen	9 mg
Kupfer	850 µg
Zink	1800 µg
Phosphor	310 mg
Chlorid	15 mg
Fluorid	50 µg
Jodid	3 µg

Vitamine

Vit. E	70 µg
Vit. B_1	260 µg
Vit. B_2	140 µg
Nicotinamid	1800 µg
Vit. B_6	750 µg

Aminosäuren

Arginin	370 mg
Histidin	190 mg
Isoleucin	550 mg
Leucin	1350 mg
Lysin	280 mg
Methionin	250 mg
Phenylalanin	460 mg
Threonin	420 mg
Tryptophan	180 mg
Tyrosin	260 mg
Valin	610 mg

Kohlenhydrate

Saccharose	1450 mg
Raffinose	630 mg
Stärke	60 g

Lipide

Palmitinsäure	760 mg
Stearinsäure	190 mg
Ölsäure	930 mg
Linolsäure	1770 mg
Linolensäure	130 mg

* Differenzberechnung

Mais,
ganzes Korn

Energiegehalt
der verdaulichen Bestandteile   kJ: 1389
aus 100 g eßbarem Anteil   kcal: 327

Hauptbestandteile in 100 g eßbarem Anteil

Wasser	12,5 g	Kohlenhydrate	64,7 g*
Eiweiß	8,5 g	Ballaststoffe	9,2 g
Fett	3,8 g	Mineralstoffe	1,3 g

Einzelne Inhaltsstoffe in 100 g eßbarem Anteil

Mineralstoffe
Natrium	6 mg
Kalium	330 mg
Magnesium	120 mg
Calcium	15 mg
Mangan	480 µg
Eisen	500–2400 µg
Kupfer	70–250 µg
Zink	2500 µg
Phosphor	255 mg
Chlorid	12 mg
Fluorid	60 µg
Jodid	3 µg
Selen	2 µg

Vitamine
Carotin	370 µg
Vit. E	1950 µg
Vit. K	40 µg
Vit. B_1	360 µg
Vit. B_2	200 µg
Nicotinamid	1500 µg
Pantothensäure	650 µg
Vit. B_6	400 µg
Biotin	6 µg
Folsäure	25 µg
Vit. C	Spuren

Aminosäuren
Arginin	420 mg
Histidin	260 mg
Isoleucin	430 mg
Leucin	1220 mg
Lysin	290 mg
Methionin	190 mg
Phenylalanin	460 mg
Threonin	390 mg
Tryptophan	70 mg
Tyrosin	380 mg
Valin	510 mg

Kohlenhydrate
Glucose	100 mg
Fructose	90 mg
Saccharose	1200 mg
Raffinose	230 mg
Stärke	61,5 g

Lipide
Palmitinsäure	470 mg
Stearinsäure	90 mg
Ölsäure	1100 mg
Linolsäure	1630 mg
Linolensäure	40 mg

* Differenzberechnung

Getreide und Getreideprodukte

Mais-Frühstücksflocken,
Corn-flakes

Energiegehalt
der verdaulichen Bestandteile	kJ:	1498
aus 100 g eßbarem Anteil	kcal:	353

Hauptbestandteile in 100 g eßbarem Anteil
Wasser	5,7 g	Kohlenhydrate	79,6 g*
Eiweiß	7,2 g	Ballaststoffe	4,0 g
Fett	0,6 g	Mineralstoffe	2,9 g

Einzelne Inhaltsstoffe in 100 g eßbarem Anteil

Mineralstoffe
Natrium	910 mg
Kalium	140 mg
Magnesium	14 mg
Calcium	13 mg
Mangan	50 µg
Eisen	2 mg
Kupfer	200 µg
Zink	300 µg
Phosphor	60 mg
Chlorid	1800 mg
Jodid	1 µg
Selen	3 µg

Vitamine
Vit. E	40 µg
Vit. B_1	60 µg
Vit. B_2	60 µg
Nicotinamid	1400 µg
Pantothensäure	170 µg
Vit. B_6	70 µg
Folsäure	6 µg

Aminosäuren
Arginin	240 mg
Histidin	240 mg
Isoleucin	330 mg
Leucin	1240 mg
Lysin	180 mg
Methionin	170 mg
Phenylalanin	430 mg
Threonin	320 mg
Tryptophan	50 mg
Tyrosin	270 mg
Valin	440 mg

Kohlenhydrate
Stärke	77,8 g

Lipide
Palmitinsäure	55 mg
Stearinsäure	10 mg
Ölsäure	125 mg
Linolsäure	285 mg
Linolensäure	16 mg

* Differenzberechnung

Maismehl

Energiegehalt
der verdaulichen Bestandteile kJ: 1534
aus 100 g eßbarem Anteil kcal: 361

Hauptbestandteile in 100 g eßbarem Anteil
Wasser	12,0 g	Kohlenhydrate	75,7 g*
Eiweiß	8,3 g	Mineralstoffe	1,2 g
Fett	2,8 g		

Einzelne Inhaltsstoffe in 100 g eßbarem Anteil

Mineralstoffe
Natrium	700 µg
Kalium	120 mg
Magnesium	45 mg
Calcium	18 mg
Eisen	2400 µg
Phosphor	255 mg

Vitamine
Carotin	300 µg
Vit. B_1	440 µg
Vit. B_2	130 µg
Nicotinamid	1930 µg
Pantothensäure	550 µg
Vit. B_6	60 µg
Biotin	7 µg
Folsäure	10 µg

Aminosäuren
Arginin	300 mg
Histidin	180 mg
Isoleucin	380 mg
Leucin	1080 mg
Lysin	240 mg
Methionin	160 mg
Phenylalanin	380 mg
Threonin	330 mg
Tryptophan	50 mg
Tyrosin	510 mg
Valin	430 mg

Kohlenhydrate
Stärke	71,6 g

Lipide
Palmitinsäure	280 mg
Stearinsäure	70 mg
Ölsäure	870 mg
Linolsäure	1410 mg
Linolensäure	25 mg

Getreide und Getreideprodukte

* Differenzberechnung; Ballaststoffe als verwertbare Kohlenhydrate mit verrechnet!

Reis,
unpoliert

Energiegehalt
der verdaulichen Bestandteile   kJ: 1454
aus 100 g eßbarem Anteil   kcal: 342

Hauptbestandteile in 100 g eßbarem Anteil

Wasser	13,1 g	Kohlenhydrate	73,4 g*
Eiweiß	7,2 g	Ballaststoffe	2,9 g
Fett	2,2 g	Mineralstoffe	1,2 g

Einzelne Inhaltsstoffe in 100 g eßbarem Anteil

Mineralstoffe

Natrium	10 mg
Kalium	150 mg
Magnesium	155 mg
Calcium	25 mg
Mangan	1100 mg
Eisen	2600 µg
Kupfer	240 µg
Zink	1400 µg
Phosphor	325 mg
Fluorid	50 µg
Jodid	2 µg
Selen	10—70 µg

Vitamine

Vit. B_1	410 µg
Vit. B_2	90 µg
Nicotinamid	5200 µg
Pantothensäure	1700 µg
Vit. B_6	670 µg
Biotin	12 µg
Folsäure	16 µg
Vit. C	Spuren

Aminosäuren

Arginin	600 mg
Histidin	190 mg
Isoleucin	340 mg
Leucin	690 mg
Lysin	300 mg
Methionin	170 mg
Phenylalanin	420 mg
Threonin	330 mg
Tryptophan	90 mg
Tyrosin	320 mg
Valin	500 mg

Kohlenhydrate

Saccharose	600 mg
Stärke	72,7 g

Lipide

Palmitinsäure	540 mg
Stearinsäure	40 mg
Ölsäure	540 mg
Linolsäure	780 mg
Linolensäure	30 mg

* Differenzberechnung

Reis,
poliert

Energiegehalt
der verdaulichen Bestandteile   kJ: 1461
aus 100 g eßbarem Anteil   kcal: 344

Getreide und Getreideprodukte

Hauptbestandteile in 100 g eßbarem Anteil

Wasser	12,9 g	Kohlenhydrate	77,8 g*
Eiweiß	6,8 g	Ballaststoffe	1,4 g
Fett	0,6 g	Mineralstoffe	0,5 g

Einzelne Inhaltsstoffe in 100 g eßbarem Anteil

Mineralstoffe
Natrium	6 mg
Kalium	105 mg
Magnesium	65 mg
Calcium	6 mg
Mangan	2 mg
Eisen	600 µg
Kupfer	130 µg
Zink	500 µg
Phosphor	120 mg
Fluorid	50 µg
Jodid	2 µg
Selen	10—70 µg

Vitamine
Vit. E	70 µg
Vit. B_1	60 µg
Vit. B_2	30 µg
Nicotinamid	1300 µg
Pantothensäure	630 µg
Vit. B_6	150 µg
Biotin	3 µg
Folsäure	30 µg

Aminosäuren
Arginin	570 mg
Histidin	170 mg
Isoleucin	340 mg
Leucin	660 mg
Lysin	290 mg
Methionin	170 mg
Phenylalanin	390 mg
Threonin	280 mg
Tryptophan	90 mg
Tyrosin	260 mg
Valin	490 mg

Kohlenhydrate
Saccharose	150 mg

Lipide
Palmitinsäure	110 mg
Stearinsäure	12 mg
Ölsäure	220 mg
Linolsäure	220 mg
Linolensäure	12 mg

* Differenzberechnung

Reis,
poliert, gekocht mit Kochsalz, abgetropft

Energiegehalt
der verdaulichen Bestandteile kJ: 373
aus 100 g eßbarem Anteil kcal: 88

Hauptbestandteile in 100 g eßbarem Anteil
Wasser	78,0 g	Kohlenhydrate	19,5 g*
Eiweiß	2,0 g	Mineralstoffe	1,1 g
Fett	0,2 g		

Einzelne Inhaltsstoffe in 100 g eßbarem Anteil
Mineralstoffe
Natrium	450 mg
Kalium	10 mg
Magnesium	20 mg
Calcium	3 mg
Eisen	100 µg
Kupfer	100 µg
Zink	200 µg
Phosphor	35 mg
Chlorid	680 mg

Vitamine
Vit. B_1	20 µg
Vit. B_2	10 µg
Nicotinamid	320 µg
Pantothensäure	110 µg

Lipide
Palmitinsäure	25 mg
Stearinsäure	Spuren
Ölsäure	50 mg
Linolsäure	50 mg
Linolensäure	Spuren

* aus dem Trockenprodukt errechnet

Roggen,
ganzes Korn

Energiegehalt
der verdaulichen Bestandteile   kJ: 1246
aus 100 g eßbarem Anteil   kcal: 293

Getreide und Getreideprodukte

Hauptbestandteile in 100 g eßbarem Anteil
Wasser	13,7 g	Kohlenhydrate	60,7 g*
Eiweiß	8,8 g	Ballaststoffe	13,2 g
Fett	1,7 g	Mineralstoffe	1,9 g

Einzelne Inhaltsstoffe in 100 g eßbarem Anteil

Mineralstoffe
Natrium	40 mg
Kalium	510 mg
Magnesium	120 mg
Calcium	65 mg
Mangan	2400 µg
Eisen	4600 µg
Kupfer	500 µg
Zink	1300 µg
Phosphor	335 mg
Chlorid	20 mg
Fluorid	150 µg
Jodid	7 µg
Selen**	2 µg

Vitamine
Vit. E	1950 µg
Vit. B_1	350 µg
Vit. B_2	170 µg
Nicotinamid	1810 µg
Pantothensäure	1500 µg
Vit. B_6	290 µg
Biotin	5 µg
Folsäure	40 µg
Vit. C	Spuren

Aminosäuren
Arginin	490 mg
Histidin	190 mg
Isoleucin	390 mg
Leucin	670 mg
Lysin	400 mg
Methionin	140 mg
Phenylalanin	470 mg
Threonin	360 mg
Tryptophan	110 mg
Tyrosin	230 mg
Valin	530 mg

Kohlenhydrate
Glucose	50 mg
Fructose	50 mg
Saccharose	790 mg
Stärke	52,4 g

Lipide
Palmitinsäure	290 mg
Stearinsäure	20 mg
Ölsäure	410 mg
Linolsäure	750 mg
Linolensäure	65 mg

Sonstige Inhaltsstoffe
Purine	45 mg

* Differenzberechnung
** in ausländischem Getreide vielfach höhere Werte!

Roggenmehl,
Type 815

Energiegehalt
der verdaulichen Bestandteile aus 100 g eßbarem Anteil

kJ: 1356
kcal: 319

Hauptbestandteile in 100 g eßbarem Anteil

Wasser	14,3 g	Kohlenhydrate	71,1 g*
Eiweiß	6,4 g	Ballaststoffe	6,5 g
Fett	1,0 g	Mineralstoffe	0,7 g

Einzelne Inhaltsstoffe in 100 g eßbarem Anteil

Mineralstoffe
Natrium . . . . 1 mg
Kalium . . . . 170 mg
Magnesium . . . . 25 mg
Calcium . . . . 20 mg
Eisen . . . . 2100 µg
Kupfer . . . . 200 µg
Zink . . . . 770 µg
Phosphor . . . . 125 mg
Chlorid . . . . 30 mg

Vitamine
Vit. B_1 . . . . 180 µg
Vit. B_2 . . . . 90 µg
Nicotinamid . . . . 600 µg
Vit. B_6 . . . . 110 µg
Folsäure . . . . 15 µg

Aminosäuren
Arginin . . . . 320 mg
Histidin . . . . 160 mg
Isoleucin . . . . 290 mg
Leucin . . . . 500 mg
Lysin . . . . 260 mg
Methionin . . . . 100 mg
Phenylalanin . . . . 340 mg
Threonin . . . . 290 mg
Tryptophan . . . . 70 mg
Tyrosin . . . . 210 mg
Valin . . . . 380 mg

Kohlenhydrate
Stärke . . . . 64,1 g

Lipide
Palmitinsäure . . . . 125 mg
Stearinsäure . . . . Spuren
Ölsäure . . . . 105 mg
Linolsäure . . . . 445 mg
Linolensäure . . . . 60 mg

* Differenzberechnung

Roggenmehl,
Type 1150

Energiegehalt
der verdaulichen Bestandteile   kJ: 1343
aus 100 g. eßbarem Anteil   kcal: 316

Hauptbestandteile in 100 g eßbarem Anteil

Wasser	13,6 g	Kohlenhydrate	67,8 g*
Eiweiß	8,3 g	Ballaststoffe	8,0 g
Fett	1,3 g	Mineralstoffe	1,0 g

Einzelne Inhaltsstoffe in 100 g eßbarem Anteil

Mineralstoffe
Natrium	1 mg
Kalium	295 mg
Magnesium	65 mg.
Calcium	20 mg
Eisen	2420 µg
Kupfer	800 µg
Phosphor	175 mg

Vitamine
Vit. B_1	220 µg
Vit. B_2	100 µg
Nicotinamid	1150 µg

Aminosäuren
Arginin	420 mg
Histidin	200 mg
Isoleucin	390 mg
Leucin	620 mg
Lysin	350 mg
Methionin	140 mg
Phenylalanin	430 mg
Threonin	360 mg
Tryptophan	90 mg
Tyrosin	290 mg
Valin	490 mg

Kohlenhydrate
Stärke	61,6 g

Lipide
Palmitinsäure	160 mg
Ölsäure	130 mg
Linolsäure	565 mg
Linolensäure	80 mg

* Differenzberechnung

Getreide und Getreideprodukte

Roggenmehl,
Type 1800

Energiegehalt
der verdaulichen Bestandteile   kJ: 1230
aus 100 g eßbarem Anteil   kcal: 290

Hauptbestandteile in 100 g eßbarem Anteil

Wasser	14,3 g	Kohlenhydrate	59,0 g*
Eiweiß	10,0 g	Ballaststoffe	13,7 g
Fett	1,5 g	Mineralstoffe	1,5 g

Einzelne Inhaltsstoffe in 100 g eßbarem Anteil

Mineralstoffe
Natrium .... 2 mg
Kalium .... 440 mg
Magnesium .... 85 mg
Calcium .... 25 mg
Phosphor .... 325 mg
Chlorid .... 75 mg

Vitamine
Vit. B_1 .... 300 µg
Vit. B_2 .... 140 µg
Nicotinamid .... 1900 µg

Aminosäuren
Arginin .... 540 mg
Histidin .... 250 mg
Isoleucin .... 450 mg
Leucin .... 780 mg
Lysin .... 420 mg
Methionin .... 170 mg
Phenylalanin .... 510 mg
Threonin .... 430 mg
Tryptophan .... 110 mg
Tyrosin .... 270 mg
Valin .... 600 mg

Lipide
Palmitinsäure .... 185 mg
Stearinsäure .... Spuren
Ölsäure .... 150 mg
Linolsäure .... 650 mg
Linolensäure .... 90 mg

* Differenzberechnung

Roggenkeime
(Keimlinge)

Energiegehalt
der verdaulichen Bestandteile aus 100 g eßbarem Anteil

kJ: 1643
kcal: 387

Hauptbestandteile in 100 g eßbarem Anteil

Wasser	12,0 g	Kohlenhydrate	32,6 g*
Eiweiß	39,0 g	Mineralstoffe	5,2 g
Fett	11,2 g		

Einzelne Inhaltsstoffe in 100 g eßbarem Anteil

Mineralstoffe
Kupfer	750 µg
Zink	20 mg

Vitamine
Vit. B_1	1 mg
Vit. B_2	840 µg
Nicotinamid	2300 µg
Pantothensäure	800 µg

Aminosäuren
Arginin	3040 mg
Histidin	1240 mg
Isoleucin	1550 mg
Leucin	2770 mg
Lysin	2130 mg
Methionin	620 mg
Phenylalanin	1300 mg
Threonin	1670 mg
Tryptophan	390 mg
Tyrosin	920 mg
Valin	2130 mg

Kohlenhydrate
Stärke	6,0 g

* Differenzberechnung; Ballaststoffe als verwertbare Kohlenhydrate mit verrechnet!

Getreide und Getreideprodukte

Sorghum,
Mohrenhirse

Energiegehalt
der verdaulichen Bestandteile   kJ: 1419
aus 100 g eßbarem Anteil   kcal: 334

Hauptbestandteile in 100 g eßbarem Anteil

Wasser	11,4 g	Kohlenhydrate	66,0 g*
Eiweiß	10,3 g	Ballaststoffe	7,3 g
Fett	3,2 g	Mineralstoffe	1,8 g

Einzelne Inhaltsstoffe in 100 g eßbarem Anteil

Mineralstoffe
Calcium	25 mg
Eisen	2700 µg
Kupfer	370 µg
Zink	2 mg
Phosphor	330 mg

Vitamine
Carotin	10 mg
Vit. E	170 µg
Vit. B_1	340 µg
Vit. B_2	150 µg
Nicotinamid	3300 µg
Vit. C	Spuren

Aminosäuren
Arginin	380 mg
Histidin	220 mg
Isoleucin	580 mg
Leucin	1360 mg
Lysin	260 mg
Methionin	200 mg
Phenylalanin	440 mg
Threonin	440 mg
Tryptophan	110 mg
Tyrosin	250 mg
Valin	580 mg

Kohlenhydrate
Saccharose	1680 mg
Raffinose	230 mg

Lipide
Palmitinsäure	340 mg
Stearinsäure	90 mg
Ölsäure	990 mg
Linolsäure	1010 mg
Linolensäure	70 mg

* Differenzberechnung

Weizen,
ganzes Korn

Energiegehalt
der verdaulichen Bestandteile   kJ: 1312
aus 100 g eßbarem Anteil   kcal: 309

Hauptbestandteile in 100 g eßbarem Anteil

Wasser	13,2 g	Kohlenhydrate	61,0 g*
Eiweiß	11,7 g	Ballaststoffe	10,3 g
Fett	2,0 g	Mineralstoffe	1,8 g

Einzelne Inhaltsstoffe in 100 g eßbarem Anteil

Mineralstoffe
Natrium . . . . 8 mg
Kalium . . . . 500 mg
Magnesium . . . . 145 mg
Calcium . . . . 45 mg
Mangan . . . . 3 mg
Eisen . . . . 3 mg
Kupfer . . . . 630 µg
Zink . . . . 4 mg
Phosphor . . . . 345 mg
Chlorid . . . . 55 mg
Fluorid . . . . 90 µg
Jodid . . . . 1 µg
Selen** . . . . 1–130 µg

Vitamine
Carotin . . . . 20 µg
Vit. E . . . . 1400 µg
Vit. K . . . . 0–20 µg
Vit. B_1 . . . . 480 µg
Vit. B_2 . . . . 140 µg
Nicotinamid . . . . 5100 µg
Pantothensäure . . . . . . 1180 µg
Vit. B_6 . . . . 440 µg
Biotin . . . . 6 µg
Folsäure . . . . 50 µg
Vit. C . . . . Spuren

Aminosäuren
Arginin . . . . 620 mg
Histidin . . . . 280 mg
Isoleucin . . . . 540 mg
Leucin . . . . 920 mg
Lysin . . . . 380 mg
Methionin . . . . 220 mg
Phenylalanin . . . . 640 mg
Threonin . . . . 430 mg
Tryptophan . . . . 150 mg
Tyrosin . . . . 410 mg
Valin . . . . 620 mg

Kohlenhydrate
Fructose . . . . 40 mg
Saccharose . . . . 600 mg
Raffinose . . . . 170 mg
Stärke . . . . 59 g

Lipide
Palmitinsäure . . . . 390 mg
Stearinsäure . . . . 30 mg
Ölsäure . . . . 280 mg
Linolsäure . . . . 1100 mg
Linolensäure . . . . 75 mg

Sonstige Inhaltsstoffe
Purine . . . . 40 mg

* Differenzberechnung
** in ausländischem Getreide vielfach höhere Gehalte!

Getreide und Getreideprodukte

Weizengrieß

Energiegehalt
der verdaulichen Bestandteile   kJ: 1365
aus 100 g eßbarem Anteil   kcal: 321

Hauptbestandteile in 100 g eßbarem Anteil

Wasser	13,1 g	Kohlenhydrate	68,9 g*
Eiweiß	9,6 g	Ballaststoffe	7,1 g
Fett	0,8 g	Mineralstoffe	0,5 g

Einzelne Inhaltsstoffe in 100 g eßbarem Anteil

Mineralstoffe
Natrium .... 1 mg
Kalium .... 110 mg
Calcium .... 17 mg
Eisen .... 1 mg
Chlorid .... 85 mg
Selen .... 1 µg

Vitamine
Vit. B_1 .... 120 µg
Vit. B_2 .... 40 µg
Nicotinamid .... 1300 µg
Vit. B_6 .... 85 µg

Aminosäuren
Arginin .... 360 mg
Histidin .... 200 mg
Isoleucin .... 390 mg
Leucin .... 675 mg
Lysin .... 205 mg
Methionin .... 160 mg
Phenylalanin .... 470 mg
Threonin .... 270 mg
Tryptophan .... 105 mg
Tyrosin .... 285 mg
Valin .... 425 mg

Kohlenhydrate
Glucose +
Fructose +
Saccharose .... 1850 mg
Stärke .... 63,8 g

* Differenzberechnung

Weizenmehl,
Type 405

Energiegehalt
der verdaulichen Bestandteile   kJ: 1410
aus 100 g eßbarem Anteil   kcal: 332

Hauptbestandteile in 100 g eßbarem Anteil

Wasser	13,9 g	Kohlenhydrate	70,9 g*
Eiweiß	9,8 g	Ballaststoffe	4,0 g
Fett	1,0 g	Mineralstoffe	0,4 g

Einzelne Inhaltsstoffe in 100 g eßbarem Anteil

Mineralstoffe
Natrium	2 mg
Kalium	110 mg
Calcium	15 mg
Mangan	740 µg
Eisen	1100 µg
Kupfer	290 µg
Zink	1100 µg
Phosphor	75 mg
Selen	2 µg

Vitamine
Vit. B_1	60 µg
Vit. B_2	30 µg
Nicotinamid	700 µg
Pantothensäure	210 µg
Vit. B_6	180 µg
Biotin	2 µg
Folsäure	10 µg

Aminosäuren
Arginin	430 mg
Histidin	220 mg
Isoleucin	460 mg
Leucin	820 mg
Lysin	240 mg
Methionin	170 mg
Phenylalanin	550 mg
Threonin	320 mg
Tryptophan	120 mg
Tyrosin	320 mg
Valin	490 mg

Kohlenhydrate
Glucose	50 mg
Fructose	20 mg
Saccharose	160 mg
Raffinose	50 mg
Stärke	70,6 g

Lipide
Palmitinsäure	100 mg
Stearinsäure	10 mg
Ölsäure	130 mg
Linolsäure	370 mg
Linolensäure	40 mg

* Differenzberechnung

Getreide und Getreideprodukte

Weizenmehl,
Type 630

Energiegehalt
der verdaulichen Bestandteile kJ: 1412
aus 100 g eßbarem Anteil kcal: 332

Hauptbestandteile in 100 g eßbarem Anteil

Wasser	14,2 g	Kohlenhydrate	69,1 g*
Eiweiß	10,6 g	Ballaststoffe	4,1 g
Fett	1,5 g	Mineralstoffe	0,5 g

Einzelne Inhaltsstoffe in 100 g eßbarem Anteil

Mineralstoffe
Natrium . . . . 3 mg
Kalium . . . . 140 mg
Magnesium . . . . 10 mg
Calcium . . . . 18 mg
Eisen . . . . 1800 µg
Kupfer . . . . 290 µg

Vitamine
Vit. B_1 . . . . 120 µg
Vit. B_2 . . . . 50 µg
Nicotinamid . . . . 840 µg
Pantothensäure . . . . . 300 µg
Vit. B_6 . . . . 220 µg
Biotin . . . . 2 µg
Folsäure . . . . 17 µg

Aminosäuren
Arginin . . . . 430 mg
Histidin . . . . 240 mg
Isoleucin . . . . 490 mg
Leucin . . . . 860 mg
Lysin . . . . 260 mg
Methionin . . . . 180 mg
Phenylalanin . . . . 600 mg
Threonin . . . . 350 mg
Tryptophan . . . . 150 mg
Tyrosin . . . . 290 mg
Valin . . . . 530 mg

Kohlenhydrate
Glucose . . . . 40 mg
Fructose . . . . 30 mg
Saccharose . . . . 470 mg
Raffinose . . . . 310 mg
Stärke . . . . 68,2 g

Lipide
Palmitinsäure . . . . 150 mg
Stearinsäure . . . . 10 mg
Ölsäure . . . . 195 mg
Linolsäure . . . . 560 mg
Linolensäure . . . . 55 mg

* Differenzberechnung

Weizenmehl,
Type 1700

Energiegehalt
der verdaulichen Bestandteile   kJ: 1285
aus 100 g eßbarem Anteil   kcal: 303

Hauptbestandteile in 100 g eßbarem Anteil

Wasser	12,6 g	Kohlenhydrate	59,7 g*
Eiweiß	11,2 g	Ballaststoffe	12,9 g
Fett	2,1 g	Mineralstoffe	1,5 g

Einzelne Inhaltsstoffe in 100 g eßbarem Anteil

Mineralstoffe
Natrium	2 mg
Kalium	290 mg
Calcium	40 mg
Eisen	3300 µg
Kupfer	400 µg
Zink	1300 µg
Phosphor	370 mg
Jodid	8 µg

Vitamine
Vit. B_1	470 µg
Vit. B_2	170 µg
Nicotinamid	5000 µg
Pantothensäure	1200 µg
Vit. B_6	460 µg
Biotin	8 µg
Folsäure	50 µg

Aminosäuren
Arginin	600 mg
Histidin	250 mg
Isoleucin	520 mg
Leucin	860 mg
Lysin	350 mg
Methionin	210 mg
Phenylalanin	590 mg
Threonin	390 mg
Tryptophan	150 mg
Tyrosin	370 mg
Valin	600 mg

Kohlenhydrate
Stärke	58,7 g

Lipide
Palmitinsäure	210 mg
Stearinsäure	16 mg
Ölsäure	275 mg
Linolsäure	790 mg
Linolensäure	80 mg

* Differenzberechnung

Getreide und Getreideprodukte

Weizenkeime
(Keimlinge)

Energiegehalt
der verdaulichen Bestandteile   kJ: 1623
aus 100 g eßbarem Anteil   kcal: 382

Hauptbestandteile in 100 g eßbarem Anteil

Wasser	11,7 g	Kohlenhydrate	48,3 g*
Eiweiß	26,6 g	Mineralstoffe	4,2 g
Fett	9,2 g		

Einzelne Inhaltsstoffe in 100 g eßbarem Anteil

Mineralstoffe
Natrium	5 mg
Kalium	835 mg
Magnesium	250 mg
Calcium	70 mg
Mangan	9 mg
Eisen	8 mg
Kupfer	950 µg
Zink	12 mg
Phosphor	1100 mg

Vitamine
Vit. E	12 mg
Vit. K	350 µg
Vit. B_1	2010 µg
Vit. B_2	720 µg
Nicotinamid	4520 µg
Pantothensäure	1 mg
Vit. B_6	3300 µg
Biotin	17 µg
Folsäure	520 µg

Aminosäuren
Arginin	2310 mg
Histidin	840 mg
Isoleucin	1320 mg
Leucin	2170 mg
Lysin	1900 mg
Methionin	560 mg
Phenylalanin	1180 mg
Threonin	1550 mg
Tryptophan	330 mg
Tyrosin	1010 mg
Valin	1680 mg

Kohlenhydrate
Glucose	700 mg
Fructose	500 mg
Saccharose	14,0 mg
Stärke	13,0 g

Lipide
Palmitinsäure	10 mg
Stearinsäure	1810 mg
Ölsäure	1540 mg
Linolsäure	4400 mg
Linolensäure	590 mg

* Differenzberechnung; Ballaststoffe als verwertbare Kohlenhydrate mit verrechnet!

Weizenkleie,
Speisekleie

Energiegehalt
der verdaulichen Bestandteile   kJ: 777
aus 100 g eßbarem Anteil   kcal: 183

Hauptbestandteile in 100 g eßbarem Anteil
Wasser	11,5 g	Kohlenhydrate	20,3 g*
Eiweiß	14,9 g	Ballaststoffe	42,4 g
Fett	4,7 g	Mineralstoffe	6,2 g

Einzelne Inhaltsstoffe in 100 g eßbarem Anteil

Mineralstoffe
Natrium	2 mg
Kalium	1390 mg
Magnesium	590 mg
Calcium	45 mg
Mangan	3700 µg
Eisen	3580 µg
Kupfer	1550 µg
Zink	13 mg
Phosphor	1280 mg

Vitamine
Carotin	5 µg
Vit. E	3 mg
Vit. K	80 µg
Vit. B_1	650 µg
Vit. B_2	510 µg
Nicotinamid	18 mg
Pantothensäure	2500 µg
Vit. B_6	2500 µg
Biotin	45 µg
Folsäure	400 µg

Aminosäuren
Arginin	1230 mg
Histidin	440 mg
Isoleucin	770 mg
Leucin	1120 mg
Lysin	720 mg
Methionin	250 mg
Phenylalanin	650 mg
Threonin	590 mg
Tryptophan	250 mg
Tyrosin	460 mg
Valin	880 mg

Kohlenhydrate
Glucose	90 mg
Fructose	50 mg
Saccharose	1750 mg
Raffinose	1300 mg
Maltose	30 mg
Stärke	13,4 g

Lipide
Palmitinsäure	690 mg
Stearinsäure	40 mg
Ölsäure	710 mg
Linolsäure	2200 mg
Linolensäure	160 mg

* Differenzberechnung

Getreide und Getreideprodukte

Roggenbrot

Energiegehalt
der verdaulichen Bestandteile   kJ: 953
aus 100 g eßbarem Anteil   kcal: 224

Hauptbestandteile in 100 g eßbarem Anteil

Wasser	38,1 g	Kohlenhydrate	47,6 g*
Eiweiß	6,2 g	Ballaststoffe	5,5 g
Fett	1,0 g	Mineralstoffe	1,6 g

Einzelne Inhaltsstoffe in 100 g eßbarem Anteil

Mineralstoffe
Natrium .... 550 mg
Kalium .... 170 mg
Magnesium .... 35 mg
Calcium .... 30 mg
Mangan .... 920 µg
Eisen .... 2500 µg
Kupfer .... 270 µg
Zink .... 860 µg
Phosphor .... 120 mg
Chlorid .... 670 mg
Fluorid .... 13 µg
Jodid .... 9 µg

Vitamine
Vit. B_1 .... 180 µg
Vit. B_2 .... 110 µg
Nicotinamid .... 920 µg
Pantothensäure ..... 470 µg
Folsäure .... 16 µg

Aminosäuren
Arginin .... 420 mg
Histidin .... 240 mg
Isoleucin .... 260 mg
Leucin .... 470 mg
Lysin .... 300 mg
Methionin .... 60 mg
Phenylalanin .... 350 mg
Threonin .... 250 mg
Tryptophan .... 50 mg
Tyrosin .... 170 mg
Valin .... 330 mg

Kohlenhydrate
Glucose .... 520 mg
Fructose .... 380 mg
Saccharose .... 610 mg
Maltose .... 2300 mg
Stärke .... 44 g

* Differenzberechnung

Roggenvollkornbrot

Energiegehalt
der verdaulichen Bestandteile kJ: 855
aus 100 g eßbarem Anteil kcal: 201

Hauptbestandteile in 100 g eßbarem Anteil

Wasser	42,0 g	Kohlenhydrate	40,8 g*
Eiweiß	6,8 g	Ballaststoffe	7,7 g
Fett	1,2 g	Mineralstoffe	1,5 g

Einzelne Inhaltsstoffe in 100 g eßbarem Anteil

Mineralstoffe
Natrium .... 525 mg
Kalium .... 290 mg
Calcium .... 45 mg
Eisen .... 3300 µg
Kupfer .... 680 µg
Phosphor .... 200 mg

Vitamine
Vit. B_1 .... 180 µg
Vit. B_2 .... 150 µg
Nicotinamid .... 560 µg

Aminosäuren
Arginin .... 410 mg
Histidin .... 220 mg
Isoleucin .... 320 mg
Leucin .... 530 mg
Lysin .... 320 mg
Methionin .... 100 mg
Phenylalanin .... 370 mg
Threonin .... 290 mg
Tryptophan .... 60 mg
Tyrosin .... 200 mg
Valin .... 400 mg

Kohlenhydrate
Glucose .... 755 mg
Fructose .... 1115 mg
Saccharose .... 230 mg
Stärke .... 35 g

Lipide
Palmitinsäure .... 130 mg
Stearinsäure .... 25 mg
Ölsäure .... 250 mg
Linolsäure .... 385 mg
Linolensäure .... 55 mg

* Differenzberechnung

Getreide und Getreideprodukte

Weizenbrot,
Weißbrot

Energiegehalt
der verdaulichen Bestandteile	kJ:	987
aus 100 g eßbarem Anteil	kcal:	232

Hauptbestandteile in 100 g eßbarem Anteil
Wasser	38,3 g	Kohlenhydrate	47,8 g*
Eiweiß	7,6 g	Ballaststoffe	3,5 g
Fett	1,2 g	Mineralstoffe	1,6 g

Einzelne Inhaltsstoffe in 100 g eßbarem Anteil

Mineralstoffe
Natrium	540 mg
Kalium	130 mg
Magnesium	25 mg
Calcium	60 mg
Mangan	600 µg
Eisen	1 mg
Kupfer	220 µg
Zink	500 µg
Phosphor	90 mg
Chlorid	450 mg
Fluorid	80 µg
Jodid	6 µg
Selen	2 µg

Vitamine
Vit. B_1	85 µg
Vit. B_2	60 µg
Nicotinamid	850 µg
Pantothensäure	690 µg
Vit. B_6	40 µg
Biotin	3 µg
Folsäure	15 µg

Aminosäuren
Arginin	310 mg
Histidin	180 mg
Isoleucin	380 mg
Leucin	590 mg
Lysin	200 mg
Methionin	130 mg
Phenylalanin	420 mg
Threonin	250 mg
Tryptophan	85 mg
Tyrosin	230 mg
Valin	390 mg

Kohlenhydrate
Stärke	41,8 g

Lipide
Palmitinsäure	125 mg
Stearinsäure	55 mg
Ölsäure	170 mg
Linolsäure	415 mg
Linolensäure	40 mg

Sonstige Inhaltsstoffe
Purine	15 mg

* Differenzberechnung

Weizenvollkornbrot

Energiegehalt
der verdaulichen Bestandteile   kJ: 857
aus 100 g eßbarem Anteil   kcal: 202

Hauptbestandteile in 100 g eßbarem Anteil

Wasser	41,7 g	Kohlenhydrate	41,4 g*
Eiweiß	7,0 g	Ballaststoffe	7,5 g
Fett	0,9 g	Mineralstoffe	1,5 g

Einzelne Inhaltsstoffe in 100 g eßbarem Anteil

Mineralstoffe
Natrium	380 mg
Kalium	270 mg
Magnesium	90 mg
Calcium	65 mg
Mangan	2300 µg
Eisen	2 mg
Kupfer	420 µg
Zink	2 mg
Phosphor	195 mg
Selen	2 µg

Vitamine
Vit. B_1	250 µg
Vit. B_2	150 µg
Nicotinamid	3300 µg
Pantothensäure	650 µg
Vit. B_6	360 µg
Biotin	4 µg
Folsäure	60 µg

Aminosäuren
Arginin	360 mg
Histidin	150 mg
Isoleucin	310 mg
Leucin	530 mg
Lysin	200 mg
Methionin	140 mg
Phenylalanin	360 mg
Threonin	240 mg
Tryptophan	100 mg
Tyrosin	220 mg
Valin	360 mg

* Differenzberechnung

Getreide und Getreideprodukte

Vergleichstabelle

Verschiedene Brotsorten

Energiegehalte, Hauptbestandteile und wichtige Inhaltsstoffe in 100 g

	kJ	kcal	Wasser (g)	Eiweiß (g)	Fett (g)	Kohlenhydrate (g)*	Ballaststoffe (g)	Mineralstoffe
Brötchen, Semmel	1057	249	35,4	8,3	1,9	49,6	3,0	1,8
Grahambrot	910	214	39,7	7,8	1,0	43,5	6,4	1,6
Knäckebrot aus Roggen	1323	311	7,0	9,4	1,4	65,3	14,6	2,3
Pumpernickel	849	200	40,1	6,8	0,9	41,1	9,8	1,3
Roggenbrot	953	224	38,1	6,2	1,0	47,6	5,5	1,6
Roggenmischbrot, Roggen und Weizen	922	217	39,1	6,4	1,1	45,4	6,2	1,8
Roggenmischbrot mit Weizenkleie	887	209	39,8	5,9	1,5	42,9	7,4	2,5
Roggenvollkornbrot	855	201	42,0	6,8	1,2	40,8	7,7	1,5
Weizenbrot, Weißbrot	987	232	38,3	7,6	1,2	47,8	3,5	1,6
Weizenmischbrot, Weizen und Roggen	999	235	37,6	6,2	1,1	50,1	3,5	1,5
Weizentoastbrot	1102	260	35,1	6,9	4,4	48,1	3,6	1,9
Weizenvollkornbrot	857	202	41,7	7,0	0,9	41,4	7,5	1,5

* Differenzberechnung

Eierteigwaren
(Nudeln, Makkaroni, Spaghetti ect.)

Getreide und Getreideprodukte

Energiegehalt
der verdaulichen Bestandteile   kJ: 1504
aus 100 g eßbarem Anteil   kcal: 354

Hauptbestandteile in 100 g eßbarem Anteil
Wasser	10,7 g	Kohlenhydrate	69,9 g*
Eiweiß	12,3 g	Ballaststoffe	3,4 g
Fett	2,8 g	Mineralstoffe	0,9 g

Einzelne Inhaltsstoffe in 100 g eßbarem Anteil

Mineralstoffe
Natrium	17 mg
Kalium	165 mg
Magnesium	65 mg
Calcium	25 mg
Mangan	730 µg
Eisen	1600 µg
Kupfer	150 µg
Zink	1600 µg
Phosphor	190 mg
Chlorid	30 mg
Fluorid	80 µg

Vitamine
Vit. A	65 µg
Vit. B_1	170 µg
Vit. B_2	75 µg
Nicotinamid	1900 µg
Pantothensäure	300 µg
Vit. B_6	60 µg
Biotin	1 µg
Folsäure	11 µg

Aminosäuren
Arginin	710 mg
Histidin	460 mg
Isoleucin	530 mg
Leucin	1010 mg
Lysin	450 mg
Methionin	100 mg
Phenylalanin	640 mg
Threonin	420 mg
Tryptophan	80 mg
Tyrosin	420 mg
Valin	590 mg

Kohlenhydrate
Gesamtzucker	3650 mg
Stärke	64,5 g

Lipide
Palmitinsäure	280 mg
Stearinsäure	20 mg
Ölsäure	355 mg
Linolsäure	830 mg
Linolensäure	75 mg
Cholesterin	95 mg

Sonstige Inhaltsstoffe
Purine	40 mg

* Differenzberechnung

Keks
(Butterkeks)

Energiegehalt

der verdaulichen Bestandteile   kJ: 1817
aus 100 g eßbarem Anteil   kcal: 428

Hauptbestandteile in 100 g eßbarem Anteil

Wasser	2,0 g	Kohlenhydrate	74,7 g*
Eiweiß	7,6 g	Ballaststoffe	3,3 g
Fett	11,0 g	Mineralstoffe	1,4 g

Einzelne Inhaltsstoffe in 100 g eßbarem Anteil

Mineralstoffe

Natrium	385 mg
Kalium	140 mg
Magnesium	25 mg
Calcium	45 mg
Mangan	400 µg
Eisen	1770 µg
Kupfer	300 µg
Phosphor	120 mg

Kohlenhydrate

Glucose + Fructose	2800 mg
Saccharose	20 g

* Differenzberechnung

Salzstangen, Salzbrezeln,
Dauergebäck

Energiegehalt
der verdaulichen Bestandteile   kJ: 1464 g
aus 100 g eßbarem Anteil   kcal: 345 g

Hauptbestandteile in 100 g eßbarem Anteil

Wasser	9,0 g	Kohlenhydrate	76,0 g*
Eiweiß	9,0 g	Mineralstoffe	5,5 g
Fett	0,5 g		

Einzelne Inhaltsstoffe in 100 g eßbarem Anteil

Mineralstoffe

Natrium	1790 mg
Kalium	125 mg
Calcium	145 mg
Eisen	700 µg
Zink	500 µg

Vitamine

Vit. B_1	10 µg
Vit. B_2	40 µg
Nicotinamid	700 µg

Getreide und Getreideprodukte

* Differenzberechnung; Ballaststoffe als verwertbare Kohlenhydrate mit verrechnet!

Zwieback, eifrei

Energiegehalt
der verdaulichen Bestandteile   kJ: 1563
aus 100 g eßbarem Anteil   kcal: 368

Hauptbestandteile in 100 g eßbarem Anteil

Wasser	8,5 g	Kohlenhydrate	73,1 g*
Eiweiß	9,2 g	Ballaststoffe	3,5 g
Fett	4,3 g	Mineralstoffe	1,4 g

Einzelne Inhaltsstoffe in 100 g eßbarem Anteil

Mineralstoffe
Natrium	265 mg
Kalium	160 mg
Magnesium	16 mg
Calcium	40 mg
Mangan	750 µg
Eisen	1500 µg
Kupfer	400 µg
Phosphor	130 mg

Vitamine
Nicotinamid	1300 µg
Vit. B_6	90 µg

Aminosäuren
Arginin	420 mg
Histidin	160 mg
Isoleucin	490 mg
Leucin	820 mg
Lysin	210 mg
Methionin	140 mg
Phenylalanin	520 mg
Threonin	320 mg
Tryptophan	100 mg
Tyrosin	390 mg
Valin	470 mg

Kohlenhydrate
Stärke	53,7 g

Lipide
Palmitinsäure	1505 mg
Stearinsäure	170 mg
Ölsäure	1315 mg
Linolsäure	930 mg
Linolensäure	55 mg

* Differenzberechnung

Gemüse und Gemüseprodukte

Wurzel- und Knollengemüse .... 260—273
Blatt-, Stengel- und Blütengemüse (Salate) .. 274—302
Gemüsefrüchte .... 303—315

Hülsenfrüchte und Ölsamen .... 316—331
Pilze .... 332—334

Kartoffel

Energiegehalt
der verdaulichen Bestandteile aus 100 g eßbarem Anteil

kJ: 297
kcal: 70

Hauptbestandteile in 100 g eßbarem Anteil

Wasser	77,8 g	Organische Säuren	0,6 g
Eiweiß	2,0 g	Ballaststoffe	2,5 g
Fett	0,1 g	Mineralstoffe	1,0 g
Kohlenhydrate	14,8 g		

Einzelne Inhaltsstoffe in 100 g eßbarem Anteil

Mineralstoffe
Natrium . . . . 5 mg
Kalium . . . . 445 mg
Magnesium . . . . 25 mg
Calcium . . . . 10 mg
Mangan . . . . 150 µg
Eisen . . . . 800 µg
Kupfer . . . . 150 µg
Zink . . . . 270 µg
Phosphor . . . . 50 mg
Chlorid . . . . 45 mg
Fluorid . . . . 10 µg
Jodid . . . . 4 µg
Selen . . . . 4–20 µg

Vitamine
Carotin . . . . 10 µg
Vit. E . . . . 60 µg
Vit. K . . . . 50 µg
Vit. B_1 . . . . 110 µg
Vit. B_2 . . . . 45 µg
Nicotinamid . . . . 1220 µg
Pantothensäure . . . . 400 µg
Vit. B_6 . . . . 210 µg
Biotin . . . . 400 ng
Folsäure . . . . 7 µg
Vit. C . . . . 17 mg

Aminosäuren
Arginin . . . . 120 mg
Histidin . . . . 40 mg
Isoleucin . . . . 100 mg
Leucin . . . . 140 mg
Lysin . . . . 130 mg
Methionin . . . . 30 mg
Phenylalanin . . . . 100 mg
Threonin . . . . 90 mg
Tryptophan . . . . 30 mg
Tyrosin . . . . 80 mg
Valin . . . . 130 mg

Kohlenhydrate
Glucose . . . . 240 mg
Fructose . . . . 170 mg
Saccharose . . . . 300 mg
Stärke . . . . 14,1 g

Lipide
Palmitinsäure . . . . 19 mg
Stearinsäure . . . . 4 mg
Ölsäure . . . . 2 mg
Linolsäure . . . . 30 mg
Linolensäure . . . . 25 mg

Sonstige Inhaltsstoffe
Apfelsäure . . . . 90 mg
Zitronensäure . . . . 520 mg
Oxalsäure 0
Salizylsäure . . . . 120 µg
Purine . . . . 5 mg

Vergleichstabelle

Kartoffel und Kartoffelprodukte

Energiegehalte und Hauptbestandteile in 100 g eßbarem Anteil

	kJ	kcal	Wasser (g)	Eiweiß (g)	Fett (g)	Kohlenhydrate (g)	Ballaststoffe (g)	Mineralstoffe (g)
Kartoffel	297	70	77,8	2,0	0,1	14,8	2,5	1,0
Kartoffel, ungeschält, gebacken in Folie	368	87	73,2	2,5	0,1	18,9	3,1	1,2
Kartoffel, ungeschält, gekocht	300	71	77,8	2,0	0,1	15,4	2,5	1,0
Kartoffelflocken (Püree), Trockenprodukt	1376	324	7,0	8,6	0,6	71,0		3,0
Kartoffelknödel roh, Trockenprodukt	1412	333	9,3	5,7	0,3	76,9*	3,0**	4,8
Kartoffelknödel, gekocht, Trockenprodukt	1425	335	9,7	7,1	1,4	73,6*	3,0**	5,2
Kartoffelkroketten, Trockenprodukt	1479	348	8,2	8,1	1,6	75,3*	2,0**	4,8
Kartoffelpuffer, Trockenprodukt	1405	331	9,4	6,4	0,5	75,1*	4,0**	4,6
Kartoffelsuppe, Trockenprodukt	1470	346	6,6	7,2	3,7	71,0*		11,5
Kartoffelscheiben ölgeröstet, gesalzen (Kartoffelchips)	2281	539	2,3	5,5	39,4	40,6		3,5
Kartoffelstäbchen ölgeröstet, gesalzen (Kartoffelsticks)	2091	494	2,3	6,5	31,5	46,1		4,6
Pommes frites, verzehrsfertig, ungesalzen	1229	290	43,6	4,2	14,5	35,7*		2,0
Stärke: Kartoffelstärke; Mais-, Reis-, Tapioka-, Weizenstärke sind ähnlich	1427	336	15,5	0,6	0,1	83,1		0,4

* Differenzberechnung ** unlöslicher Ballaststoffanteil

Gemüse und Gemüseprodukte

Kohlrabi

Energiegehalt
der verdaulichen Bestandteile aus 100 g eßbarem Anteil

kJ: 103
kcal: 24

Hauptbestandteile in 100 g eßbarem Anteil

Wasser	91,6 g	Organische Säuren	0,2 g
Eiweiß	1,9 g	Ballaststoffe	1,4 g
Fett	0,1 g	Mineralstoffe	1,0 g
Kohlenhydrate	3,8 g		

Einzelne Inhaltsstoffe in 100 g eßbarem Anteil

Mineralstoffe
Natrium . . . . 30 mg
Kalium . . . . 380 mg
Magnesium . . . . 45 mg
Calcium . . . . 70 mg
Mangan . . . . 130 µg
Eisen . . . . 900 µg
Kupfer . . . . 120 µg
Zink . . . . 260 µg
Phosphor . . . . 50 mg
Chlorid . . . . 55 mg
Jodid . . . . 1 µg
Selen . . . . 8—165 µg

Vitamine
Carotin . . . . 200 µg
Vit. B_1 . . . . 50 µg
Vit. B_2 . . . . 45 µg
Nicotinamid . . . . 1800 µg
Pantothensäure . . . . . 100 µg
Vit. B_6 . . . . 120 µg
Biotin . . . . 3 µg
Folsäure . . . . 25 µg
Vit. C . . . . 65 mg

Aminosäuren
Arginin . . . . 120 mg
Histidin . . . . 35 mg
Isoleucin . . . . 90 mg
Leucin . . . . 80 mg
Lysin . . . . 65 mg
Methionin . . . . 16 mg
Phenylalanin . . . . 45 mg
Threonin . . . . 55 mg
Tryptophan . . . . 12 mg
Tyrosin . . . . 12 mg
Valin . . . . 60 mg

Kohlenhydrate
Glucose . . . . 1380 mg
Fructose . . . . 1230 mg
Saccharose . . . . 1080 mg
Stärke . . . . 100 mg

Lipide
Palmitinsäure . . . . 25 mg
Stearinsäure . . . . 3 mg
Ölsäure . . . . 12 mg
Linolsäure . . . . 25 mg
Linolensäure . . . . 45 mg

Sonstige Inhaltsstoffe
Zitronensäure . . . . 155 mg
Oxalsäure . . . . 3 mg
Purine . . . . 16 mg

Kohlrübe,
Steckrübe

Energiegehalt
der verdaulichen Bestandteile aus 100 g eßbarem Anteil

kJ: 43
kcal: 10

Hauptbestandteile in 100 g eßbarem Anteil

Wasser	89,3 g	Kohlenhydrate	0,9 g
Eiweiß	1,2 g	Mineralstoffe	0,8 g
Fett	0,2 g		

Einzelne Inhaltsstoffe in 100 g eßbarem Anteil

Mineralstoffe

Natrium	10 mg	Histidin	9 mg
Kalium	225 mg	Isoleucin	30 mg
Magnesium	11 mg	Leucin	45 mg
Calcium	50 mg	Lysin	20 mg
Mangan	40 µg	Methionin	12 mg
Eisen	450 µg	Phenylalanin	25 mg
Kupfer	80 µg	Threonin	35 mg
Zink	80 µg	Tryptophan	15 mg
Phosphor	30 mg	Tyrosin	15 mg
Chlorid	30 mg	Valin	30 mg
Fluorid	30 µg	**Kohlenhydrate**	
Jodid	4 µg	Glucose	300 µg

Vitamine

		Fructose	550 µg
Carotin	100 µg	**Lipide**	
Vit. B_1	50 µg	Palmitinsäure	20 mg
Vit. B_2	60 µg	Stearinsäure	1 mg
Nicotinamid	850 µg	Ölsäure	1 mg
Pantothensäure	110 µg	Linolsäure	30 mg
Vit. B_6	200 µg	Linolensäure	70 mg
Biotin	100 ng	**Sonstige Inhaltsstoffe**	
Folsäure	25 µg	Oxalsäure	0
Vit. C	35 mg	Salizylsäure	160 µg

Aminosäuren

Arginin .... 18 mg

Gemüse und Gemüseprodukte

Meerrettich

Energiegehalt
der verdaulichen Bestandteile aus 100 g eßbarem Anteil

kJ: 267
kcal: 63

Hauptbestandteile in 100 g eßbarem Anteil

Wasser	76,6 g	Kohlenhydrate	11,7 g
Eiweiß	2,8 g	Organische Säuren	0,7 g
Fett	0,3 g	Mineralstoffe	2,2 g

Einzelne Inhaltsstoffe in 100 g eßbarem Anteil

Mineralstoffe
- Natrium ... 9 mg
- Kalium ... 555 mg
- Magnesium ... 35 mg
- Calcium ... 105 mg
- Mangan ... 460 µg
- Eisen ... 1400 µg
- Kupfer ... 140 µg
- Zink ... 1400 µg
- Phosphor ... 65 mg
- Chlorid ... 18 mg
- Jodid ... 1 µg
- Selen ... Spuren

Vitamine
- Carotin ... 20 µg
- Vit. B_1 ... 140 µg
- Vit. B_2 ... 110 µg
- Nicotinamid ... 600 µg
- Vit. B_6 ... 180 µg
- Vit. C ... 115 mg

Aminosäuren
- Arginin ... 605 mg
- Histidin ... 50 mg
- Isoleucin ... 60 mg
- Leucin ... 70 mg
- Lysin ... 80 mg
- Methionin ... 15 mg
- Phenylalanin ... 45 mg
- Threonin ... 55 mg
- Tryptophan ... 16 mg
- Tyrosin ... 30 mg
- Valin ... 85 mg

Kohlenhydrate
- Glucose ... 1400 mg
- Fructose ... 130 mg
- Saccharose ... 6720 mg
- Stärke ... 3420 mg

Lipide
- Palmitinsäure ... 45 mg
- Stearinsäure ... 4 mg
- Ölsäure ... 25 mg
- Linolsäure ... 50 mg
- Linolensäure ... 115 mg

Sonstige Inhaltsstoffe
- Apfelsäure ... 680 mg

Möhre, Karotte

Energiegehalt
der verdaulichen Bestandteile aus 100 g eßbarem Anteil

kJ: 107
kcal: 25

Hauptbestandteile in 100 g eßbarem Anteil

Wasser	88,2 g	Organische Säuren	0,3 g
Eiweiß	1,0 g	Ballaststoffe	3,4 g
Fett	0,2 g	Mineralstoffe	0,9 g
Kohlenhydrate	4,6 g		

Einzelne Inhaltsstoffe in 100 g eßbarem Anteil

Mineralstoffe
Natrium .... 60 mg
Kalium .... 290 mg
Magnesium .... 18 mg
Calcium .... 40 mg
Mangan .... 210 µg
Eisen .... 2 mg
Kupfer .... 130 µg
Zink .... 640 µg
Phosphor .... 35 mg
Chlorid .... 60 mg
Fluorid .... 25 µg
Jodid .... 15 µg
Selen .... Spuren

Vitamine
Carotin .... 12 mg
Vit. E .... 600 µg
Vit. K .... 80 µg
Vit. B_1 .... 70 µg
Vit. B_2 .... 55 µg
Nicotinamid .... 580 µg
Pantothensäure .... 270 µg
Vit. B_6 .... 95 µg
Biotin .... 5 µg
Folsäure .... 8 µg
Vit. C .... 7 mg

Aminosäuren
Arginin .... 40 mg
Histidin .... 15 mg
Isoleucin .... 45 mg
Leucin .... 40 mg
Lysin .... 45 mg
Methionin .... 8 mg
Phenylalanin .... 30 mg
Threonin .... 35 mg
Tryptophan .... 10 mg
Tyrosin .... 16 mg
Valin .... 40 mg

Kohlenhydrate
Glucose .... 1400 mg
Fructose .... 1290 mg
Saccharose .... 1900 mg

Lipide
Palmitinsäure ...... 35 mg
Stearinsäure .... 3 mg
Ölsäure .... 3 mg
Linolsäure .... 105 mg
Linolensäure .... 12 mg

Sonstige Inhaltsstoffe
Apfelsäure .... 295 mg
Zitronensäure ...... 50 mg
Oxalsäure .... 6 mg
Salizylsäure .... 230 µg
Purine .... 25 mg

Gemüse und Gemüseprodukte

Pastinake

Energiegehalt
der verdaulichen Bestandteile aus 100 g eßbarem Anteil

kJ: 93
kcal: 22

Hauptbestandteile in 100 g eßbarem Anteil

Wasser	80,2 g	Kohlenhydrate	2,9 g
Eiweiß	1,3 g	Organische Säuren	0,5 g
Fett	0,4 g	Mineralstoffe	1,2 g

Einzelne Inhaltsstoffe in 100 g eßbarem Anteil

Mineralstoffe
Natrium . . . . 8 mg
Kalium . . . . 470 mg
Magnesium . . . . 20 mg
Calcium . . . . 50 mg
Mangan . . . . 400 µg
Eisen . . . . 620 µg
Kupfer . . . . 100 µg
Zink . . . . 850 µg
Phosphor . . . . 75 mg
Fluorid . . . . 10 µg
Jodid . . . . 4 µg

Vitamine
Vit. A . . . . 3 µg
Carotin . . . . 20 µg
Vit. E . . . . 1 mg
Vit. B_1 . . . . 80 µg
Vit. B_2 . . . . 130 µg
Nicotinamid . . . . 940 µg
Pantothensäure . . . . . 500 µg
Vit. B_6 . . . . 110 µg
Biotin . . . . Spuren
Folsäure . . . . 60 µg
Vit. C . . . . 18 mg

Aminosäuren
Arginin . . . . 140 mg
Histidin . . . . 20 mg
Isoleucin . . . . 50 mg
Leucin . . . . 70 mg
Lysin . . . . 80 mg
Methionin . . . . 16 mg
Phenylalanin . . . . 45 mg
Threonin . . . . 50 mg
Tryptophan . . . . 14 mg
Tyrosin . . . . 25 mg
Valin . . . . 70 mg

Kohlenhydrate
Glucose . . . . 180 mg
Fructose . . . . 160 mg
Saccharose . . . . 2570 mg

Lipide
Palmitinsäure . . . . 60 mg
Stearinsäure . . . . 3 mg
Ölsäure . . . . 25 mg
Linolsäure . . . . 70 mg
Linolensäure . . . . 20 mg

Sonstige Inhaltsstoffe
Apfelsäure . . . . 350 mg
Zitronensäure . . . . 130 mg
Salizylsäure . . . . 450 µg

Petersilienwurzel

Energiegehalt
der verdaulichen Bestandteile   kJ: 160
aus 100 g eßbarem Anteil   kcal: 38

Hauptbestandteile in 100 g eßbarem Anteil
Wasser	88,0 g	Kohlenhydrate	5,4 g
Eiweiß	2,9 g	Mineralstoffe	1,6 g
Fett	0,5 g		

Einzelne Inhaltsstoffe in 100 g eßbarem Anteil

Mineralstoffe
Natrium	12 mg
Kalium	400 mg
Magnesium	25 mg
Calcium	40 mg
Eisen	850 µg
Phosphor	55 mg
Jodid	Spuren

Vitamine
Carotin	20 µg
Vit. B_1	100 µg
Vit. B_2	85 µg
Nicotinamid	2 mg
Vit. B_6	230 µg
Vit. C	40 mg

Aminosäuren
Arginin	105 mg
Histidin	45 mg
Isoleucin	90 mg
Leucin	115 mg
Lysin	115 mg
Methionin	30 mg
Phenylalanin	70 mg
Threonin	80 mg
Tryptophan	30 mg
Tyrosin	35 mg
Valin	140 mg

Kohlenhydrate
Glucose	280 mg
Fructose	330 mg
Saccharose	4830 mg

Lipide
Palmitinsäure	70 mg
Stearinsäure	2 mg
Ölsäure	30 mg
Linolsäure	220 mg
Linolensäure	30 mg

Gemüse und Gemüseprodukte

Radieschen

Energiegehalt
der verdaulichen Bestandteile aus 100 g eßbarem Anteil

kJ: 60
kcal: 14

Hauptbestandteile in 100 g eßbarem Anteil

Wasser	94,4 g	Organische Säuren	0,1 g
Eiweiß	1,1 g	Ballaststoffe	1,5 g
Fett	0,1 g	Mineralstoffe	0,9 g
Kohlenhydrate	2,1 g		

Einzelne Inhaltsstoffe in 100 g eßbarem Anteil

Mineralstoffe
Natrium .... 17 mg
Kalium .... 255 mg
Magnesium .... 8 mg
Calcium .... 35 mg
Mangan .... 125 µg
Eisen .... 1500 µg
Kupfer .... 150 µg
Zink .... 160 µg
Phosphor .... 25 mg
Chlorid .... 45 mg
Fluorid .... 70 µg
Jodid .... 8 µg

Vitamine
Carotin .... 25 µg
Vit. E .... 10 µg
Vit. B_1 .... 35 µg
Vit. B_2 .... 30 µg
Nicotinamid .... 250 µg
Pantothensäure .... 180 µg
Vit. B_6 .... 60 µg
Folsäure .... 25 µg
Vit. C .... 30 mg

Aminosäuren
Tryptophan .... 7 mg

Kohlenhydrate
Glucose .... 1290 mg
Fructose .... 710 mg
Saccharose .... 120 mg

Lipide
Palmitinsäure ...... 30 mg
Stearinsäure .... 5 mg
Ölsäure .... 15 mg
Linolsäure .... 9 mg
Linolensäure .... 45 mg

Sonstige Inhaltsstoffe
Zitronensäure ...... 100 mg
Oxalsäure 0
Salizylsäure .... 1240 µg
Purine .... 15 mg

Rettich

Energiegehalt
der verdaulichen Bestandteile   kJ: 59
aus 100 g eßbarem Anteil   kcal: 14

Hauptbestandteile in 100 g eßbarem Anteil
Wasser	93,5 g	Kohlenhydrate	1,9 g
Eiweiß	1,1 g	Ballaststoffe	1,2 g
Fett	0,2 g	Mineralstoffe	0,8 g

Einzelne Inhaltsstoffe in 100 g eßbarem Anteil

Mineralstoffe
- Natrium . . . . 18 mg
- Kalium . . . . 320 mg
- Magnesium . . . . 15 mg
- Calcium . . . . 35 mg
- Mangan . . . . 50 µg
- Eisen . . . . 800 µg
- Kupfer . . . . 130 µg
- Zink . . . . 200 µg
- Phosphor . . . . 30 mg
- Chlorid . . . . 19 mg
- Jodid . . . . 8 µg
- Selen . . . . 2—30 µg

Vitamine
- Carotin . . . . 6 µg
- Vit. B_1 . . . . 30 µg
- Vit. B_2 . . . . 30 µg
- Nicotinamid . . . . 400 µg
- Pantothensäure . . . . . 180 µg
- Vit. B_6 . . . . 60 µg
- Folsäure . . . . 25 µg
- Vit. C . . . . 25 mg

Aminosäuren
- Arginin . . . . 95 mg
- Histidin . . . . 15 mg
- Isoleucin . . . . 25 mg
- Leucin . . . . 35 mg
- Lysin . . . . 45 mg
- Methionin . . . . 10 mg
- Phenylalanin . . . . 20 mg
- Threonin . . . . 30 mg
- Tryptophan . . . . 5 mg
- Tyrosin . . . . 10 mg
- Valin . . . . 40 mg

Kohlenhydrate
- Glucose . . . . 1150 mg
- Fructose . . . . 600 mg
- Saccharose . . . . 130 mg

Lipide
- Palmitinsäure . . . . . . 30 mg
- Stearinsäure . . . . 4 mg
- Ölsäure . . . . 15 mg
- Linolsäure . . . . 18 mg
- Linolensäure . . . . 55 mg

Sonstige Inhaltsstoffe
- Oxalsäure 0
- Purine . . . . 15 mg

Gemüse und Gemüseprodukte

Rote Rübe

Energiegehalt
der verdaulichen Bestandteile   kJ: 175
aus 100 g eßbarem Anteil   kcal: 41

Hauptbestandteile in 100 g eßbarem Anteil

Wasser	88,8 g	Organische Säuren	0,2 g
Eiweiß	1,5 g	Ballaststoffe	2,5 g
Fett	0,1 g	Mineralstoffe	1,0 g
Kohlenhydrate	8,4 g		

Einzelne Inhaltsstoffe in 100 g eßbarem Anteil

Mineralstoffe
Natrium	60 mg
Kalium	335 mg
Magnesium	25 mg
Calcium	30 mg
Mangan	1 mg
Eisen	930 µg
Kupfer	190 µg
Zink	590 µg
Phosphor	45 mg
Chlorid	80 mg
Fluorid	20 µg
Jodid	1 µg
Selen	1—20 µg

Vitamine
Carotin	11 µg
Vit. E	30 µg
Vit. B_1	20 µg
Vit. B_2	40 µg
Nicotinamid	230 µg
Pantothensäure	130 µg
Vit. B_6	50 µg
Folsäure	95 µg
Vit. C	10 mg

Aminosäuren
Arginin	25 mg
Histidin	20 mg
Isoleucin	50 mg
Leucin	55 mg
Lysin	80 mg
Methionin	5 mg
Phenylalanin	25 mg
Threonin	35 mg
Tryptophan	13 mg
Tyrosin	12 mg
Valin	45 mg

Kohlenhydrate
Glucose	270 mg
Fructose	250 mg
Saccharose	7850 mg

Lipide
Palmitinsäure	18 mg
Stearinsäure	80 µg
Ölsäure	10 mg
Linolsäure	40 mg
Linolensäure	8 mg

Sonstige Inhaltsstoffe
Apfelsäure	35 mg
Zitronensäure	195 mg
Oxalsäure	180 mg
Salizylsäure	180 µg
Purine	15 mg

Schwarzwurzel

Energiegehalt
der verdaulichen Bestandteile   kJ: 66
aus 100 g eßbarem Anteil   kcal: 16

Hauptbestandteile in 100 g eßbarem Anteil

Wasser	78,6 g	Kohlenhydrate	1,6 g
Eiweiß	1,4 g	Ballaststoffe	17,0 g*
Fett	0,4 g	Mineralstoffe	1,0 g

Einzelne Inhaltsstoffe in 100 g eßbarem Anteil

Mineralstoffe

Natrium	5 mg
Kalium	320 mg
Magnesium	25 mg
Calcium	55 mg
Mangan	410 µg
Eisen	3300 µg
Kupfer	300 µg
Zink	220 µg
Phosphor	75 mg
Chlorid	30 mg

Vitamine

Carotin	20 µg
Vit. B_1	110 µg
Vit. B_2	35 µg
Nicotinamid	350 µg
Vit. C	4 mg

Kohlenhydrate

Glucose	Spuren
Fructose	70 mg
Saccharose	1560 mg

* Differenzberechnung; mit einbezogen ist Inulin, ein nicht verwertbares Kohlenhydrat

Gemüse und Gemüseprodukte

Sellerieknolle

Energiegehalt
der verdaulichen Bestandteile　　　　　　　　kJ:　　78
aus 100 g eßbarem Anteil　　　　　　　　　　kcal:　 18

Hauptbestandteile in 100 g eßbarem Anteil

Wasser	88,6 g	Kohlenhydrate	2,3 g
Eiweiß	1,6 g	Ballaststoffe	4,2 g
Fett	0,3 g	Mineralstoffe	0,9 g

Einzelne Inhaltsstoffe in 100 g eßbarem Anteil

Mineralstoffe		**Aminosäuren**	
Natrium	75 mg	Arginin	45 mg
Kalium	320 mg	Histidin	25 mg
Magnesium	9 mg	Isoleucin	50 mg
Calcium	70 mg	Leucin	75 mg
Mangan	150 µg	Lysin	75 mg
Eisen	530 µg	Methionin	18 mg
Kupfer	20 µg	Phenylalanin	45 mg
Zink	310 µg	Threonin	45 mg
Phosphor	80 mg	Tryptophan	12 mg
Chlorid	150 mg	Tyrosin	25 mg
Fluorid	14 µg	Valin	75 mg
Jodid	3 µg	**Kohlenhydrate**	
Selen	1—10 µg	Fructose	100 mg
Vitamine		Saccharose	1710 mg
Carotin	15 µg	Stärke	440 mg
Vit. K	100 µg	**Lipide**	
Vit. B_1	35 µg	Palmitinsäure	65 mg
Vit. B_2	70 µg	Stearinsäure	4 mg
Nicotinamid	900 µg	Ölsäure	13 mg
Pantothensäure	510 µg	Linolsäure	155 mg
Vit. B_6	200 µg	Linolensäure	17 mg
Folsäure	7 µg	**Sonstige Inhaltsstoffe**	
Vit. C	8 mg	Oxalsäure	6800 µg
		Purine	30 mg

Weiße Rübe,
Wasserrübe

Energiegehalt
der verdaulichen Bestandteile	kJ:	105
aus 100 g eßbarem Anteil	kcal:	25

Hauptbestandteile in 100 g eßbarem Anteil
Wasser	90,5 g		Kohlenhydrate	4,7 g
Eiweiß	1,0 g		Mineralstoffe	0,7 g
Fett	0,2 g			

Einzelne Inhaltsstoffe in 100 g eßbarem Anteil

Mineralstoffe

Natrium	60 mg
Kalium	240 mg
Magnesium	7 mg
Calcium	50 mg
Mangan	70 µg
Eisen	440 µg
Kupfer	70 µg
Zink	230 µg
Phosphor	30 mg
Chlorid	70 mg
Jodid	8 µg
Selen	3–25 µg

Vitamine

Carotin	60 µg
Vit. B_1	40 µg
Vit. B_2	50 µg
Nicotinamid	670 µg
Pantothensäure	200 µg
Vit. B_6	80 µg
Biotin	2 µg
Folsäure	20 µg
Vit. C	20 mg

Aminosäuren

Arginin	15 mg
Histidin	8 mg
Isoleucin	19 mg
Leucin	40 mg
Lysin	18 mg
Methionin	11 mg
Phenylalanin	18 mg
Threonin	30 mg
Tryptophan	13 mg
Tyrosin	15 mg
Valin	25 mg

Kohlenhydrate

Glucose	1920 mg
Fructose	1510 mg
Saccharose	540 mg
Stärke	690 mg

Gemüse und Gemüseprodukte

Artischoke

Energiegehalt
der verdaulichen Bestandteile kJ: 93
aus 100 g eßbarem Anteil kcal: 22

Hauptbestandteile in 100 g eßbarem Anteil
Wasser	82,5 g	Organische Säuren	0,3 g
Eiweiß	2,4 g	Ballaststoffe	10,8 g*
Fett	0,1 g	Mineralstoffe	1,3 g
Kohlenhydrate	2,6 g		

Einzelne Inhaltsstoffe in 100 g eßbarem Anteil

Mineralstoffe
Natrium . . . . 45 mg
Kalium . . . . 355 mg
Magnesium . . . . 25 mg
Calcium . . . . 55 mg
Mangan . . . . 380 µg
Eisen . . . . 1500 µg
Kupfer . . . . 320 µg
Zink . . . . 60 µg
Phosphor . . . . 130 mg
Chlorid . . . . 40 mg

Vitamine
Carotin . . . . 100 µg
Vit. E . . . . 190 µg
Vit. B_1 . . . . 140 µg
Vit. B_2 . . . . 12 µg
Nicotinamid . . . . 900 µg
Vit. C . . . . 8 mg

Kohlenhydrate
Glucose . . . . 760 mg
Fructose . . . . 1730 mg
Saccharose . . . . 140 mg

Lipide
Palmitinsäure . . . . 20 mg
Stearinsäure . . . . Spuren
Ölsäure . . . . 5 mg
Linolsäure . . . . 30 mg
Linolensäure . . . . 10 mg

Sonstige Inhaltsstoffe
Apfelsäure . . . . 170 mg
Zitronensäure . . . . 100 mg
Oxalsäure . . . . 9 mg

* Differenzberechnung; mit einbezogen ist Inulin, ein nicht verwertbares Kohlenhydrat

Bambussprossen

Energiegehalt
der verdaulichen Bestandteile   kJ: 74
aus 100 g eßbarem Anteil   kcal: 17

Hauptbestandteile in 100 g eßbarem Anteil

Wasser	91,0 g	Kohlenhydrate	1,0 g
Eiweiß	2,5 g	Organische Säuren	0,2 g
Fett	0,3 g	Mineralstoffe	0,9 g

Einzelne Inhaltsstoffe in 100 g eßbarem Anteil

Mineralstoffe
Natrium .... 6 mg
Kalium .... 470 mg
Calcium .... 15 mg
Eisen .... 700 µg
Phosphor .... 55 mg

Vitamine
Carotin .... 14 µg
Vit. B_1 .... 130 µg
Vit. B_2 .... 80 µg
Nicotinamid .... 600 µg
Vit. C .... 7 mg

Aminosäuren
Arginin .... 90 mg
Histidin .... 40 mg
Isoleucin .... 85 mg
Leucin .... 135 mg
Lysin .... 130 mg
Methionin .... 30 mg
Phenylalanin .... 90 mg
Threonin .... 85 mg
Tryptophan .... 25 mg
Tyrosin .... 400 mg
Valin .... 105 mg

Kohlenhydrate
Glucose .... 350 mg
Fructose .... 410 mg
Saccharose .... 200 mg

Lipide
Palmitinsäure .... 55 mg
Ölsäure .... 11 mg
Linolsäure .... 120 mg
Linolensäure .... 50 mg

Sonstige Inhaltsstoffe
Apfelsäure .... 75 mg
Zitronensäure .... 95 mg
Oxalsäure .... 250 mg

Gemüse und Gemüseprodukte

Bleichsellerie

Energiegehalt
der verdaulichen Bestandteile   kJ: 65
aus 100 g eßbarem Anteil   kcal: 15

Hauptbestandteile in 100 g eßbarem Anteil

Wasser	92,9 g	Kohlenhydrate	2,2 g
Eiweiß	1,2 g	Ballaststoffe	2,4 g
Fett	0,2 g	Mineralstoffe	1,1 g

Einzelne Inhaltsstoffe in 100 g eßbarem Anteil

Mineralstoffe

Natrium	130 mg
Kalium	345 mg
Magnesium	12 mg
Calcium	80 mg
Eisen	500 µg
Kupfer	120 µg
Zink	110 µg
Phosphor	50 mg
Jodid	Spuren

Vitamine

Carotin	17 µg
Vit. B_1	50 µg
Vit. B_2	75 µg
Nicotinamid	550 µg
Pantothensäure	430 µg
Vit. B_6	90 µg
Biotin	Spuren
Folsäure	7 µg
Vit. C	7 mg

Aminosäuren

Arginin	50 mg
Histidin	20 mg
Isoleucin	45 mg
Leucin	85 mg
Lysin	25 mg
Methionin	20 mg
Phenylalanin	55 mg
Threonin	40 mg
Tryptophan	15 mg
Tyrosin	15 mg
Valin	60 mg

Kohlenhydrate

Fructose	100 mg
Saccharose	2080 mg

Lipide

Palmitinsäure	40 mg
Stearinsäure	Spuren
Ölsäure	40 mg
Linolsäure	80 mg

Blumenkohl

Energiegehalt
der verdaulichen Bestandteile   kJ: 98
aus 100 g eßbarem Anteil   kcal: 23

Hauptbestandteile in 100 g eßbarem Anteil

Wasser	91,6 g	Kohlenhydrate	2,6 g
Eiweiß	2,5 g	Ballaststoffe	2,9 g
Fett	0,3 g	Mineralstoffe	0,8 g

Einzelne Inhaltsstoffe in 100 g eßbarem Anteil

Mineralstoffe

Natrium	16 mg
Kalium	330 mg
Magnesium	17 mg
Calcium	20 mg
Mangan	170 mg
Eisen	630 µg
Kupfer	140 µg
Zink	230 µg
Phosphor	55 mg
Chlorid	30 mg
Fluorid	12 µg
Jodid	Spuren
Selen	1–16 µg

Vitamine

Carotin	35 µg
Vit. E	30 µg
Vit. K	300 µg
Vit. B_1	110 µg
Vit. B_2	100 µg
Nicotinamid	600 µg
Pantothensäure	1010 µg
Vit. B_6	200 µg
Biotin	2 µg
Folsäure	55 µg
Vit. C	75 mg

Aminosäuren

Arginin	110 mg
Histidin	50 mg
Isoleucin	110 mg
Leucin	170 mg
Lysin	140 mg
Methionin	50 mg
Phenylalanin	75 mg
Threonin	110 mg
Tryptophan	35 mg
Tyrosin	35 mg
Valin	150 mg

Kohlenhydrate

Glucose	1100 mg
Fructose	980 mg
Saccharose	170 mg
Stärke	290 mg
Xylit	25 mg

Lipide

Palmitinsäure	40 mg
Stearinsäure	2 mg
Ölsäure	17 mg
Linolsäure	30 mg
Linolensäure	110 mg

Sonstige Inhaltsstoffe

Purine	25 mg

Broccoli

Energiegehalt
der verdaulichen Bestandteile   kJ: 110
aus 100 g eßbarem Anteil   kcal: 26

Hauptbestandteile in 100 g eßbarem Anteil

Wasser	89,7 g	Organische Säuren	0,3 g
Eiweiß	3,3 g	Ballaststoffe	3,0 g
Fett	0,2 g	Mineralstoffe	1,1 g
Kohlenhydrate	2,5 g		

Einzelne Inhaltsstoffe in 100 g eßbarem Anteil

Mineralstoffe
Natrium . . . . 13 mg
Kalium . . . . 465 mg
Magnesium . . . . 25 mg
Calcium . . . . 105 mg
Mangan . . . . 260 µg
Eisen . . . . 1300 µg
Kupfer . . . . 200 µg
Zink . . . . 940 µg
Phosphor . . . . 80 mg
Chlorid . . . . 80 mg
Fluorid . . . . 10 µg
Jodid . . . . 1 µg

Vitamine
Carotin . . . . 2 mg
Vit. E . . . . 470 µg
Vit. K . . . . 130 µg
Vit. B_1 . . . . 95 µg
Vit. B_2 . . . . 210 µg
Nicotinamid . . . . 1 mg
Pantothensäure . . . . 1290 µg
Vit. B_6 . . . . 170 µg
Biotin . . . . 1 µg
Folsäure . . . . 35 µg
Vit. C . . . . 115 mg

Aminosäuren
Arginin . . . . 190 mg
Histidin . . . . 65 mg
Isoleucin . . . . 130 mg
Leucin . . . . 160 mg
Lysin . . . . 150 mg
Methionin . . . . 50 mg
Phenylalanin . . . . 120 mg
Threonin . . . . 120 mg
Tryptophan . . . . 35 mg
Valin . . . . 170 mg

Kohlenhydrate
Glucose . . . . 940 mg
Fructose . . . . 1030 mg
Saccharose . . . . 520 mg

Lipide
Palmitinsäure . . . . 30 mg
Stearinsäure . . . . 7 mg
Ölsäure . . . . 15 mg
Linolsäure . . . . 20 mg
Linolensäure . . . . 75 mg

Sonstige Inhaltsstoffe
Apfelsäure . . . . 120 mg
Zitronensäure . . . . 210 mg
Salizylsäure . . . . 650 µg

Chicoree

Energiegehalt
der verdaulichen Bestandteile   kJ: 69
aus 100 g eßbarem Anteil   kcal: 16

Hauptbestandteile in 100 g eßbarem Anteil

Wasser	94,4 g	Kohlenhydrate	2,3 g
Eiweiß	1,3 g	Ballaststoffe	1,3 g
Fett	0,2 g	Mineralstoffe	1,0 g

Einzelne Inhaltsstoffe in 100 g eßbarem Anteil

Mineralstoffe
Natrium	4 mg
Kalium	190 mg
Magnesium	13 mg
Calcium	25 mg
Mangan	300 µg
Eisen	740 µg
Kupfer	140 µg
Zink	190 µg
Phosphor	25 mg
Chlorid	25 mg
Jodid	1 µg

Vitamine
Carotin	1290 µg
Vit. E	100 µg
Vit. B_1	50 µg
Vit. B_2	35 µg
Nicotinamid	240 µg
Vit. B_6	50 µg
Biotin	5 µg
Folsäure	50 µg
Vit. C	10 mg

Aminosäuren
Arginin	55 mg
Histidin	20 mg
Isoleucin	40 mg
Leucin	35 mg
Lysin	40 mg
Methionin	13 mg
Phenylalanin	25 mg
Threonin	25 mg
Tryptophan	20 mg
Tyrosin	35 mg
Valin	40 mg

Kohlenhydrate
Glucose	1110 mg
Fructose	680 mg
Saccharose	530 mg

Lipide
Palmitinsäure	30 mg
Stearinsäure	2 mg
Ölsäure	5 mg
Linolsäure	75 mg
Linolensäure	30 mg

Sonstige Inhaltsstoffe
Oxalsäure	25 mg
Salizylsäure	1 mg

Gemüse und Gemüseprodukte

Chinakohl

Energiegehalt
der verdaulichen Bestandteile   kJ: 54
aus 100 g eßbarem Anteil   kcal: 13

Hauptbestandteile in 100 g eßbarem Anteil

Wasser	95,4 g	Kohlenhydrate	1,3 g
Eiweiß	1,2 g	Ballaststoffe	1,7 g
Fett	0,3 g	Mineralstoffe	0,7 g

Einzelne Inhaltsstoffe in 100 g eßbarem Anteil

Mineralstoffe
Natrium . . . . 7 mg
Kalium . . . . 200 mg
Magnesium . . . . 11 mg
Calcium . . . . 40 mg
Mangan . . . . 280 µg
Eisen . . . . 600 µg
Kupfer . . . . 20 µg
Zink . . . . 340 µg
Phosphor . . . . 30 mg
Fluorid . . . . 15 µg
Jodid . . . . Spuren

Vitamine
Carotin . . . . 80 µg
Vit. B_1 . . . . 30 µg
Vit. B_2 . . . . 40 µg
Nicotinamid . . . . 400 µg
Pantothensäure . . . . . . 200 µg
Vit. B_6 . . . . 160 µg
Folsäure . . . . 85 µg
Vit. C . . . . 35 mg

Aminosäuren
Arginin . . . . 80 mg
Histidin . . . . 25 mg
Lysin . . . . 60 mg
Methionin . . . . 30 mg
Phenylalanin . . . . 45 mg
Threonin . . . . 50 mg
Tryptophan . . . . 20 mg
Tyrosin . . . . 40 mg
Valin . . . . 70 mg

Kohlenhydrate
Glucose . . . . 750 mg
Fructose . . . . 590 mg

Lipide
Palmitinsäure . . . . 30 mg
Stearinsäure . . . . 5 mg
Ölsäure . . . . 15 mg
Linolsäure . . . . 15 mg
Linolensäure . . . . 40 mg

Endivie

Energiegehalt
der verdaulichen Bestandteile   kJ: 43
aus 100 g eßbarem Anteil   kcal: 10

Hauptbestandteile in 100 g eßbarem Anteil

Wasser	94,3 g	Kohlenhydrate	0,3 g
Eiweiß	1,8 g	Ballaststoffe	1,5 g
Fett	0,2 g	Mineralstoffe	0,9 g

Einzelne Inhaltsstoffe in 100 g eßbarem Anteil

Mineralstoffe

Natrium	55 mg
Kalium	345 mg
Magnesium	10 mg
Calcium	55 mg
Mangan	220 µg
Eisen	1400 µg
Kupfer	100 µg
Zink	340 µg
Phosphor	55 mg
Chlorid	70 mg
Jodid	6 µg
Selen	13 µg

Vitamine

Carotin	1140 µg
Vit. B_1	50 µg
Vit. B_2	120 µg
Nicotinamid	410 µg
Folsäure	50 µg
Vit. C	9 mg

Kohlenhydrate

Glucose	70 mg
Fructose	160 mg
Saccharose	70 mg

Lipide

Palmitinsäure	40 mg
Stearinsäure	Spuren
Ölsäure	Spuren
Linolsäure	80 mg
Linolensäure	20 mg

Sonstige Inhaltsstoffe

Oxalsäure	2500 µg
Salizylsäure	1900 µg
Purine	20 mg

Gemüse und Gemüseprodukte

Feldsalat,
Rapunzel

Energiegehalt
der verdaulichen Bestandteile aus 100 g eßbarem Anteil

kJ: 58
kcal: 14

Hauptbestandteile in 100 g eßbarem Anteil

Wasser	93,4 g	Kohlenhydrate	0,7 g
Eiweiß	1,8 g	Ballaststoffe	1,5 g
Fett	0,4 g	Mineralstoffe	0,8 g

Einzelne Inhaltsstoffe in 100 g eßbarem Anteil

Mineralstoffe
Natrium . . . . 4 mg
Kalium . . . . 420 mg
Magnesium . . . . 13 mg
Calcium . . . . 35 mg
Eisen . . . . 2 mg
Kupfer . . . . 110 µg
Zink . . . . 540 µg
Phosphor . . . . 50 mg
Chlorid . . . . 70 mg

Vitamine
Carotin . . . . 3900 µg
Vit. E . . . . 600 µg
Vit. B_1 . . . . 65 µg
Vit. B_2 . . . . 80 µg
Nicotinamid . . . . 380 µg
Vit. B_6 . . . . 250 µg
Vit. C . . . . 35 mg

Aminosäuren
Arginin . . . . 90 mg
Histidin . . . . 35 mg
Isoleucin . . . . 130 mg
Leucin . . . . 140 mg
Lysin . . . . 110 mg
Methionin . . . . 10 mg
Phenylalanin . . . . 95 mg
Threonin . . . . 85 mg
Tryptophan . . . . 20 mg
Valin . . . . 110 mg

Kohlenhydrate
Glucose . . . . 470 mg
Fructose . . . . 200 mg
Saccharose . . . . 30 mg

Sonstige Inhaltsstoffe
Oxalsäure 0
Purine . . . . 45 mg

Fenchel

Energiegehalt
der verdaulichen Bestandteile aus 100 g eßbarem Anteil
kJ: 100
kcal: 24

Hauptbestandteile in 100 g eßbarem Anteil
Wasser	86,0 g	Kohlenhydrate	2,8 g
Eiweiß	2,4 g	Ballaststoffe	3,3 g
Fett	0,3 g	Mineralstoffe	1,7 g

Einzelne Inhaltsstoffe in 100 g eßbarem Anteil

Mineralstoffe
Natrium	85 mg
Kalium	495 mg
Magnesium	50 mg
Calcium	110 mg
Eisen	2700 µg
Kupfer	60 µg
Zink	250 µg
Phosphor	50 mg

Vitamine
Carotin	4700 µg
Vit. B_1	230 µg
Vit. B_2	110 µg
Nicotinamid	200 µg
Pantothensäure	250 µg
Vit. B_6	100 µg
Biotin	3 µg
Folsäure	100 µg
Vit. C	95 mg

Kohlenhydrate
Glucose	1250 mg
Fructose	1060 mg
Saccharose	510 mg

Sonstige Inhaltsstoffe
Oxalsäure	5 mg
Purine	10 mg

Gemüse und Gemüseprodukte

Gartenkresse

Energiegehalt
der verdaulichen Bestandteile   kJ: 155
aus 100 g eßbarem Anteil   kcal: 37

Hauptbestandteile in 100 g eßbarem Anteil

Wasser	87,2 g	Kohlenhydrate	1,8 g*
Eiweiß	4,2 g	Ballaststoffe	3,5 g
Fett	1,4 g	Mineralstoffe	1,9 g

Einzelne Inhaltsstoffe in 100 g eßbarem Anteil

Mineralstoffe
Natrium . . . . 5 mg
Kalium . . . . 550 mg
Magnesium . . . . 40 mg
Calcium . . . . 215 mg
Eisen . . . . 2900 µg
Phosphor . . . . 38 mg
Fluorid . . . . 25 µg

Vitamine
Carotin . . . . 2190 µg
Vit. E . . . . 700 µg
Vit. B_1 . . . . 150 µg
Vit. B_2 . . . . 190 µg
Nicotinamid . . . . 1750 µg
Vit. B_6 . . . . 300 µg
Vit. C . . . . 60 mg

Kohlenhydrate
Glucose . . . . 160 mg
Fructose . . . . 70 mg

Lipide
Palmitinsäure . . . . 45 mg
Stearinsäure . . . . 5 mg
Ölsäure . . . . 20 mg
Linolsäure . . . . 50 mg
Linolensäure . . . . 150 mg   * Differenzberechnung

Grünkohl

Energiegehalt
der verdaulichen Bestandteile aus 100 g eßbarem Anteil

kJ: 155
kcal: 37

Hauptbestandteile in 100 g eßbarem Anteil

Wasser	86,3 g	Organische Säuren	0,4 g
Eiweiß	4,3 g	Ballaststoffe	4,2 g
Fett	0,9 g	Mineralstoffe	1,7 g
Kohlenhydrate	2,5 g		

Einzelne Inhaltsstoffe in 100 g eßbarem Anteil

Mineralstoffe
- Natrium . . . . 40 mg
- Kalium . . . . 490 mg
- Magnesium . . . . . . 30 mg
- Calcium . . . . 210 mg
- Mangan . . . . 550 µg
- Eisen . . . . 1900 µg
- Kupfer . . . . 90 µg
- Zink . . . . 330 µg
- Phosphor . . . . 85 mg
- Chlorid . . . . 60 mg
- Fluorid . . . . 20 µg
- Jodid . . . . 12 µg
- Selen . . . . 2 µg

Vitamine
- Carotin . . . . 4100 µg
- Vit. E . . . . 1700 µg
- Vit. B_1 . . . . 100 µg
- Vit. B_2 . . . . 250 µg
- Nicotinamid . . . . . . 2100 µg
- Pantothensäure . . . 100—1400 µg
- Vit. B_6 . . . . 250 µg
- Biotin . . . . 1 µg
- Folsäure . . . . 60 µg
- Vit. C . . . . 105 mg

Aminosäuren
- Arginin . . . . 300 mg
- Histidin . . . . 100 mg
- Isoleucin . . . . 140 mg
- Leucin . . . . 250 mg
- Lysin . . . . 240 mg
- Methionin . . . . 50 mg
- Phenylalanin . . . . 140 mg
- Threonin . . . . 130 mg
- Tryptophan . . . . 65 mg
- Tyrosin . . . . 180 mg
- Valin . . . . 230 mg

Kohlenhydrate
- Glucose . . . . 610 mg
- Fructose . . . . 920 mg
- Saccharose . . . . 1000 mg

Lipide
- Palmitinsäure . . . . 95 mg
- Stearinsäure . . . . 9 mg
- Ölsäure . . . . 5 mg
- Linolsäure . . . . 130 mg
- Linolensäure . . . . 355 mg

Sonstige Inhaltsstoffe
- Apfelsäure . . . . 215 mg
- Zitronensäure . . . . 220 mg
- Oxalsäure . . . . 7500 µg
- Purine . . . . 25 mg

Gemüse und Gemüseprodukte

Kerbel

Energiegehalt
der verdaulichen Bestandteile
aus 100 g eßbarem Anteil

kJ: 281
kcal: 66

Hauptbestandteile in 100 g eßbarem Anteil

Wasser	80,7 g	Kohlenhydrate	11,1 g*
Eiweiß	4,1 g	Mineralstoffe	3,5 g
Fett	0,6 g		

Einzelne Inhaltsstoffe in 100 g eßbarem Anteil

Mineralstoffe
Natrium . . . . 10 mg
Kalium . . . . 600 mg
Magnesium . . . . 35 mg
Calcium . . . . 400 mg
Eisen . . . . 1600 µg
Jodid . . . . 3 µg

Vitamine
Carotin . . . . 5500 µg
Vit. E . . . . 2900 µg
Vit. B_1 . . . . 125 µg
Vit. B_2 . . . . 340 µg
Nicotinamid . . . . 1500 µg
Vit. B_6 . . . . 25 µg
Vit. C . . . . 35 mg

Aminosäuren
Arginin . . . . 180 mg
Histidin . . . . 75 mg
Isoleucin . . . . 180 mg
Leucin . . . . 300 mg
Lysin . . . . 240 mg
Methionin . . . . 65 mg
Phenylalanin . . . . 190 mg
Threonin . . . . 150 mg
Tryptophan . . . . 55 mg
Tyrosin . . . . 130 mg
Valin . . . . 230 mg

* Differenzberechnung; Kohlenhydrate und Ballaststoffe als verwertbare Kohlenhydrate verrechnet

Knoblauch

Energiegehalt
der verdaulichen Bestandteile   kJ: 590
aus 100 g eßbarem Anteil   kcal: 139

Hauptbestandteile in 100 g eßbarem Anteil

Wasser	64,0 g	Kohlenhydrate	28,4 g*
Eiweiß	6,1 g	Mineralstoffe	1,4 g
Fett	0,1 g		

Einzelne Inhaltsstoffe in 100 g eßbarem Anteil

Mineralstoffe
Natrium .... 19 mg
Kalium .... 530 mg
Magnesium ...... 35 mg
Calcium .... 40 mg
Mangan .... 460 µg
Eisen .... 1400 µg
Kupfer .... 260 µg
Zink .... 1 mg
Phosphor .... 135 mg
Chlorid .... 30 mg
Jodid .... 3 µg
Selen .... 20 µg

Vitamine
Vit. E .... 11 µg
Vit. B_1 .... 200 µg
Vit. B_2 .... 80 µg
Nicotinamid ..... 600 µg
Vit. C .... 14 mg

Aminosäuren
Arginin .... 615 mg
Histidin .... 115 mg
Isoleucin .... 240 mg
Leucin .... 380 mg
Lysin .... 210 mg
Methionin .... 125 mg
Phenylalanin .... 180 mg
Threonin .... 175 mg
Tryptophan ..... 80 mg
Tyrosin .... 80 mg
Valin .... 260 mg

Lipide
Palmitinsäure ... 25 mg
Stearinsäure .... Spuren
Ölsäure .... 3 mg
Linolsäure ...... 60 mg
Linolensäure .... 6 mg

Sonstige Inhaltsstoffe
Salizylsäure .... 100 µg

Gemüse und Gemüseprodukte

* Differenzberechnung; Kohlenhydrate und Ballaststoffe als verwertbare Kohlenhydrate verrechnet

Kopfsalat

Energiegehalt
der verdaulichen Bestandteile kJ: 48
aus 100 g eßbarem Anteil kcal: 11

Hauptbestandteile in 100 g eßbarem Anteil

Wasser	95,0 g	Kohlenhydrate	1,1 g
Eiweiß	1,3 g	Ballaststoffe	1,5 g
Fett	0,2 g	Mineralstoffe	0,7 g

Einzelne Inhaltsstoffe in 100 g eßbarem Anteil

Mineralstoffe
Natrium	10 mg
Kalium	225 mg
Magnesium	11 mg
Calcium	35 mg
Mangan	350 µg
Eisen	1100 µg
Kupfer	55 µg
Zink	220 µg
Phosphor	35 mg
Chlorid	55 mg
Fluorid	30 µg
Jodid	3 µg
Selen	1–10 µg

Vitamine
Carotin	790 µg
Vit. E	440 µg
Vit. K	200 µg
Vit. B_1	60 µg
Vit. B_2	80 µg
Nicotinamid	320 µg
Pantothensäure	110 µg
Vit. B_6	55 µg
Biotin	2 µg
Folsäure	35 µg
Vit. C	13 mg

Aminosäuren
Arginin	60 mg
Histidin	20 mg
Isoleucin	70 mg
Leucin	75 mg
Lysin	70 mg
Methionin	12 mg
Phenylalanin	55 mg
Threonin	55 mg
Tryptophan	15 mg
Tyrosin	35 mg
Valin	65 mg

Kohlenhydrate
Glucose	410 mg
Fructose	560 mg
Saccharose	100 mg
Stärke	19 mg

Lipide
Palmitinsäure	35 mg
Stearinsäure	4 mg
Ölsäure	5 mg
Linolsäure	50 mg
Linolensäure	70 mg

Sonstige Inhaltsstoffe
Zitronensäure	13 mg
Oxalsäure	0
Purine	20 mg

Mangold

Energiegehalt
der verdaulichen Bestandteile kJ: 59
aus 100 g eßbarem Anteil kcal: 14

Hauptbestandteile in 100 g eßbarem Anteil

Wasser	92,2 g	Kohlenhydrate	0,7 g
Eiweiß	2,1 g	Mineralstoffe	1,7 g
Fett	0,3 g		

Einzelne Inhaltsstoffe in 100 g eßbarem Anteil

Mineralstoffe
Natrium .... 90 mg
Kalium .... 375 mg
Calcium .... 105 mg
Mangan .... 300 µg
Eisen .... 2700 µg
Kupfer .... 80 µg
Zink .... 350 µg
Phosphor .... 40 mg

Vitamine
Carotin .... 3530 µg
Vit. B_1 .... 100 µg
Vit. B_2 .... 160 µg
Nicotinamid .... 650 µg
Pantothensäure ...... 170 µg
Folsäure .... 30 µg
Vit. C .... 40 mg

Aminosäuren
Arginin .... 55 mg
Histidin .... 30 mg
Isoleucin .... 90 mg
Leucin .... 120 mg
Lysin .... 85 mg
Methionin .... 6 mg
Phenylalanin .... 70 mg
Threonin .... 90 mg
Valin .... 85 mg

Kohlenhydrate
Glucose .... 210 mg
Fructose .... 270 mg
Saccharose .... 210 mg

Lipide
Palmitinsäure .... 30 mg
Stearinsäure .... Spuren
Ölsäure .... 15 mg
Linolsäure .... 30 mg
Linolensäure .... 135 mg

Sonstige Inhaltsstoffe
Oxalsäure .... 650 mg

Gemüse und Gemüseprodukte

Petersilienblatt

Energiegehalt
der verdaulichen Bestandteile aus 100 g eßbarem Anteil

kJ: 112
kcal: 26

Hauptbestandteile in 100 g eßbarem Anteil

Wasser	81,9 g	Kohlenhydrate	1,3 g
Eiweiß	4,4 g	Ballaststoffe	4,3 g
Fett	0,4 g	Mineralstoffe	1,7 g

Einzelne Inhaltsstoffe in 100 g eßbarem Anteil

Mineralstoffe
Natrium . . . . 35 mg
Kalium . . . . 1000 mg
Magnesium . . . . 40 mg
Calcium . . . . 245 mg
Mangan . . . . 3 mg
Eisen . . . . 6 mg
Kupfer . . . . 520 µg
Zink . . . . 900 µg
Phosphor . . . . 130 mg
Chlorid . . . . 155 mg
Fluorid . . . . 110 µg
Jodid . . . . 15 µg
Selen . . . . 0—110 µg

Vitamine
Carotin . . . . 7250 µg
Vit. E . . . . 2700 µg
Vit. K . . . . 790 µg
Vit. B_1 . . . . 140 µg
Vit. B_2 . . . . 300 µg
Nicotinamid . . . . 1350 µg
Pantothensäure . . . . . . 300 µg
Vit. B_6 . . . . 200 µg
Biotin . . . . Spuren
Folsäure . . . . 115 µg
Vit. C . . . . 165 mg

Aminosäuren
Arginin . . . . 170 mg
Histidin . . . . 100 mg
Isoleucin . . . . 215 mg
Leucin . . . . 300 mg
Lysin . . . . 280 mg
Methionin . . . . 20 mg
Phenylalanin . . . . 245 mg
Threonin . . . . 185 mg
Tryptophan . . . . 90 mg
Tyrosin . . . . 125 mg
Valin . . . . 300 mg

Kohlenhydrate
Glucose . . . . 530 mg
Fructose . . . . 320 mg
Stärke . . . . 460 mg

Lipide
Palmitinsäure . . . . 40 mg
Stearinsäure . . . . 2 mg
Linolsäure . . . . 70 mg
Linolensäure . . . . 120 mg

Sonstige Inhaltsstoffe
Oxalsäure . . . . 0—10 mg
Salizylsäure . . . . 80 µg

Porree,
Lauch

Energiegehalt
der verdaulichen Bestandteile	kJ:	103
aus 100 g eßbarem Anteil	kcal:	24

Hauptbestandteile in 100 g eßbarem Anteil
Wasser	89,0 g	Kohlenhydrate	3,2 g
Eiweiß	2,2 g	Ballaststoffe	2,3 g
Fett	0,3 g	Mineralstoffe	0,9 g

Einzelne Inhaltsstoffe in 100 g eßbarem Anteil

Mineralstoffe
Natrium	5 mg
Kalium	225 mg
Magnesium	18 mg
Calcium	85 mg
Mangan	190 µg
Eisen	1 mg
Kupfer	55 µg
Zink	310 µg
Phosphor	45 mg
Chlorid	25 mg
Fluorid	10 µg
Jodid	1 µg
Selen	0–10 µg

Vitamine
Carotin	20–700 µg*
Vit. E	900 µg
Vit. B_1	100 µg
Vit. B_2	60 µg
Nicotinamid	530 µg
Pantothensäure	140 µg
Vit. B_6	250 µg
Biotin	2 µg
Vit. C	30 mg

Aminosäuren
Arginin	115 mg
Histidin	40 mg
Isoleucin	75 mg
Leucin	130 mg
Lysin	140 mg
Methionin	30 mg
Phenylalanin	65 mg
Threonin	75 mg
Tryptophan	20 mg
Tyrosin	40 mg
Valin	95 mg

Kohlenhydrate
Glucose	930 mg
Fructose	1220 mg
Saccharose	840 mg
Maltose	80 mg
Stärke	120 mg

Lipide
Palmitinsäure	75 mg
Stearinsäure	4 mg
Ölsäure	13 mg
Linolsäure	140 mg
Linolensäure	35 mg

Sonstige Inhaltsstoffe
Oxalsäure	0
Salizylsäure	80 µg
Purine	30 mg

* hellgrüne Teile	20 µg
dunkelgrüne Teile	700 µg

Gemüse und Gemüseprodukte

Rhabarber

Energiegehalt
der verdaulichen Bestandteile aus 100 g eßbarem Anteil
kJ: 54
kcal: 13

Hauptbestandteile in 100 g eßbarem Anteil
Wasser	94,5 g	Organische Säuren	1,4 g
Eiweiß	0,6 g	Ballaststoffe	3,2 g
Fett	0,1 g	Mineralstoffe	0,6 g
Kohlenhydrate	1,3 g		

Einzelne Inhaltsstoffe in 100 g eßbarem Anteil

Mineralstoffe
Natrium	2 mg
Kalium	270 mg
Magnesium	13 mg
Calcium	50 mg
Mangan	130 µg
Eisen	530 µg
Kupfer	50 µg
Zink	130 µg
Phosphor	25 mg
Chlorid	60 mg
Fluorid	40 µg
Jodid	1 µg

Vitamine
Carotin	70 µg
Vit. E	350 µg
Vit. B_1	25 µg
Vit. B_2	30 µg
Nicotinamid	250 µg
Pantothensäure	85 µg
Vit. B_6	35 µg
Biotin	1 µg
Folsäure	3 µg
Vit. C	10 mg

Aminosäuren
Arginin	20 mg
Histidin	11 mg
Isoleucin	17 mg
Leucin	24 mg
Lysin	25 mg
Methionin	7 mg
Phenylalanin	17 mg
Threonin	14 mg
Tryptophan	7 mg
Tyrosin	11 mg
Valin	25 mg

Kohlenhydrate
Glucose	400 mg
Fructose	380 mg
Saccharose	330 mg
Stärke	230 mg

Lipide
Palmitinsäure	25 mg
Stearinsäure	4 mg
Ölsäure	7 mg
Linolsäure	55 mg
Linolensäure	17 mg

Sonstige Inhaltsstoffe
Apfelsäure	1250 mg
Zitronensäure	130 mg
Oxalsäure	460 mg
Purine	10 mg

Rosenkohl

Energiegehalt
der verdaulichen Bestandteile   kJ: 150
aus 100 g eßbarem Anteil   kcal: 35

Hauptbestandteile in 100 g eßbarem Anteil
Wasser	85,0 g	Organische Säuren	0,6 g
Eiweiß	4,5 g	Ballaststoffe	4,4 g
Fett	0,3 g	Mineralstoffe	1,4 g
Kohlenhydrate	3,2 g		

Einzelne Inhaltsstoffe in 100 g eßbarem Anteil

Mineralstoffe
Natrium	7 mg
Kalium	410 mg
Magnesium	20 mg
Calcium	30 mg
Mangan	260 µg
Eisen	1100 µg
Kupfer	90 µg
Zink	870 µg
Phosphor	85 mg
Chlorid	40 mg
Jodid	1 µg
Selen	18 µg

Vitamine
Carotin	400 µg
Vit. E	880 µg
Vit. K	250 µg
Vit. B_1	150 µg
Vit. B_2	140 µg
Nicotinamid	670 µg
Pantothensäure	100—1400 µg
Vit. B_6	280 µg
Biotin	Spuren
Folsäure	80 µg
Vit. C	115 mg

Aminosäuren
Arginin	280 mg
Histidin	110 mg
Isoleucin	210 mg
Leucin	230 mg
Lysin	250 mg
Methionin	40 mg
Phenylalanin	150 mg
Threonin	160 mg
Tryptophan	50 mg
Tyrosin	90 mg
Valin	240 mg

Kohlenhydrate
Glucose	840 mg
Fructose	790 mg
Saccharose	1100 mg
Stärke	490 mg

Lipide
Palmitinsäure	45 mg
Stearinsäure	3 mg
Ölsäure	5 mg
Linolsäure	40 mg
Linolensäure	155 mg

Sonstige Inhaltsstoffe
Apfelsäure	200 mg
Zitronensäure	350 mg
Oxalsäure	6 mg
Salizylsäure	70 mg
Purine	15 mg

Gemüse und Gemüseprodukte

Rotkraut,
Rotkohl, Blaukraut

Energiegehalt
der verdaulichen Bestandteile   kJ: 93
aus 100 g eßbarem Anteil   kcal: 22

Hauptbestandteile in 100 g eßbarem Anteil

Wasser	91,8 g	Kohlenhydrate	3,5 g
Eiweiß	1,5 g	Ballaststoffe	2,5 g
Fett	0,2 g	Mineralstoffe	0,7 g

Einzelne Inhaltsstoffe in 100 g eßbarem Anteil

Mineralstoffe		Aminosäuren	
Natrium	4 mg	Arginin	110 mg
Kalium	265 mg	Histidin	25 mg
Magnesium	18 mg	Isoleucin	45 mg
Calcium	35 mg	Leucin	60 mg
Mangan	100 µg	Lysin	70 mg
Eisen	500 µg	Methionin	14 mg
Kupfer	60 µg	Phenylalanin	30 mg
Zink	220 µg	Threonin	40 mg
Phosphor	30 mg	Tryptophan	12 mg
Chlorid	100 mg	Valin	45 mg
Fluorid	12 µg	**Kohlenhydrate**	
Jodid	5 µg	Glucose	1670 mg
Selen	2 µg	Fructose	1270 mg
Vitamine		Saccharose	510 mg
Carotin	30 µg	Stärke	70 mg
Vit. E	1700 µg	**Lipide**	
Vit. K	10—3000 µg	Palmitinsäure	30 mg
Vit. B_1	70 µg	Stearinsäure	2 mg
Vit. B_2	50 µg	Ölsäure	4 mg
Nicotinamid	430 µg	Linolsäure	55 mg
Pantothensäure	320 µg	Linolensäure	45 mg
Vit. B_6	150 µg	**Sonstige Inhaltsstoffe**	
Biotin	2 µg	Oxalsäure	7400 µg
Folsäure	35 µg	Salizylsäure	80 µg
Vit. C	50 mg	Purine	25 mg

Sauerkraut,
abgetropft

Energiegehalt

der verdaulichen Bestandteile	kJ:	71
aus 100 g eßbarem Anteil	kcal:	17

Hauptbestandteile in 100 g eßbarem Anteil

Wasser	90,7 g	Organische Säuren	1,6 g
Eiweiß	1,5 g	Ballaststoffe	2,1 g
Fett	0,3 g	Mineralstoffe	2,4 g
Kohlenhydrate	0,8 g		

Einzelne Inhaltsstoffe in 100 g eßbarem Anteil

Mineralstoffe

Natrium	355 mg
Kalium	290 mg
Magnesium	14 mg
Calcium	50 mg
Mangan	140 µg
Eisen	600 µg
Kupfer	130 µg
Zink	320 µg
Phosphor	45 mg
Fluorid	45 µg

Vitamine

Carotin	18 µg
Vit. K	80—3000 µg
Vit. B_1	25 µg
Vit. B_2	50 µg
Nicotinamid	170 µg
Pantothensäure	230 µg
Vit. B_6	210 µg
Folsäure	19 µg
Vit. C	20 mg

Kohlenhydrate

Glucose	420 mg
Fructose	210 mg
Saccharose	140 mg

Sonstige Inhaltsstoffe

Milchsäure	1600 mg
Purine	16 mg

Gemüse und Gemüseprodukte

Schnittlauch

Energiegehalt
der verdaulichen Bestandteile   kJ: 115
aus 100 g eßbarem Anteil   kcal: 27

Hauptbestandteile in 100 g eßbarem Anteil
Wasser	83,3 g	Kohlenhydrate	1,6 g
Eiweiß	3,6 g	Ballaststoffe	6,0 g
Fett	0,7 g	Mineralstoffe	1,7 g

Einzelne Inhaltsstoffe in 100 g eßbarem Anteil

Mineralstoffe
Natrium	3 mg
Kalium	435 mg
Magnesium	45 mg
Calcium	130 mg
Eisen	2 mg
Phosphor	75 mg
Chlorid	75 mg
Jodid	4 µg

Vitamine
Carotin	300 µg
Vit. E	1600 µg
Vit. K	570 µg
Vit. B_1	140 µg
Vit. B_2	150 µg
Nicotinamid	600 µg
Vit. B_6	420 µg
Vit. C	45 mg

Aminosäuren
Tryptophan	60 mg

Kohlenhydrate
Glucose	650 mg
Fructose	760 mg
Saccharose	180 mg

Lipide
Palmitinsäure	85 mg
Stearinsäure	8 mg
Ölsäure	8 mg
Linolsäure	130 mg
Linolensäure	290 mg

Sonstige Inhaltsstoffe
Oxalsäure	0
Salizylsäure	30 µg

Spargel

Energiegehalt
der verdaulichen Bestandteile
aus 100 g eßbarem Anteil

kJ:	73
kcal:	17

Hauptbestandteile in 100 g eßbarem Anteil

Wasser	93,6 g	Organische Säuren	0,2 g
Eiweiß	1,9 g	Ballaststoffe	1,5 g
Fett	0,1 g	Mineralstoffe	0,6 g
Kohlenhydrate	2,0 g		

Einzelne Inhaltsstoffe in 100 g eßbarem Anteil

Mineralstoffe
- Natrium .... 4 mg
- Kalium .... 205 mg
- Magnesium .... 20 mg
- Calcium .... 20 mg
- Mangan .... 270 µg
- Eisen .... 1 mg
- Kupfer .... 150 µg
- Zink .... 500 µg
- Phosphor .... 45 mg
- Chlorid .... 55 mg
- Fluorid .... 50 µg
- Jodid .... 7 µg

Vitamine
- Carotin .... 30 µg
- Vit. E .... 2 mg
- Vit. K .... 40 µg
- Vit. B_1 .... 110 µg
- Vit. B_2 .... 120 µg
- Nicotinamid .... 1 mg
- Pantothensäure .... 620 µg
- Vit. B_6 .... 60 µg
- Biotin .... 2 µg
- Folsäure .... 85 µg
- Vit. C .... 20 mg

Aminosäuren
- Arginin .... 110 mg
- Histidin .... 30 mg
- Isoleucin .... 70 mg
- Leucin .... 85 mg
- Lysin .... 90 mg
- Methionin .... 25 mg
- Phenylalanin .... 60 mg
- Threonin .... 55 mg
- Tryptophan .... 17 mg
- Tyrosin .... 40 mg
- Valin .... 90 mg

Kohlenhydrate
- Glucose .... 800 mg
- Fructose .... 990 mg
- Saccharose .... 240 mg

Lipide
- Palmitinsäure .... 30 mg
- Stearinsäure .... 1 mg
- Ölsäure .... 2 mg
- Linolsäure .... 70 mg
- Linolensäure .... 6 mg

Sonstige Inhaltsstoffe
- Apfelsäure .... 95 mg
- Zitronensäure .... 60 mg
- Oxalsäure 0
- Salizylsäure .... 140 µg
- Purine .... 30 mg

Gemüse und Gemüseprodukte

Spargel,
eingedost, Gesamtinhalt

Energiegehalt
der verdaulichen Bestandteile aus 100 g eßbarem Anteil

kJ: 61
kcal: 14

Hauptbestandteile in 100 g eßbarem Anteil

Wasser	93,5 g	Kohlenhydrate	1,0 g
Eiweiß	1,9 g	Ballaststoffe	1,3 g
Fett	0,3 g	Mineralstoffe	1,4 g

Einzelne Inhaltsstoffe in 100 g eßbarem Anteil

Mineralstoffe
Natrium . . . . 355 mg
Kalium . . . . 105 mg
Magnesium . . . . 6 mg
Calcium . . . . 17 mg
Mangan . . . . 120 µg
Eisen . . . . 600 µg
Kupfer . . . . 55 µg
Zink . . . . 380 µg
Phosphor . . . . 40 mg
Jodid . . . . 1 µg

Vitamine
Carotin . . . . 350 µg
Vit. B_1 . . . . 60 µg
Vit. B_2 . . . . 80 µg
Nicotinamid . . . . 800 µg
Pantothensäure . . . . . . 130 µg
Vit. B_6 . . . . 30 µg
Biotin . . . . 2 µg
Folsäure . . . . 55 µg
Vit. C . . . . 15 mg

Aminosäuren
Arginin . . . . 110 mg
Histidin . . . . 30 mg
Isoleucin . . . . 70 mg
Leucin . . . . 70 mg
Lysin . . . . 90 mg
Methionin . . . . 30 mg
Phenylalanin . . . . 60 mg
Threonin . . . . 55 mg
Tryptophan . . . . 25 mg
Tyrosin . . . . 40 mg
Valin . . . . 90 mg

Kohlenhydrate
Glucose . . . . 280 mg
Fructose . . . . 580 mg
Saccharose . . . . 160 mg

Lipide
Palmitinsäure . . . . 65 mg
Stearinsäure . . . . 4 mg
Ölsäure . . . . 4 mg
Linolsäure . . . . 150 mg
Linolensäure . . . . 13 mg

Spinat

Energiegehalt

der verdaulichen Bestandteile	kJ:	64
aus 100 g eßbarem Anteil	kcal:	15

Hauptbestandteile in 100 g eßbarem Anteil

Wasser	91,6 g	Organische Säuren	0,1 g
Eiweiß	2,5 g	Ballaststoffe	1,8 g
Fett	0,3 g	Mineralstoffe	1,5 g
Kohlenhydrate	0,5 g		

Gemüse und Gemüseprodukte

Einzelne Inhaltsstoffe in 100 g eßbarem Anteil

Mineralstoffe
Natrium	65 mg
Kalium	635 mg
Magnesium	60 mg
Calcium	125 mg
Mangan	760 µg
Eisen	4 mg
Kupfer	120 µg
Zink	500 µg
Phosphor	55 mg
Chlorid	55 mg
Fluorid	110 µg
Jodid	12 µg
Selen	2–18 µg

Vitamine
Carotin	4200 µg
Vit. E	1600 µg
Vit. K	350 µg
Vit. B_1	110 µg
Vit. B_2	230 µg
Nicotinamid	620 µg
Pantothensäure	250 µg
Vit. B_6	220 µg
Biotin	7 µg
Folsäure	80 µg
Vit. C	50 mg

Aminosäuren
Arginin	130 mg
Histidin	55 mg
Isoleucin	120 mg
Leucin	190 mg
Lysin	160 mg
Methionin	45 mg
Phenylalanin	110 mg
Threonin	110 mg
Tryptophan	40 mg
Tyrosin	80 mg
Valin	140 mg

Kohlenhydrate
Glucose	130 mg
Fructose	120 mg
Saccharose	200 mg
Stärke	90 mg

Lipide
Palmitinsäure	30 mg
Stearinsäure	1 mg
Ölsäure	10 mg
Linolsäure	30 mg
Linolensäure	135 mg

Sonstige Inhaltsstoffe
Apfelsäure	45 mg
Milchsäure	9 mg
Zitronensäure	25 mg
Oxalsäure	440 mg
Salizylsäure	580 µg
Purine	70 mg

Weißkraut,
Weißkohl

Energiegehalt
der verdaulichen Bestandteile	kJ:	106
aus 100 g eßbarem Anteil	kcal:	25

Hauptbestandteile in 100 g eßbarem Anteil
Wasser	92,1 g	Organische Säuren	0,4 g
Eiweiß	1,4 g	Ballaststoffe	2,5 g
Fett	0,2 g	Mineralstoffe	0,6 g
Kohlenhydrate	4,1 g		

Einzelne Inhaltsstoffe in 100 g eßbarem Anteil

Mineralstoffe
Natrium	13 mg
Kalium	225 mg
Magnesium	25 mg
Calcium	45 mg
Mangan	100 µg
Eisen	500 µg
Kupfer	60 µg
Zink	210 µg
Phosphor	30 mg
Chlorid	35 mg
Fluorid	12 µg
Jodid	5 µg
Selen	18 µg

Vitamine
Carotin	40 µg
Vit. E	1700 µg
Vit. K	40—250 µg
Vit. B_1	50 µg
Vit. B_2	45 µg
Nicotinamid	320 µg
Pantothensäure	260 µg
Vit. B_6	110 µg
Biotin	3 µg
Folsäure	80 µg
Vit. C	45 mg

Aminosäuren
Arginin	100 mg
Histidin	25 mg
Isoleucin	40 mg
Leucin	55 mg
Lysin	65 mg
Methionin	13 mg
Phenylalanin	30 mg
Threonin	40 mg
Valin	40 mg

Kohlenhydrate
Glucose	2040 mg
Fructose	1760 mg
Saccharose	310 mg
Stärke	30 mg

Lipide
Palmitinsäure	30 mg
Stearinsäure	3 mg
Ölsäure	2 mg
Linolsäure	25 mg
Linolensäure	85 mg

Sonstige Inhaltsstoffe
Apfelsäure	330 mg
Zitronensäure	100 mg
Oxalsäure	0—13 mg

Wirsing

Energiegehalt
der verdaulichen Bestandteile
aus 100 g eßbarem Anteil

kJ: 107
kcal: 25

Hauptbestandteile in 100 g eßbarem Anteil

Wasser	90,0 g	Kohlenhydrate	2,4 g
Eiweiß	3,0 g	Ballaststoffe	1,5 g
Fett	0,4 g	Mineralstoffe	1,1 g

Einzelne Inhaltsstoffe in 100 g eßbarem Anteil

Mineralstoffe
Natrium . . . . 9 mg
Kalium . . . . 280 mg
Magnesium . . . . 12 mg
Calcium . . . . 45 mg
Mangan . . . . 200 µg
Eisen . . . . 900 µg
Kupfer . . . . 70 µg
Zink . . . . 300 µg
Phosphor . . . . 55 mg
Chlorid . . . . 20 mg
Selen . . . . 3 µg

Vitamine
Carotin . . . . 40 µg
Vit. E . . . . 2500 µg
Vit. B_1 . . . . 50 µg
Vit. B_2 . . . . 55 µg
Nicotinamid . . . . 330 µg
Pantothensäure . . . . . . 210 µg
Vit. B_6 . . . . 200 µg
Biotin . . . . Spuren
Folsäure . . . . 90 µg
Vit. C . . . . 45 mg

Aminosäuren
Arginin . . . . 150 mg
Histidin . . . . 45 mg
Isoleucin . . . . 100 mg
Leucin . . . . 190 mg
Lysin . . . . 90 mg
Methionin . . . . 25 mg
Phenylalanin . . . . 120 mg
Threonin . . . . 110 mg
Tryptophan . . . . 30 mg
Valin . . . . 140 mg

Kohlenhydrate
Glucose . . . . 810 mg
Fructose . . . . 900 mg
Saccharose . . . . 700 mg

Lipide
Palmitinsäure . . . . 40 mg
Stearinsäure . . . . Spuren
Ölsäure . . . . 40 mg
Linolsäure . . . . 80 mg
Linolensäure . . . . 120 mg

Sonstige Inhaltsstoffe
Oxalsäure . . . . 5 mg
Purine . . . . 20 mg

Gemüse und Gemüseprodukte

Zwiebel

Energiegehalt
der verdaulichen Bestandteile aus 100 g eßbarem Anteil
kJ: 131
kcal: 31

Hauptbestandteile in 100 g eßbarem Anteil
Wasser	87,6 g	Organische Säuren	0,2 g
Eiweiß	1,3 g	Ballaststoffe	3,1 g
Fett	0,3 g	Mineralstoffe	0,6 g
Kohlenhydrate	5,6 g		

Einzelne Inhaltsstoffe in 100 g eßbarem Anteil

Mineralstoffe
Natrium . . . . 9 mg
Kalium . . . . 175 mg
Magnesium . . . . 11 mg
Calcium . . . . 30 mg
Mangan . . . . 230 µg
Eisen . . . . 500 µg
Kupfer . . . . 80 µg
Zink . . . . 820 µg
Phosphor . . . . 40 mg
Chlorid . . . . 40 mg
Fluorid . . . . 40 µg
Jodid . . . . 2 µg
Selen . . . . 1–10 µg

Vitamine
Carotin . . . . 30 µg
Vit. E . . . . 140 µg
Vit. B_1 . . . . 35 µg
Vit. B_2 . . . . 30 µg
Nicotinamid . . . . 200 µg
Pantothensäure . . . . . 170 µg
Vit. B_6 . . . . 130 µg
Biotin . . . . 4 µg
Folsäure . . . . 7 µg
Vit. C . . . . 9 mg

Aminosäuren
Arginin . . . . 90 m

Histidin . . . . 13 mg
Isoleucin . . . . 25 mg
Leucin . . . . 40 mg
Lysin . . . . 50 mg
Methionin . . . . 10 mg
Phenylalanin . . . . 35 mg
Threonin . . . . 20 mg
Tryptophan . . . . 20 mg
Tyrosin . . . . 30 mg
Valin . . . . 30 mg

Kohlenhydrate
Glucose . . . . 1870 mg
Fructose . . . . 1600 mg
Saccharose . . . . 2130 mg

Lipide
Palmitinsäure . . . . 65 mg
Stearinsäure . . . . 25 mg
Ölsäure . . . . 30 mg
Linolsäure . . . . 95 mg
Linolensäure . . . . 15 mg

Sonstige Inhaltsstoffe
Apfelsäure . . . . 170 mg
Zitronensäure . . . . 20 mg
Oxalsäure . . . . 6 mg
Salizylsäure . . . . 160 µg
Purine . . . . 9 mg

Aubergine

Energiegehalt
der verdaulichen Bestandteile	kJ:	73
aus 100 g eßbarem Anteil	kcal:	17

Hauptbestandteile in 100 g eßbarem Anteil
Wasser	92,6 g	Organische Säuren		0,2 g
Eiweiß	1,2 g	Ballaststoffe		1,4 g
Fett	0,2 g	Mineralstoffe		0,5 g
Kohlenhydrate	2,5 g			

Einzelne Inhaltsstoffe in 100 g eßbarem Anteil

Mineralstoffe
Natrium	4 mg
Kalium	265 mg
Magnesium	11 mg
Calcium	13 mg
Mangan	190 µg
Eisen	420 µg
Kupfer	90 µg
Zink	280 µg
Phosphor	20 mg
Chlorid	55 mg
Jodid	1 µg

Vitamine
Carotin	30 µg
Vit. E	30 µg
Vit. B_1	40 µg
Vit. B_2	50 µg
Nicotinamid	600 µg
Pantothensäure	230 µg
Vit. B_6	90 µg
Folsäure	30 µg
Vit. C	5 mg

Aminosäuren
Arginin	40 mg
Histidin	20 mg
Isoleucin	65 mg
Leucin	75 mg
Lysin	35 mg
Methionin	7 mg
Phenylalanin	55 mg
Threonin	45 mg
Tryptophan	11 mg
Valin	75 mg

Kohlenhydrate
Glucose	1030 mg
Fructose	1030 mg
Saccharose	200 mg
Stärke	220 mg

Lipide
Palmitinsäure	20 mg
Stearinsäure	Spuren
Ölsäure	20 mg
Linolsäure	60 mg
Linolencäuro	20 mg

Sonstige Inhaltsstoffe
Apfelsäure	170 mg
Zitronensäure	10 mg
Oxalsäure	10 mg
Salicylsäure	300 µg

Gemüse und Gemüseprodukte

Bohne, Gartenbohne, grün,
Schnittbohne

Energiegehalt
der verdaulichen Bestandteile	kJ:	138
aus 100 g eßbarem Anteil	kcal:	32

Hauptbestandteile in 100 g eßbarem Anteil
Wasser	90,3 g		Organische Säuren	0,2 g
Eiweiß	2,4 g		Ballaststoffe	1,9 g
Fett	0,2 g		Mineralstoffe	0,7 g
Kohlenhydrate	5,1 g			

Einzelne Inhaltsstoffe in 100 g eßbarem Anteil

Mineralstoffe
Natrium	2 mg
Kalium	250 mg
Magnesium	25 mg
Calcium	55 mg
Mangan	380 µg
Eisen	830 µg
Kupfer	140 µg
Zink	180 µg
Phosphor	40 mg
Chlorid	19 mg
Fluorid	12 µg
Jodid	3 µg
Selen	1 µg

Vitamine
Carotin	330 µg
Vit. E	70 µg
Vit. K	22 µg
Vit. B_1	80 µg
Vit. B_2	120 µg
Nicotinamid	570 µg
Pantothensäure	500 µg
Vit. B_6	280 µg
Biotin	7 µg
Folsäure	45 µg
Vit. C	20 mg

Aminosäuren
Arginin	100 mg
Histidin	50 mg
Isoleucin	110 mg
Leucin	140 mg
Lysin	140 mg
Methionin	35 mg
Phenylalanin	75 mg
Threonin	95 mg
Tryptophan	25 mg
Tyrosin	50 mg
Valin	130 mg

Kohlenhydrate
Glucose	960 mg
Fructose	1310 mg
Saccharose	420 mg
Stärke	2400 mg

Lipide
Palmitinsäure	60 mg
Stearinsäure	9 mg
Ölsäure	7 mg
Linolsäure	55 mg
Linolensäure	60 mg

Sonstige Inhaltsstoffe
Apfelsäure	175 mg
Zitronensäure	25 mg
Oxalsäure	45 mg
Salizylsäure	110 µg
Purine	25 mg

Gurke

Energiegehalt
| der verdaulichen Bestandteile | kJ: | 52 |
| aus 100 g eßbarem Anteil | kcal: | 12 |

Hauptbestandteile in 100 g eßbarem Anteil
Wasser	96,8 g	Organische Säuren	0,3 g
Eiweiß	0,6 g	Ballaststoffe	0,9 g
Fett	0,2 g	Mineralstoffe	0,6 g
Kohlenhydrate	1,8 g		

Einzelne Inhaltsstoffe in 100 g eßbarem Anteil

Mineralstoffe
Natrium	9 mg
Kalium	140 mg
Magnesium	8 mg
Calcium	15 mg
Mangan	150 µg
Eisen	500 µg
Kupfer	90 µg
Zink	160 µg
Phosphor	25 mg
Chlorid	35 mg
Fluorid	20 µg
Jodid	3 µg
Selen	0—60 µg

Vitamine
Carotin	170 µg
Vit. E	100 µg
Vit. K	5 µg
Vit. B_1	18 µg
Vit. B_2	30 µg
Nicotinamid	200 µg
Pantothensäure	240 µg
Vit. B_6	35 µg
Biotin	1 µg
Folsäure	20 µg
Vit. C	8 mg

Aminosäuren
Arginin	45 mg
Histidin	8 mg
Isoleucin	19 mg
Leucin	25 mg
Lysin	26 mg
Methionin	6 mg
Phenylalanin	14 mg
Threonin	16 mg
Tryptophan	4 mg
Valin	20 mg

Kohlenhydrate
Glucose	890 mg
Fructose	860 mg
Saccharose	55 mg

Lipide
Palmitinsäure	60 mg
Stearinsäure	6 mg
Ölsäure	5 mg
Linolsäure	45 mg
Linolensäure	40 mg

Sonstige Inhaltsstoffe
Apfelsäure	240 mg
Zitronensäure	20 mg
Oxalsäure	0
Salizylsäure	780 µg
Purine	8 mg

Gemüse und Gemüseprodukte

Gurken, milchsauer,
Salzgurken, Salzdillgurken

Energiegehalt
der verdaulichen Bestandteile   kJ: 69
aus 100 g eßbarem Anteil   kcal: 16

Hauptbestandteile in 100 g eßbarem Anteil

Wasser	90,7 g	Organische Säuren	1,3 g
Eiweiß	1,0 g	Ballaststoffe	0,9 g
Fett	0,2 g	Mineralstoffe	4,3 g
Kohlenhydrate	1,6 g*		

Einzelne Inhaltsstoffe in 100 g eßbarem Anteil

Mineralstoffe

Natrium	960 mg
Calcium	30 mg
Eisen	1630 µg
Kupfer	8400 µg
Phosphor	30 mg
Chlorid	1500 mg

Vitamine

Vit. B_1	3 µg
Vit. B_2	20 µg
Vit. C	2 mg

Sonstige Inhaltsstoffe

Gesamtsäure	1250 mg

* Differenzberechnung

Kürbis

Energiegehalt
der verdaulichen Bestandteile	kJ:	103
aus 100 g eßbarem Anteil	kcal:	24

Hauptbestandteile in 100 g eßbarem Anteil
Wasser	91,3 g	Kohlenhydrate	4,6 g
Eiweiß	1,1 g	Organische Säuren	0,2 g
Fett	0,1 g	Mineralstoffe	0,8 g

Einzelne Inhaltsstoffe in 100 g eßbarem Anteil

Mineralstoffe

Natrium	1 mg
Kalium	385 mg
Magnesium	8 mg
Calcium	20 mg
Mangan	65 µg
Eisen	800 µg
Kupfer	80 µg
Zink	200 µg
Phosphor	45 mg
Chlorid	18 mg
Jodid	1 µg

Vitamine

Carotin	2 mg
Vit. E	1 mg
Vit. B_1	45 µg
Vit. B_2	65 µg
Nicotinamid	500 µg
Pantothensäure	400 µg
Vit. B_6	110 µg
Biotin	Spuren
Folsäure	35 µg
Vit. C	12 mg

Aminosäuren

Arginin	40 mg
Histidin	15 mg
Isoleucin	40 mg
Leucin	60 mg
Lysin	55 mg
Methionin	10 mg
Phenylalanin	30 mg
Threonin	25 mg
Tryptophan	15 mg
Tyrosin	15 mg
Valin	40 mg

Kohlenhydrate

Glucose	1500 mg
Fructose	1320 mg
Saccharose	1060 mg
Stärke	700 mg
Xylit	8 mg
Sorbit	0

Lipide

Palmitinsäure	35 mg
Ölsäure	2 mg
Linolsäure	25 mg
Linolensäure	40 mg

Sonstige Inhaltsstoffe

Apfelsäure	200 mg
Zitronensäure	7 mg
Oxalsäure	0
Salizylsäure	120 µg

Gemüse und Gemüseprodukte

Paprikaschote, grün

Energiegehalt
der verdaulichen Bestandteile   kJ: 59
aus 100 g eßbarem Anteil   kcal: 14

Hauptbestandteile in 100 g eßbarem Anteil

Wasser	93,4 g	Organische Säuren	0,3 g
Eiweiß	0,9 g	Ballaststoffe	2,0 g
Fett	0,1 g	Mineralstoffe	0,6 g
Kohlenhydrate	2,1 g		

Einzelne Inhaltsstoffe in 100 g eßbarem Anteil

Mineralstoffe
Natrium .... 2 mg
Kalium .... 190 mg
Magnesium .... 12 mg
Calcium .... 11 mg
Mangan .... 100 µg
Eisen .... 750 µg
Kupfer .... 100 µg
Zink .... 180 µg
Phosphor .... 30 mg
Chlorid .... 19 mg
Jodid .... 2 µg
Selen .... 1 µg

Vitamine
Carotin .... 335 µg
Vit. E .... 550 µg
Vit. B_1 .... 60 µg
Vit. B_2 .... 50 µg
Nicotinamid .... 600 µg
Pantothensäure ...... 230 µg
Vit. B_6 .... 270 µg
Folsäure .... 18 µg
Vit. C .... 140 mg

Aminosäuren
Arginin .... 25 mg
Histidin .... 14 mg
Isoleucin .... 45 mg
Leucin .... 45 mg
Lysin .... 50 mg
Methionin .... 16 mg
Phenylalanin .... 55 mg
Threonin .... 50 mg
Tryptophan .... 9 mg
Valin .... 40 mg

Kohlenhydrate
Glucose .... 840 mg
Fructose .... 1040 mg
Saccharose .... 70 mg
Stärke .... 130 mg

Lipide
Palmitinsäure .... 15 mg
Stearinsäure .... 6 mg
Ölsäure .... 3 mg
Linolsäure .... 35 mg
Linolensäure .... 20 mg

Sonstige Inhaltsstoffe
Apfelsäure .... 60 mg
Zitronensäure .... 260 mg
Oxalsäure .... 16 mg
Salizylsäure .... 1200 µg

Paprikaschote, rot

Energiegehalt
der verdaulichen Bestandteile	kJ:	90
aus 100 g eßbarem Anteil	kcal:	21

Hauptbestandteile in 100 g eßbarem Anteil
Wasser	91,2 g		Kohlenhydrate	2,9 g
Eiweiß	1,3 g		Ballaststoffe	2,0 g
Fett	0,5 g		Mineralstoffe	0,6 g

Einzelne Inhaltsstoffe in 100 g eßbarem Anteil

Mineralstoffe
Natrium	5 mg
Kalium	260 mg
Magnesium	14 mg
Calcium	10 mg
Mangan	100 µg
Eisen	550 µg
Kupfer	80 µg
Zink	260 µg
Phosphor	30 mg
Jodid	1 µg

Vitamine
Carotin	2125 µg
Vit. E	2900 µg
Vit. B_1	40 µg
Vit. B_2	120 µg
Nicotinamid	1600 µg
Pantothensäure	270 µg
Vit. B_6	450 µg
Folsäure	50 µg
Vit. C	140 mg

Aminosäuren
Isoleucin	40 mg
Leucin	50 mg
Lysin	60 mg
Methionin	15 mg
Phenylalanin	45 mg
Threonin	45 mg
Tryptophan	8 mg
Tyrosin	20 mg
Valin	60 mg

Kohlenhydrate
Glucose	1370 mg
Fructose	1250 mg
Saccharose	140 mg
Stärke	130 mg

Lipide
Palmitinsäure	80 mg
Stearinsäure	30 mg
Ölsäure	20 mg
Linolsäure	180 mg
Linolensäure	100 mg

Tomate

Energiegehalt
der verdaulichen Bestandteile   kJ: 82
aus 100 g eßbarem Anteil   kcal: 19

Hauptbestandteile in 100 g eßbarem Anteil

Wasser	94,2 g	Organische Säuren	0,5 g
Eiweiß	1,0 g	Ballaststoffe	1,8 g
Fett	0,2 g	Mineralstoffe	0,6 g
Kohlenhydrate	3,0 g		

Einzelne Inhaltsstoffe in 100 g eßbarem Anteil

Mineralstoffe
Natrium . . . . 6 mg
Kalium . . . . 295 mg
Magnesium . . . . 20 mg
Calcium . . . . 14 mg
Mangan . . . . 140 µg
Eisen . . . . 500 µg
Kupfer . . . . 90 µg
Zink . . . . 240 µg
Phosphor . . . . 25 mg
Chlorid . . . . 60 mg
Fluorid . . . . 25 µg
Jodid . . . . 2 µg
Selen . . . . 1–10 µg

Vitamine
Carotin . . . . 820 µg
Vit. E . . . . 800 µg
Vit. K . . . . 8 µg
Vit. B_1 . . . . 55 µg
Vit. B_2 . . . . 35 µg
Nicotinamid . . . . 530 µg
Pantothensäure . . . . . . 310 µg
Vit. B_6 . . . . 100 µg
Biotin . . . . 4 µg
Folsäure . . . . 40 µg
Vit. C . . . . 25 mg

Aminosäuren
Arginin . . . . 18 mg
Histidin . . . . 13 mg
Isoleucin . . . . 25 mg
Leucin . . . . 30 mg
Lysin . . . . 30 mg
Methionin . . . . 7 mg
Phenylalanin . . . . 25 mg
Threonin . . . . 25 mg
Tryptophan . . . . 6 mg
Tyrosin . . . . 12 mg
Valin . . . . 25 mg

Kohlenhydrate
Glucose . . . . 1210 mg
Fructose . . . . 1540 mg
Saccharose . . . . 130 mg
Stärke . . . . 80 mg

Lipide
Palmitinsäure . . . . 30 mg
Stearinsäure . . . . 5 mg
Ölsäure . . . . 25 mg
Linolsäure . . . . 95 mg
Linolensäure . . . . 11 mg

Sonstige Inhaltsstoffe
Apfelsäure . . . . 35 mg
Milchsäure . . . . 6 mg
Zitronensäure . . . . 440 mg
Oxalsäure 0
Salizylsäure . . . . 130 µg
Purine . . . . 10 mg

Zucchini,
Sommer-Squash

Energiegehalt
der verdaulichen Bestandteile   kJ: 78
aus 100 g eßbarem Anteil   kcal: 18

Hauptbestandteile in 100 g eßbarem Anteil
Wasser	92,2 g	Kohlenhydrate	2,1 g
Eiweiß	1,6 g	Ballaststoffe	1,1 g
Fett	0,4 g	Mineralstoffe	0,7 g

Einzelne Inhaltsstoffe in 100 g eßbarem Anteil
Mineralstoffe
Calcium	30 mg
Mangan	140 µg
Eisen	1500 µg
Kupfer	80 µg
Phosphor	25 mg
Jodid	2 µg

Vitamine
Carotin	350 µg
Vit. B_1	500 µg
Vit. B_2	90 µg
Nicotinamid	400 µg
Vit. C	16 mg

Kohlenhydrate
Glucose	900 mg
Fructose	1020 mg
Saccharose	130 mg

Lipide
Palmitinsäure	80 mg
Stearinsäure	Spuren
Ölsäure	40 mg
Linolsäure	80 mg
Linolensäure	120 mg

Sonstige Inhaltsstoffe
Salizylsäure	1040 µg

Gemüse und Gemüseprodukte

Zuckermais,
Speisemais, Maiskörner roh

Energiegehalt
der verdaulichen Bestandteile kJ: 370
aus 100 g eßbarem Anteil kcal: 87

Hauptbestandteile in 100 g eßbarem Anteil

Wasser	74,7 g	Organische Säuren	0,1 g
Eiweiß	3,3 g	Ballaststoffe	3,7 g
Fett	1,2 g	Mineralstoffe	0,8 g
Kohlenhydrate	15,7 g		

Einzelne Inhaltsstoffe in 100 g eßbarem Anteil

Mineralstoffe
Natrium . . . . 300 µg
Kalium . . . . 300 mg
Magnesium . . . . 50 mg
Calcium . . . . 6 mg
Mangan . . . . 200 µg
Eisen . . . . 550 µg
Kupfer . . . . 60 µg
Zink . . . . 1 mg
Phosphor . . . . 115 mg
Jodid . . . . 3 µg
Selen . . . . 3 µg

Vitamine
Carotin . . . . 180 µg
Vit. E . . . . 100 µg
Vit. K . . . . 2 µg
Vit. B_1 . . . . 150 µg
Vit. B_2 . . . . 120 µg
Nicotinamid . . . . 1700 µg
Pantothensäure . . . . . 890 µg
Vit. B_6 . . . . 220 µg

Folsäure . . . . 45 µg
Vit. C . . . . 12 mg

Aminosäuren
Arginin . . . . 160 mg
Histidin . . . . 85 mg
Isoleucin . . . . 130 mg
Leucin . . . . 350 mg
Lysin . . . . 130 mg
Methionin . . . . 55 mg
Phenylalanin . . . . 200 mg
Threonin . . . . 130 mg
Tryptophan . . . . 16 mg
Tyrosin . . . . 160 mg
Valin . . . . 220 mg

Kohlenhydrate
Glucose . . . . 620 mg
Fructose . . . . 370 mg
Saccharose . . . . 2150 mg
Maltose . . . . 270 mg
Stärke . . . . 12,3 g

Zuckermais,
Speisemais, Maiskörner roh

Sonstige Inhaltsstoffe
Apfelsäure	30 mg
Zitronensäure........	20 mg
Salizylsäure	130 µg

Vergleichstabelle

Weitere Gemüse

Energiegehalte
Hauptbestandteile sowie wichtige Inhaltsstoffe in 100 g eßbarem Anteil

	kJ	kcal	Wasser (g)	Eiweiß (g)	Fett (g)	Kohlehydrate (g)
Batate (Süßkartoffel)	582	137	69,2	1,6	0,6	31,3
Cassave	570	134	63,1	1,0	0,2	32,1
Taro, Wasserbrotwurzel	456	107	72,0	2,0	0,3	24,0
Topinambur	129	30	78,9	2,4	0,4	4,0
Yamknolle	419	99	71,2	2,0	0,1	22,4[a]
Brunnenkresse	73	17	93,5	1,6	0,3	2,0[a]
Löwenzahnblätter	222	52	85,7	2,6	0,6	9,1[a]
Portulak	110	26	92,5	1,5	0,3	4,3[a]
Sojakeime	236	56	86,9	5,3	1,2	5,9[c]
Wintersquash	110	26	88,7	1,4	0,2	4,6

Folgende Mengen an Vitaminen und Säuren wurden vereinzelt gemessen:
Vit. E: Löwenzahnblätter (2,5 mg);
Pantothensäure: Batate (830 µg);
Vit. B_6: Batate (270 µg), Portulak (150 µg);
Biotin: Batate (4 µg);
Folsäure: Batate (12 µg);
Salizylsäure: Batate (490 µg), Brunnenkresse (840 µg), Squash (630 µg);
Oxalsäure: Löwenzahnblätter (25 mg), Portulak (220—650 mg)

[a] Differenzberechnung
[b] zum Teil unverwertbares Inulin
[c] Differenzberechnung; Kohlenhydrate und Ballaststoffe als verwertbare Kohlenhydrate verrechnet

Ballaststoffe (g)	Mineralstoffe (g)	Kalium (mg)	Calcium (mg)	Carotin (μg)	Vit. B_1 (μg)	Vit. B_2 (μg)	Nicotinamid (μg)	Vit. C (mg)
7,8	1,1	415	35	1000—5000	65	50	600	30
2,9	0,7	395	35	30	60	30	600	30
3,8	1,0	435	30	10	120	35	1000	6
2,5[b]	1,7	480	10	12	200	60	1300	4
3,3	1,0	395	25	10	90	30	600	10
1,5	1,1	275	180	3000	85	170	650	50
	2,0	440	160	7900	190	170	800	30
	1,4	390	95	1060	30	100	500	20
	0,7	220	40	25	190	150	1800	16
0,8	0,7	350	25	1400	90	60	1600	14

Gemüse und Gemüseprodukte

Augenbohne,
Samen, trocken

Energiegehalt
der verdaulichen Bestandteile   kJ: 1162
aus 100 g eßbarem Anteil   kcal: 273

Hauptbestandteile in 100 g eßbarem Anteil

Wasser	11,2 g	Kohlenhydrate	41,7 g
Eiweiß	23,5 g	Ballaststoffe	18,7 g*
Fett	1,4 g	Mineralstoffe	3,5 g

Einzelne Inhaltsstoffe in 100 g eßbarem Anteil

Mineralstoffe

Natrium	6 mg
Kalium	690 mg
Calcium	100 mg
Eisen	6400 µg
Phosphor	400 mg

Vitamine

Carotin	12 µg
Vit. B_1	800 µg
Vit. B_2	160 µg
Nicotinamid	2800 µg
Vit. C	2 mg

Aminosäuren

Arginin	2040 mg
Histidin	1180 mg
Isoleucin	1660 mg
Leucin	2110 mg
Lysin	1570 mg
Methionin	330 mg
Phenylalanin	1300 mg
Threonin	1010 mg
Tryptophan	330 mg
Tyrosin	620 mg
Valin	1740 mg

Kohlenhydrate

Glucose	180 mg
Fructose	360 mg
Saccharose	1320 mg
Stärke	39,8 g

Lipide

Palmitinsäure	350 mg
Stearinsäure	75 mg
Ölsäure	112 mg
Linolsäure	445 mg
Linolensäure	260 mg

* Differenzberechnung

Bohne, Gartenbohne,
Samen, weiß, trocken

Energiegehalt
der verdaulichen Bestandteile   kJ: 1236
aus 100 g eßbarem Anteil   kcal: 291

Hauptbestandteile in 100 g eßbarem Anteil

Wasser	8,3 g	Kohlenhydrate	47,8 g
Eiweiß	21,3 g	Ballaststoffe	17,0 g
Fett	1,6 g	Mineralstoffe	4,0 g

Einzelne Inhaltsstoffe in 100 g eßbarem Anteil

Mineralstoffe
Natrium	2 mg
Kalium	1310 mg
Magnesium	130 mg
Calcium	105 mg
Mangan	2 mg
Eisen	6 mg
Kupfer	800 µg
Zink	2800 µg
Phosphor	430 mg
Chlorid	45 mg
Fluorid	20—170 µg
Jodid	1 µg
Selen	20 µg

Vitamine
Carotin	400 µg
Vit. E	210 µg
Vit. B_1	460 µg
Vit. B_2	160 µg
Nicotinamid	2100 µg
Pantothensäure	980 µg
Vit. B_6	280 µg
Folsäure	130 µg
Vit. C	3 mg

Aminosäuren
Arginin	1490 mg
Histidin	700 mg
Isoleucin	1490 mg
Leucin	2260 mg
Lysin	1870 mg
Methionin	260 mg
Phenylalanin	1400 mg
Threonin	1150 mg
Tryptophan	230 mg
Tyrosin	970 mg
Valin	1630 mg

Kohlenhydrate
Glucose	Spuren
Fructose	Spuren
Saccharose	1580 mg
Stärke	46,2 g

Lipide
Palmitinsäure	180 mg
Stearinsäure	20 mg
Ölsäure	120 mg
Linolsäure	340 mg
Linolensäure	610 mg

Sonstige Inhaltsstoffe
Purine	120 mg

Gemüse und Gemüseprodukte

Erbse, Gartenerbse,
Samen, grün, frisch

Energiegehalt
der verdaulichen Bestandteile aus 100 g eßbarem Anteil
kJ: 344
kcal: 81

Hauptbestandteile in 100 g eßbarem Anteil
Wasser	75,1 g	Organische Säuren	0,3 g
Eiweiß	6,6 g	Ballaststoffe	4,3 g
Fett	0,5 g	Mineralstoffe	0,9 g
Kohlenhydrate	12,3 g		

Einzelne Inhaltsstoffe in 100 g eßbarem Anteil

Mineralstoffe
Natrium	2 mg
Kalium	305 mg
Magnesium	35 mg
Calcium	25 mg
Mangan	660 µg
Eisen	1840 µg
Kupfer	380 µg
Zink	1030 µg
Phosphor	110 mg
Chlorid	40 mg
Fluorid	25 µg
Jodid	4 µg
Selen	1 µg

Vitamine
Carotin	380 µg
Vit. E	390 µg
Vit. K	20 µg
Vit. B_1	300 µg
Vit. B_2	160 µg
Nicotinamid	2380 µg
Pantothensäure	720 µg
Vit. B_6	160 µg
Biotin	5 µg
Folsäure	35 µg
Vit. C	25 mg

Aminosäuren
Arginin	1060 mg
Histidin	220 mg
Isoleucin	540 mg
Leucin	670 mg
Lysin	610 mg
Methionin	100 mg
Phenylalanin	400 mg
Threonin	450 mg
Tryptophan	100 mg
Tyrosin	350 mg
Valin	520 mg

Kohlenhydrate
Glucose	90 mg
Fructose	65 mg
Saccharose	1150 mg
Stärke	11,0 g

Lipide
Palmitinsäure	95 mg
Stearinsäure	6 mg
Ölsäure	37 mg
Linolsäure	245 mg
Linolensäure	50 mg

Sonstige Inhaltsstoffe
Apfelsäure	140 mg
Milchsäure	Spuren
Zitronensäure	140 mg
Oxalsäure	0
Salizylsäure	40 µg
Purine	85 mg

Erbse, Gartenerbse,
Samen, trocken

Energiegehalt
| der verdaulichen Bestandteile | kJ: | 1163 |
| aus 100 g eßbarem Anteil | kcal: | 274 |

Hauptbestandteile in 100 g eßbarem Anteil
Wasser	11,0 g	Organische Säuren	0,6 g
Eiweiß	22,9 g	Ballaststoffe	16,6 g
Fett	1,4 g	Mineralstoffe	2,7 g
Kohlenhydrate	41,9 g		

Einzelne Inhaltsstoffe in 100 g eßbarem Anteil

Mineralstoffe
Natrium	25 mg
Kalium	930 mg
Magnesium	115 mg
Calcium	50 mg
Mangan	1300 µg
Eisen	5 mg
Kupfer	740 µg
Zink	3800 µg
Phosphor	380 mg
Chlorid	55 mg
Fluorid	40 mg
Jodid	15 µg

Vitamine
Carotin	80 µg
Vit. B_1	760 µg
Vit. B_2	270 µg
Nicotinamid	2800 µg
Pantothensäure	2100 µg
Vit. B_6	65 µg
Biotin	19 µg
Folsäure	60 µg
Vit. C	2 mg

Aminosäuren
Arginin	3710 mg
Histidin	770 mg
Isoleucin	1880 mg
Leucin	2340 mg
Lysin	2130 mg
Methionin	350 mg
Phenylalanin	1390 mg
Threonin	1570 mg
Tryptophan	350 mg
Tyrosin	1220 mg
Valin	1820 mg

Kohlenhydrate
Saccharose	2470 mg
Stärke	39,4 g

Lipide
Palmitinsäure	240 mg
Stearinsäure	15 mg
Ölsäure	100 mg
Linolsäure	630 mg
Linolensäure	125 mg

Sonstige Inhaltsstoffe
Apfelsäure	80 mg
Zitronensäure	290—800 mg
Oxalsäure	2700 µg

Gemüse und Gemüseprodukte

Goa-, Flügel-, Manila-, Prinzessbohne,
Samen, trocken

Energiegehalt
der verdaulichen Bestandteile kJ: 1795
aus 100 g eßbarem Anteil kcal: 423

Hauptbestandteile in 100 g eßbarem Anteil
Wasser	10,6 g	Kohlenhydrate	36,3 *
Eiweiß	33,1 g	Mineralstoffe	3,8 g
Fett	16,2 g		

Einzelne Inhaltsstoffe in 100 g eßbarem Anteil

Mineralstoffe
Natrium . . . . 50 mg
Kalium . . . . 1020 mg
Magnesium . . . . 170 mg
Calcium . . . . 530 mg
Mangan . . . . 3900 µg
Eisen . . . . 15 mg
Kupfer . . . . 3500 µg
Zink . . . . 4600 µg
Phosphor . . . . 480 mg

Aminosäuren
Arginin . . . . 2510 mg
Histidin . . . . 1060 mg
Isoleucin . . . . 1850 mg
Leucin . . . . 3210 mg
Lysin . . . . 2930 mg
Methionin . . . . 450 mg
Phenylalanin . . . . 1870 mg
Threonin . . . . 1640 mg
Tryptophan . . . . 360 mg
Tyrosin . . . . 1660 mg
Valin . . . . 2010 mg

Kohlenhydrate
Saccharose . . . . 6600 mg

Lipide
Palmitinsäure . . . . 1560 mg
Stearinsäure . . . . 890 mg
Ölsäure . . . . 5790 mg
Linolsäure . . . . 3510 mg
Linolensäure . . . . 240 mg

* Differenzberechnung; Kohlenhydrate und Ballaststoffe als verwertbare Kohlenhydrate verrechnet!

Kichererbse,
Samen, trocken

Energiegehalt
der verdaulichen Bestandteile   kJ: 1292
aus 100 g eßbarem Anteil   kcal: 304

Hauptbestandteile in 100 g eßbarem Anteil

Wasser	11,0 g	Kohlenhydrate	48,6 g
Eiweiß	19,8 g	Ballaststoffe	10,7 g
Fett	3,4 g	Mineralstoffe	2,7 g

Einzelne Inhaltsstoffe in 100 g eßbarem Anteil

Mineralstoffe
- Natrium .... 25 mg
- Kalium .... 580 mg
- Magnesium .... 110 mg
- Calcium .... 110 mg
- Eisen .... 7200 µg
- Phosphor .... 430 mg
- Chlorid .... 80 mg

Vitamine
- Carotin .... 180 µg
- Vit. B_1 .... 480 µg
- Vit. B_2 .... 180 µg
- Nicotinamid .... 1600 µg
- Pantothensäure .... 1300 µg
- Vit. B_6 .... 540 µg
- Folsäure .... 200 µg
- Vit. C .... 4 mg

Aminosäuren
- Arginin .... 1480 mg
- Histidin .... 530 mg
- Isoleucin .... 1140 mg
- Leucin .... 1460 mg
- Lysin .... 1370 mg
- Methionin .... 260 mg
- Phenylalanin .... 960 mg
- Threonin .... 700 mg
- Tryptophan .... 160 mg
- Tyrosin .... 660 mg
- Valin .... 980 mg

Kohlenhydrate
- Saccharose .... 940 mg
- Stärke .... 47,7 g

Lipide
- Palmitinsäure .... 310 mg
- Stearinsäure .... 40 mg
- Ölsäure .... 730 mg
- Linolsäure .... 1440 mg
- Linolensäure .... 70 mg

Gemüse und Gemüseprodukte

Lein,
Leinsamen, trocken

Energiegehalt
der verdaulichen Bestandteile aus 100 g eßbarem Anteil

kJ: 1589
kcal: 376

Hauptbestandteile in 100 g eßbarem Anteil
Wasser	6,1 g	Ballaststoffe	38,6 g*
Eiweiß	24,4 g		
Fett	30,9 g		

Einzelne Inhaltsstoffe in 100 g eßbarem Anteil

Mineralstoffe
Calcium	200 mg
Eisen	8200 µg
Phosphor	660 mg

Vitamine
Vit. B_1	170 µg
Vit. B_2	160 µg
Nicotinamid	1400 µg

Lipide
Palmitinsäure	1390 mg
Stearinsäure	970 mg
Ölsäure	4580 mg
Linolsäure	4790 mg
Linolensäure	16600 mg

* Differenzberechnung

Limabohne, Butterbohne,
Samen, trocken

Energiegehalt
der verdaulichen Bestandteile   kJ: 1168
aus 100 g eßbarem Anteil   kcal: 275

Hauptbestandteile in 100 g eßbarem Anteil

Wasser	11,5 g	Kohlenhydrate	45,0 g
Eiweiß	20,6 g	Mineralstoffe	3,7 g
Fett	1,4 g		

Einzelne Inhaltsstoffe in 100 g eßbarem Anteil

Mineralstoffe
Natrium	20 mg
Kalium	1750 mg
Magnesium	200 mg
Calcium	90 mg
Mangan	1950 mg
Eisen	6 mg
Kupfer	780 µg
Zink	3100 µg
Phosphor	350 mg

Vitamine
Vit. B_1	410 µg
Vit. B_2	170 µg
Nicotinamid	2 mg
Vit. C	0—1 mg

Aminosäuren
Arginin	1390 mg
Histidin	680 mg
Isoleucin	1290 mg
Leucin	1900 mg
Lysin	1470 mg
Methionin	270 mg
Phenylalanin	1350 mg
Threonin	930 mg
Tryptophan	300 mg
Tyrosin	850 mg
Valin	1450 mg

Kohlenhydrate
Glucose	70 mg
Fructose	500 mg
Saccharose	1420 mg
Stärke	43,0 g

Lipide
Palmitinsäure	298 mg
Stearinsäure	85 mg
Ölsäure	125 mg
Linolsäure	560 mg
Linolensäure	250 mg

Gemüse und Gemüseprodukte

Linse,
Samen, trocken

Energiegehalt
der verdaulichen Bestandteile aus 100 g eßbarem Anteil

kJ: 1337
kcal: 315

Hauptbestandteile in 100 g eßbarem Anteil

Wasser	9,3 g	Kohlenhydrate	52,0 g
Eiweiß	23,5 g	Ballaststoffe	10,6 g
Fett	1,4 g	Mineralstoffe	3,2 g

Einzelne Inhaltsstoffe in 100 g eßbarem Anteil

Mineralstoffe
Natrium .... 4 mg
Kalium .... 810 mg
Magnesium .... 75 mg
Calcium .... 75 mg
Eisen .... 7 mg
Kupfer .... 660 µg
Zink .... 5 mg
Phosphor .... 410 mg
Chlorid .... 85 mg
Fluorid .... 25 µg
Selen .... 11 µg

Vitamine
Carotin .... 100 µg
Vit. B_1 .... 430 µg
Vit. B_2 .... 260 µg
Nicotinamid .... 2200 µg
Pantothensäure ..... 1360 µg
Vit. B_6 .... 600 µg
Folsäure .... 35 µg
Vit. C .... 0—5 mg

Aminosäuren
Arginin .... 2240 mg
Histidin .... 710 mg
Isoleucin .... 1190 mg
Leucin .... 2110 mg
Lysin .... 1890 mg
Methionin .... 220 mg
Phenylalanin .... 1400 mg
Threonin .... 1120 mg
Tryptophan .... 250 mg
Tyrosin .... 840 mg
Valin .... 1390 mg

Kohlenhydrate
Saccharose .... 1150 mg
Stärke .... 50,8 g

Lipide
Palmitinsäure .... 180 mg
Stearinsäure .... 15 mg
Ölsäure .... 240 mg
Linolsäure .... 530 mg
Linolensäure .... 125 mg

Sonstige Inhaltsstoffe
Purine .... 115 mg

Mohn, Schlafmohn
Samen, trocken

Energiegehalt
der verdaulichen Bestandteile aus 100 g eßbarem Anteil

kJ: 2018
kcal: 477

Hauptbestandteile in 100 g eßbarem Anteil

Wasser	6,1 g	Kohlenhydrate	4,2 g*
Eiweiß	20,2 g	Ballaststoffe	20,5 g
Fett	42,2 g	Mineralstoffe	6,8 g

Einzelne Inhaltsstoffe in 100 g eßbarem Anteil

Mineralstoffe

Natrium	20 mg
Kalium	705 mg
Magnesium	335 mg
Calcium	1460 mg
Mangan	6 mg
Eisen	9500 µg
Kupfer	160 µg
Zink	10 mg
Phosphor	855 mg

Vitamine

Vit. B_1	860 µg
Vit. B_2	170 µg
Nicotinamid	990 µg
Vit. B_6	440 µg

Aminosäuren

Arginin	2830 mg
Histidin	720 mg
Isoleucin	1230 mg
Leucin	1960 mg
Lysin	1390 mg
Methionin	430 mg
Phenylalanin	1100 mg
Threonin	1200 mg
Tryptophan	380 mg
Tyrosin	420 mg
Valin	1670 mg

* Differenzberechnung

Gemüse und Gemüseprodukte

Mungobohne,
Samen, trocken

Energiegehalt
der verdaulichen Bestandteile   kJ: 1240
aus 100 g eßbarem Anteil   kcal: 292

Hauptbestandteile in 100 g eßbarem Anteil

Wasser	10,0 g	Kohlenhydrate	46,5 g
Eiweiß	24,0 g	Ballaststoffe	10,1 g
Fett	1,1 g	Mineralstoffe	3,5 g

Einzelne Inhaltsstoffe in 100 g eßbarem Anteil

Mineralstoffe
Natrium . . . . 6 mg
Kalium . . . . 1220 mg
Magnesium . . . . 170 mg
Calcium . . . . 120 mg
Eisen . . . . 6900 µg
Phosphor . . . . 380 mg

Vitamine
Vit. B_1 . . . . 480 µg
Vit. B_2 . . . . 230 µg
Nicotinamid . . . . 2300 µg
Vit. C . . . . 0—4 mg

Aminosäuren
Arginin . . . . 1900 mg
Histidin . . . . 830 mg
Isoleucin . . . . 1270 mg
Leucin . . . . 2220 mg
Lysin . . . . 1950 mg
Methionin . . . . 390 mg
Phenylalanin . . . . 1650 mg
Threonin . . . . 1020 mg
Tryptophan . . . . 380 mg
Tyrosin . . . . 800 mg
Valin . . . . 1450 mg

Kohlenhydrate
Saccharose . . . . 1200 mg
Stärke . . . . 45,3 g

Lipide
Palmitinsäure . . . . 195 mg
Stearinsäure . . . . 55 mg
Ölsäure . . . . 140 mg
Linolsäure . . . . 250 mg
Linolensäure . . . . 110 mg

Sesam,
Samen, trocken

Energiegehalt
der verdaulichen Bestandteile aus 100 g eßbarem Anteil

kJ: 2390
kcal: 565

Hauptbestandteile in 100 g eßbarem Anteil

Wasser	5,2 g	Kohlenhydrate	10,2 g*
Eiweiß	17,7 g	Ballaststoffe	11,2 g
Fett	50,4 g	Mineralstoffe	5,3 g

Einzelne Inhaltsstoffe in 100 g eßbarem Anteil

Mineralstoffe
Natrium .... 45 mg
Kalium .... 460 mg
Magnesium .... 345 mg
Calcium .... 785 mg
Eisen .... 10 mg
Kupfer .... 1600 µg
Phosphor .... 605 mg
Selen .... 800 µg

Aminosäuren
Arginin .... 2200 mg
Histidin .... 490 mg
Isoleucin .... 930 mg
Leucin .... 1540 mg
Lysin .... 640 mg
Methionin .... 640 mg
Phenylalanin .... 1250 mg
Threonin .... 910 mg
Tryptophan .... 290 mg
Tyrosin .... 720 mg
Valin .... 1110 mg

Lipide
Palmitinsäure .... 5700 mg
Stearinsäure .... 1600 mg
Ölsäure .... 19,9 g
Linolsäure .... 18,7 g
Linolensäure .... 670 mg

Sonstige Inhaltsstoffe
Salizylsäure .... 230 µg

* Differenzberechnung

Gemüse und Gemüseprodukte

Sojabohne,
Samen, trocken

Energiegehalt
der verdaulichen Bestandteile aus 100 g eßbarem Anteil

kJ: 1364
kcal: 322

Hauptbestandteile in 100 g eßbarem Anteil
Wasser	8,5 g	Kohlenhydrate	6,1 g*
Eiweiß	33,7 g	Ballaststoffe	15,2 g
Fett	18,1 g	Mineralstoffe	4,7 g

Einzelne Inhaltsstoffe in 100 g eßbarem Anteil

Mineralstoffe
- Natrium .... 4 mg
- Kalium .... 1740 mg
- Magnesium .... 245 mg
- Calcium .... 255 mg
- Mangan .... 3 mg
- Eisen .... 8590 µg
- Kupfer .... 110 µg
- Zink .... 1 mg
- Phosphor .... 590 mg
- Chlorid .... 7 mg
- Jodid .... 6 µg
- Selen .... 60 µg

Vitamine
- Carotin .... 380 µg
- Vit. E .... 1500 µg
- Vit. K .... 190 µg
- Vit. B_1 .... 990 µg
- Vit. B_2 .... 520 µg
- Nicotinamid .... 2510 µg
- Pantothensäure .... 1920 µg
- Vit. B_6 .... 1190 µg
- Biotin .... 60 µg
- Folsäure .... 230 µg

Aminosäuren
- Arginin .... 2360 mg
- Histidin .... 830 mg
- Isoleucin .... 1780 mg
- Leucin .... 2840 mg
- Lysin .... 1900 mg
- Methionin .... 580 mg
- Phenylalanin .... 1970 mg
- Threonin .... 1490 mg
- Tryptophan .... 450 mg
- Tyrosin .... 1250 mg
- Valin .... 1760 mg

Kohlenhydrate
- Glucose .... 5 mg
- Saccharose .... 6100 mg

Lipide
- Palmitinsäure .... 1580 mg
- Stearinsäure .... 590 mg
- Ölsäure .... 3790 mg
- Linolsäure .... 8650 mg
- Linolensäure .... 1000 mg

Sonstige Inhaltsstoffe
- Purine .... 380 mg

* nicht verwertbare Oligosaccharide (Raffinose, Stachyose etc.) sind nicht berücksichtigt

Sojamehl, vollfett

Energiegehalt
der verdaulichen Bestandteile	kJ:	1470
aus 100 g eßbarem Anteil	kcal:	347

Hauptbestandteile in 100 g eßbarem Anteil
Wasser	9,1 g	Kohlenhydrate	3,1 g*
Eiweiß	37,3 g	Ballaststoffe	10,9 g
Fett	20,6 g	Mineralstoffe	4,4 g

Einzelne Inhaltsstoffe in 100 g eßbarem Anteil

Mineralstoffe
Natrium	4 mg
Kalium	1870 mg
Magnesium	245 mg
Calcium	195 mg
Mangan	4 mg
Eisen	12 mg
Zink	5 mg
Phosphor	555 mg
Chlorid	105 mg
Fluorid	110 µg
Jodid	1 µg

Vitamine
Carotin	85 µg
Vit. E	1500 µg
Vit. K	200 µg
Vit. B_1	770 µg
Vit. B_2	280 µg
Nicotinamid	2200 µg
Pantothensäure	1800 µg
Vit. B_6	1000 µg
Folsäure	190 µg
Vit. C	0

Aminosäuren
Arginin	3140 mg
Histidin	950 mg
Isoleucin	1900 mg
Leucin	2880 mg
Lysin	2560 mg
Methionin	580 mg
Phenylalanin	1860 mg
Threonin	1610 mg
Tryptophan	480 mg
Tyrosin	1450 mg
Valin	1970 mg

Kohlenhydrate
Saccharose	3100 mg

Lipide
Palmitinsäure	1960 mg
Stearinsäure	680 mg
Ölcäure	3350 mg
Linolsäure	10,7 g
Linolensäure	1400 mg

Sonstige Inhaltsstoffe
Purine	380 mg

* nicht verwertbare Oligosaccharide (Raffinose, Stachyose etc.) sind nicht berücksichtigt

Gemüse und Gemüseprodukte

Sonnenblume,
Samen, trocken

Energiegehalt
der verdaulichen Bestandteile aus 100 g eßbarem Anteil

kJ: 2454
kcal: 580

Hauptbestandteile in 100 g eßbarem Anteil

Wasser	6,6 g	Kohlenhydrate	12,3 g*
Eiweiß	22,5 g	Ballaststoffe	6,3 g
Fett	49,0 g	Mineralstoffe	3,3 g

Einzelne Inhaltsstoffe in 100 g eßbarem Anteil

Mineralstoffe
Natrium .... 2 mg
Kalium .... 725 mg
Magnesium .... 420 mg
Calcium .... 100 mg
Mangan .... 2400 µg
Eisen .... 6300 µg
Kupfer .... 2800 µg
Zink .... 5200 µg
Phosphor .... 620 mg

Vitamine
Vit. B_1 .... 1900 µg
Vit. B_2 .... 140 µg
Nicotinamid .... 4100 µg
Vit. C 0

Aminosäuren
Arginin .... 2200 mg
Histidin .... 630 mg
Isoleucin .... 1370 mg
Leucin .... 1710 mg
Lysin .... 890 mg
Methionin .... 490 mg
Phenylalanin .... 1260 mg
Threonin .... 910 mg
Tryptophan .... 310 mg
Tyrosin .... 650 mg
Valin .... 1260 mg

Lipide
Palmitinsäure ...... 3140 mg
Stearinsäure .... 2120 mg
Ölsäure .... 13,4 g
Linolsäure .... 27,9 g
Linolensäure .... 90 mg

Sonstige Inhaltsstoffe
Salizylsäure .... 120 µg

* Differenzberechnung

Urdbohne,
Samen, trocken

Energiegehalt
der verdaulichen Bestandteile   kJ: 1144
aus 100 g eßbarem Anteil   kcal: 269

Hauptbestandteile in 100 g eßbarem Anteil
Wasser	10,3 g	Kohlenhydrate	41,5 g
Eiweiß	23,1 g	Mineralstoffe	4,6 g
Fett	1,2 g		

Einzelne Inhaltsstoffe in 100 g eßbarem Anteil

Mineralstoffe
Kalium .... 170 mg
Magnesium .... 245 mg
Calcium .... 125 mg
Eisen .... 9800 µg
Zink .... 5500 µg
Phosphor .... 365 mg

Vitamine
Carotin .... 35 µg
Vit. K .... 130 µg
Vit. B_1 .... 490 µg
Vit. B_2 .... 230 µg
Nicotinamid .... 2300 µg
Pantothensäure ...... 3500 µg
Vit. B_6 .... 200—1100 µg
Biotin .... 8 µg
Folsäure .... 140 µg
Vit. C .... 3 mg

Aminosäuren
Arginin .... 2080 mg
Histidin .... 1040 mg
Isoleucin .... 2170 mg
Leucin .... 1320 mg
Lysin .... 2080 mg
Methionin .... 210 mg
Phenylalanin .... 1570 mg
Threonin .... 810 mg
Tryptophan .... 1340 mg
Tyrosin .... 880 mg
Valin .... 1460 mg

Kohlenhydrate
Saccharose .... 1400 mg
Stärke .... 40,1 g

Lipide
Palmitinsäure .... 210 mg
Stearinsäure .... 60 mg
Ölsäure .... 200 mg
Linolsäure .... 140 mg
Linolensäure .... 570 mg

Gemüse und Gemüseprodukte

Champignon, frisch
Kulturchampignon

Energiegehalt
der verdaulichen Bestandteile	kJ:	65
aus 100 g eßbarem Anteil	kcal:	15

Hauptbestandteile in 100 g eßbarem Anteil
Wasser	90,7 g	Organische Säuren	0,1 g
Eiweiß	2,7 g	Ballaststoffe	1,9 g
Fett	0,2 g	Mineralstoffe	1,0 g
Kohlenhydrate	0,6 g		

Einzelne Inhaltsstoffe in 100 g eßbarem Anteil

Mineralstoffe		**Aminosäuren**	
Natrium	8 mg	Arginin	200 mg
Kalium	420 mg	Histidin	55 mg
Magnesium	13 mg	Isoleucin	110 mg
Calcium	8 mg	Leucin	120 mg
Mangan	110 µg	Lysin	170 mg
Eisen	1260 µg	Methionin	25 mg
Kupfer	400 µg	Phenylalanin	75 mg
Zink	390 µg	Threonin	85 mg
Phosphor	125 mg	Tryptophan	25 mg
Chlorid	65 mg	Tyrosin	65 mg
Fluorid	30 µg	Valin	90 mg
Jodid	18 µg	**Kohlenhydrate**	
Selen	7 µg	Glucose	200 mg
Vitamine		Fructose	210 mg
Carotin	10 µg	Saccharose	140 mg
Vit. D	2 µg	**Lipide**	
Vit. E	110 µg	Palmitinsäure	40 mg
Vit. K	17 µg	Stearinsäure	5 mg
Vit. B_1	100 µg	Ölsäure	Spuren
Vit. B_2	440 µg	Linolsäure	20 mg
Nicotinamid	5200 µg	Linolensäure	85 mg
Pantothensäure	2100 µg	**Sonstige Inhaltsstoffe**	
Vit. B_6	65 µg	Apfelsäure	14 mg
Biotin	16 µg	Zitronensäure	120 mg
Folsäure	25 µg	Salizylsäure	240 µg
Vit. C	5 mg	Purine	20 mg

Die Proteingehalte einzelner Pilzarten sind sehr unterschiedlich. Die höchsten Werte weist die **Trüffel** (5,5 g) auf, dann folgen **Steinpilz** (2,8 g) und **Zuchtchampignon** (2,7 g). Bei **Birkenpilz, Butterpilz, Hallimasch, Pfifferling, Reizker** und **Rotkappe** liegen die entsprechenden Werte durchschnittlich tiefer.

Pfifferling, frisch
Rehling

Energiegehalt
| der verdaulichen Bestandteile | kJ: | 48 |
| aus 100 g eßbarem Anteil | kcal: | 11 |

Hauptbestandteile in 100 g eßbarem Anteil
Wasser	91,5 g	Kohlenhydrate	0,2 g
Eiweiß	1,5 g	Mineralstoffe	0,8 g
Fett	0,5 g		

Einzelne Inhaltsstoffe in 100 g eßbarem Anteil

Mineralstoffe
Natrium	3 mg
Kalium	505 mg
Magnesium	14 mg
Calcium	8 mg
Mangan	180 µg
Eisen	6500 µg
Kupfer	600 µg
Zink	650 µg
Phosphor	45 mg
Fluorid	50 µg
Selen	1 µg

Vitamine
Vit. D	2 µg
Vit. E	20 µg
Vit. B_1	20 µg
Vit. B_2	230 µg
Nicotinamid	6500 µg
Vit. C	6 mg

Aminosäuren
Arginin	90 mg
Histidin	30 mg
Isoleucin	40 mg
Leucin	110 mg
Lysin	40 mg
Methionin	8 mg
Phenylalanin	90 mg
Threonin	130 mg
Tryptophan	50 mg
Tyrosin	85 mg
Valin	60 mg

Kohlenhydrate
| Glucose | 95 mg |
| Fructose | 70 mg |

Lipide
Palmitinsäure	110 mg
Stearinsäure	10 mg
Ölsäure	10 mg
Linolsäure	50 mg
Linolensäure	220 mg

Sonstige Inhaltsstoffe
| Purine | 30 mg |

Gemüse und Gemüseprodukte

Steinpilz, frisch

Energiegehalt
der verdaulichen Bestandteile kJ: 71
aus 100 g eßbarem Anteil kcal: 17

Hauptbestandteile in 100 g eßbarem Anteil
Wasser	88,6 g	Kohlenhydrate	0,5 g
Eiweiß	2,8 g	Mineralstoffe	0,8 g
Fett	0,4 g		

Einzelne Inhaltsstoffe in 100 g eßbarem Anteil

Mineralstoffe
Natrium .... 6 mg
Kalium .... 485 mg
Magnesium .... 12 mg
Calcium .... 25 mg
Mangan .... 170 µg
Eisen .... 1000 µg
Kupfer .... 230 µg
Zink .... 700 µg
Phosphor .... 115 mg
Fluorid .... 65 µg

Vitamine
Vit. D .... 3 µg
Vit. E .... 150 µg
Vit. B_1 .... 35 µg
Vit. B_2 .... 370 µg
Nicotinamid .... 4900 µg
Pantothensäure ...... 2700 µg
Vit. C .... 3 mg

Aminosäuren
Arginin .... 260 mg
Histidin .... 220 mg
Isoleucin .... 30 mg
Leucin .... 120 mg
Lysin .... 190 mg
Methionin .... 60 mg
Phenylalanin .... 100 mg
Threonin .... 110 mg
Tryptophan .... 210 mg
Tyrosin .... 120 mg
Valin .... 80 mg

Kohlenhydrate
Glucose .... 270 mg
Fructose .... 260 mg

Sonstige Inhaltsstoffe
Purine .... 50 mg

Früchte, Obst

Kernobst .... 336—339
Steinobst .... 340—349
Wildfrüchte .... 350—352
Beeren .... 353—363
Exotische Früchte .... 364—380

Apfel

Energiegehalt
der verdaulichen Bestandteile   kJ: 229
aus 100 g eßbarem Anteil   kcal: 54

Hauptbestandteile in 100 g eßbarem Anteil

Wasser	85,3 g	Organische Säuren	0,6 g
Eiweiß	0,3 g	Ballaststoffe	2,3 g
Fett	0,4 g	Mineralstoffe	0,3 g
Kohlenhydrate	11,8 g		

Einzelne Inhaltsstoffe in 100 g eßbarem Anteil

Mineralstoffe
Natrium .... 3 mg
Kalium .... 145 mg
Magnesium .... 6 mg
Calcium .... 7 mg
Mangan .... 65 µg
Eisen .... 480 µg
Kupfer .... 100 µg
Zink .... 120 µg
Phosphor .... 12 mg
Chlorid .... 2 mg
Fluorid .... 7 µg
Jodid .... 2 µg
Selen .... 1–6 µg

Vitamine
Carotin .... 45 µg
Vit. E .... 490 µg
Vit. K .... 0–5 µg
Vit. B_1 .... 35 µg
Vit. B_2 .... 30 µg
Nicotinamid .... 300 µg
Pantothensäure ...... 100 µg
Vit. B_6 .... 45 µg
Biotin .... 1–8 µg
Folsäure .... 7 µg
Vit. C .... 12 mg

Aminosäuren
Arginin .... 8 mg
Histidin .... 6 mg
Isoleucin .... 10 mg
Leucin .... 16 mg
Lysin .... 15 mg
Methionin .... 3 mg
Phenylalanin .... 9 mg
Threonin .... 8 mg
Tryptophan .... 2 mg
Tyrosin .... 5 mg
Valin .... 12 mg

Kohlenhydrate
Glucose .... 2210 mg
Fructose .... 6040 mg
Saccharose .... 2470 mg
Stärke .... 600 mg
Sorbit .... 510 mg

Lipide
Palmitinsäure .... 50 mg
Stearinsäure .... 10 mg
Ölsäure .... 20 mg
Linolsäure .... 100 mg
Linolensäure .... 20 mg

Sonstige Inhaltsstoffe
Apfelsäure .... 550 mg
Zitronensäure .... 16 mg
Oxalsäure .... 500 µg
Salizylsäure .... 310 µg
Purine .... 3 mg

Apfel, getrocknet

Energiegehalt
der verdaulichen Bestandteile aus 100 g eßbarem Anteil

kJ:	1124
kcal:	264

Hauptbestandteile in 100 g eßbarem Anteil

Wasser	26,7 g	Organische Säuren	2,8 g
Eiweiß	1,4 g	Ballaststoffe	7,0 g*
Fett	1,6 g	Mineralstoffe	1,5 g
Kohlenhydrate	59,0 g		

Einzelne Inhaltsstoffe in 100 g eßbarem Anteil

Mineralstoffe
Natrium	10 mg
Kalium	620 mg
Calcium	30 mg
Mangan	200 µg
Eisen	1200 µg
Kupfer	600 µg
Phosphor	50 mg

Vitamine
Vit. B_1	100 µg
Vit. B_2	100 µg
Nicotinamid	800 µg
Vit. C	12 mg

Aminosäuren
Arginin	35 mg
Histidin	20 mg
Isoleucin	45 mg
Leucin	70 mg
Lysin	65 mg
Methionin	13 mg
Phenylalanin	40 mg
Threonin	35 mg
Tryptophan	12 mg
Tyrosin	20 mg
Valin	55 mg

Kohlenhydrate
Glucose	11,0 g
Fructose	30,1 g
Saccharose	12,3 g
Stärke	2990 mg
Sorbit	2540 mg

Lipide
Palmitinsäure	210 mg
Stearinsäure	55 mg
Ölsäure	55 mg
Linolsäure	370 mg
Linolensäure	55 mg

Sonstige Inhaltsstoffe
Apfelsäure	2740 mg
Zitronensäure	80 mg

* Differenzberechnung

Früchte, Obst

Birne

Energiegehalt

der verdaulichen Bestandteile aus 100 g eßbarem Anteil
kJ: 235
kcal: 55

Hauptbestandteile in 100 g eßbarem Anteil

Wasser	84,3 g	Organische Säuren	0,3 g
Eiweiß	0,5 g	Ballaststoffe	2,8 g
Fett	0,3 g	Mineralstoffe	0,3 g
Kohlenhydrate	12,4 g		

Einzelne Inhaltsstoffe in 100 g eßbarem Anteil

Mineralstoffe
Natrium . . . . 2 mg
Kalium . . . . 125 mg
Magnesium . . . . 8 mg
Calcium . . . . 10 mg
Mangan . . . . 50 µg
Eisen . . . . 260 µg
Kupfer . . . . 90 µg
Zink . . . . 230 µg
Phosphor . . . . 15 mg
Chlorid . . . . 2 mg
Fluorid . . . . 12 µg
Jodid . . . . 2 µg
Selen . . . . 1 µg

Vitamine
Carotin . . . . 30 µg
Vit. E . . . . 430 µg
Vit. B_1 . . . . 35 µg
Vit. B_2 . . . . 40 µg
Nicotinamid . . . . 220 µg
Pantothensäure . . . . . . 62 µg
Vit. B_6 . . . . 15 µg
Biotin . . . . Spuren
Folsäure . . . . 14 µg
Vit. C . . . . 5 mg

Aminosäuren
Arginin . . . . 15 mg
Histidin . . . . 10 mg
Isoleucin . . . . 20 mg
Leucin . . . . 30 mg
Lysin . . . . 30 mg
Methionin . . . . 5 mg
Phenylalanin . . . . 20 mg
Threonin . . . . 15 mg
Tryptophan . . . . 5 mg
Tyrosin . . . . 5 mg
Valin . . . . 25 mg

Kohlenhydrate
Glucose . . . . 1660 mg
Fructose . . . . 6720 mg
Saccharose . . . . 1800 mg
Sorbit . . . . 2170 mg

Lipide
Palmitinsäure . . . . 45 mg
Stearinsäure . . . . 11 mg
Ölsäure . . . . 30 mg
Linolsäure . . . . 110 mg
Linolensäure . . . . 35 mg

Sonstige Inhaltsstoffe
Apfelsäure . . . . 170 mg
Zitronensäure . . . . 140 mg
Oxalsäure . . . . 6200 µg
Purine . . . . 2 mg

Quitte

Energiegehalt
der verdaulichen Bestandteile	kJ:	162
aus 100 g eßbarem Anteil	kcal:	38

Hauptbestandteile in 100 g eßbarem Anteil
Wasser	83,1 g	Kohlenhydrate	7,3 g
Eiweiß	0,4 g	Organische Säuren	0,9 g
Fett	0,5 g	Mineralstoffe	0,4 g

Einzelne Inhaltsstoffe in 100 g eßbarem Anteil
Mineralstoffe
Natrium	2 mg
Kalium	200 mg
Magnesium	8 mg
Calcium	10 mg
Mangan	40 µg
Eisen	600 µg
Kupfer	130 µg
Phosphor	20 mg
Chlorid	2 mg
Fluorid	6 µg

Vitamine
Carotin	35 µg
Vit. B_1	30 µg
Vit. B_2	30 µg
Nicotinamid	200 µg
Vit. C	13 mg

Kohlenhydrate
Saccharose	640 mg
Invertzucker	6680 mg

Sonstige Inhaltsstoffe
Apfelsäure	930 mg

Früchte, Obst

Aprikose

Energiegehalt
der verdaulichen Bestandteile   kJ: 182
aus 100 g eßbarem Anteil   kcal: 43

Hauptbestandteile in 100 g eßbarem Anteil

Wasser	85,3 g	Organische Säuren	1,4 g
Eiweiß	0,9 g	Ballaststoffe	2,0 g
Fett	0,1 g	Mineralstoffe	0,7 g
Kohlenhydrate	8,5 g		

Einzelne Inhaltsstoffe in 100 g eßbarem Anteil

Mineralstoffe

Natrium	2 mg
Kalium	280 mg
Magnesium	9 mg
Calcium	16 mg
Mangan	270 µg
Eisen	650 µg
Kupfer	150 µg
Zink	70 µg
Phosphor	20 mg
Chlorid	1 mg
Fluorid	10 µg
Jodid	1 µg

Vitamine

Carotin	1790 µg
Vit. E	500 µg
Vit. B_1	40 µg
Vit. B_2	55 µg
Nicotinamid	770 µg
Pantothensäure	290 µg
Vit. B_6	70 µg
Folsäure	4 µg
Vit. C	9 mg

Kohlenhydrate

Glucose	1730 mg
Fructose	870 mg
Saccharose	5120 mg
Stärke	Spuren
Sorbit	820 mg

Lipide

Palmitinsäure	5 mg
Stearinsäure	Spuren
Ölsäure	45 mg
Linolsäure	20 mg

Sonstige Inhaltsstoffe

Apfelsäure	1 g
Zitronensäure	400 mg
Oxalsäure	7 mg
Salizylsäure	3 mg

Aprikose, getrocknet

Energiegehalt
der verdaulichen Bestandteile aus 100 g eßbarem Anteil

kJ: 1021
kcal: 240

Hauptbestandteile in 100 g eßbarem Anteil

Wasser	17,6 g	Organische Säuren	7,9 g
Eiweiß	5,0 g	Ballaststoffe	11,3 g*
Fett	0,5 g	Mineralstoffe	3,5 g
Kohlenhydrate	47,9 g		

Einzelne Inhaltsstoffe in 100 g eßbarem Anteil

Mineralstoffe
Natrium	11 mg
Kalium	1370 mg
Magnesium	50 mg
Calcium	80 mg
Mangan	2 mg
Eisen	4400 µg
Kupfer	800 µg
Zink	400 µg
Phosphor	115 mg
Chlorid	5 mg
Fluorid	50 µg
Jodid	3 µg

Vitamine
Carotin	4020 µg
Vit. B_1	7 µg
Vit. B_2	110 µg
Nicotinamid	3200 µg
Pantothensäure	830 µg
Vit. B_6	170 µg
Folsäure	5 µg
Vit. C	11 mg

Kohlenhydrate
Glucose	9690 mg
Fructose	4880 mg
Saccharose	28,7 g
Stärke	Spuren
Sorbit	4600 mg

Lipide
Palmitinsäure	30 mg
Stearinsäure	Spuren
Ölsäure	220 mg
Linolsäure	100 mg

Sonstige Inhaltsstoffe
Apfelsäure	5610 mg
Zitronensäure	2240 mg

* aus Aprikose, frisch, berechnet

Früchte, Obst

Kirsche,
sauer

Energiegehalt
der verdaulichen Bestandteile   kJ: 226
aus 100 g eßbarem Anteil   kcal: 53

Hauptbestandteile in 100 g eßbarem Anteil

Wasser	84,8 g	Organische Säuren	1,8 g
Eiweiß	0,9 g	Ballaststoffe	1,0 g
Fett	0,5 g	Mineralstoffe	0,5 g
Kohlenhydrate	9,9 g		

Einzelne Inhaltsstoffe in 100 g eßbarem Anteil

Mineralstoffe
Natrium	2 mg
Kalium	115 mg
Magnesium	8 mg
Calcium	8 mg
Eisen	600 µg
Phosphor	19 mg
Chlorid	20 mg

Vitamine
Carotin	300 µg
Vit. E	130 µg
Vit. B_1	50 µg
Vit. B_2	60 µg
Nicotinamid	400 µg
Vit. C	12 mg

Aminosäuren
Arginin	14 mg
Histidin	11 mg
Isoleucin	16 mg
Leucin	25 mg
Lysin	30 mg
Methionin	4 mg
Phenylalanin	16 mg
Threonin	18 mg
Tryptophan	8 mg
Tyrosin	10 mg
Valin	22 mg

Kohlenhydrate
Glucose	5180 mg
Fructose	4280 mg
Saccharose	410 mg

Lipide
Palmitinsäure	85 mg
Stearinsäure	35 mg
Ölsäure	135 mg
Linolsäure	85 mg
Linolensäure	70 mg

Sonstige Inhaltsstoffe
Apfelsäure	1800 mg
Oxalsäure	4700 µg

Kirsche,
süß

Energiegehalt
der verdaulichen Bestandteile kJ: 266
aus 100 g eßbarem Anteil kcal: 63

Hauptbestandteile in 100 g eßbarem Anteil

Wasser	82,8 g	Organische Säuren	1,0 g
Eiweiß	0,9 g	Ballaststoffe	1,9 g
Fett	0,3 g	Mineralstoffe	0,5 g
Kohlenhydrate	13,3 g		

Einzelne Inhaltsstoffe in 100 g eßbarem Anteil

Mineralstoffe
Natrium . . . . 3 mg
Kalium . . . . 230 mg
Magnesium . . . . 11 mg
Calcium . . . . 17 mg
Mangan . . . . 63 µg
Eisen . . . . 350 µg
Kupfer . . . . 95 µg
Zink . . . . 150 µg
Phosphor . . . . 20 mg
Chlorid . . . . 3 mg
Fluorid . . . . 18 µg
Jodid . . . . 1 µg

Vitamine
Carotin . . . . 85 µg
Vit. E . . . . 130 µg
Vit. B_1 . . . . 40 µg
Vit. B_2 . . . . 40 µg
Nicotinamid . . . . 270 µg
Pantothensäure . . . . . . 190 µg
Vit. B_6 . . . . 45 µg
Biotin . . . . 1 µg
Folsäure . . . . 6 µg
Vit. C . . . . 15 mg

Aminosäuren
Arginin . . . . 14 mg
Histidin . . . . 11 mg
Isoleucin . . . . 16 mg
Leucin . . . . 23 mg
Lysin . . . . 31 mg
Methionin . . . . 4 mg
Phenylalanin . . . . 16 mg
Threonin . . . . 18 mg
Tryptophan . . . . 8 mg
Tyrosin . . . . 10 mg
Valin . . . . 20 mg

Kohlenhydrate
Glucose . . . . 6930 mg
Fructose . . . . 6140 mg
Saccharose . . . . 190 mg

Lipide
Palmitinsäure . . . . 50 mg
Stearinsäure . . . . 17 mg
Ölsäure . . . . 80 mg
Linolsäure . . . . 45 mg
Linolensäure . . . . 45 mg

Sonstige Inhaltsstoffe
Apfelsäure . . . . 940 mg
Zitronensäure . . . . 13 mg
Oxalsäure . . . . 7200 µg
Salizylsäure . . . . 850 µg

Früchte, Obst

Mirabelle

Energiegehalt
der verdaulichen Bestandteile kJ: 269
aus 100 g eßbarem Anteil kcal: 63

Hauptbestandteile in 100 g eßbarem Anteil

Wasser	82,4 g	Organische Säuren	0,9 g
Eiweiß	0,7 g	Ballaststoffe	1,3 g
Fett	0,2 g	Mineralstoffe	0,5 g
Kohlenhydrate	14,0 g		

Einzelne Inhaltsstoffe in 100 g eßbarem Anteil

Mineralstoffe
Natrium	400 µg
Kalium	230 mg
Magnesium	15 mg
Calcium	12 mg
Eisen	500 µg
Phosphor	35 mg
Chlorid	3 mg

Vitamine
Carotin	210 µg
Vit. B_1	60 µg
Vit. B_2	40 µg
Nicotinamid	600 µg
Vit. C	7 mg

Kohlenhydrate
Glucose	5100 mg
Fructose	4300 mg
Saccharose	4600 mg

Sonstige Inhaltsstoffe
Apfelsäure	890 mg
Oxalsäure	11 mg

Pfirsich

Energiegehalt
der verdaulichen Bestandteile   kJ: 177
aus 100 g eßbarem Anteil   kcal: 42

Hauptbestandteile in 100 g eßbarem Anteil

Wasser	87,5 g	Organische Säuren	0,6 g
Eiweiß	0,8 g	Ballaststoffe	1,7 g
Fett	0,1 g	Mineralstoffe	0,5 g
Kohlenhydrate	8,9 g		

Einzelne Inhaltsstoffe in 100 g eßbarem Anteil

Mineralstoffe
Natrium . . . . 1 mg
Kalium . . . . 205 mg
Magnesium . . . . 9 mg
Calcium . . . . 8 mg
Mangan . . . . 110 µg
Eisen . . . . 480 µg
Kupfer . . . . 50 µg
Zink . . . . 20 µg
Phosphor . . . . 25 mg
Chlorid . . . . 3 mg
Fluorid . . . . 20 µg
Jodid . . . . 1 µg
Selen . . . . Spuren

Vitamine
Carotin . . . . 440 µg
Vit. B_1 . . . . 27 µg
Vit. B_2 . . . . 50 µg
Nicotinamid . . . . 850 µg
Pantothensäure . . . . . . 140 µg
Vit. B_6 . . . . 25 µg
Biotin . . . . 2 µg
Folsäure . . . . 3 µg
Vit. C . . . . 10 mg

Aminosäuren
Arginin . . . . 17 mg
Histidin . . . . 17 mg
Isoleucin . . . . 13 mg
Leucin . . . . 30 mg
Lysin . . . . 30 mg
Methionin . . . . 30 mg
Phenylalanin . . . . 18 mg
Threonin . . . . 25 mg
Tryptophan . . . . 5 mg
Tyrosin . . . . 20 mg
Valin . . . . 40 mg

Kohlenhydrate
Glucose . . . . 1030 mg
Fructose . . . . 1230 mg
Saccharose . . . . 5720 mg
Sorbit . . . . 890 mg

Lipide
Palmitinsäure . . . . 10 mg
Stearinsäure . . . . Spuren
Ölsäure . . . . 30 mg
Linolsäure . . . . 40 mg
Linolensäure . . . . Spuren

Sonstige Inhaltsstoffe
Apfelsäure . . . . 330 mg
Zitronensäure . . . . 240 mg
Oxalsäure 0
Salizylsäure . . . . 580 µg

Früchte, Obst

Pfirsich, getrocknet

Energiegehalt

der verdaulichen Bestandteile	kJ:	1036
aus 100 g eßbarem Anteil	kcal:	244

Hauptbestandteile in 100 g eßbarem Anteil

Wasser	24,0 g	Organische Säuren	3,5 g
Eiweiß	3,0 g	Ballaststoffe	10,2 g
Fett	0,6 g	Mineralstoffe	3,0 g
Kohlenhydrate	53,9 g		

Einzelne Inhaltsstoffe in 100 g eßbarem Anteil

Mineralstoffe
- Natrium . . . . 9 mg
- Kalium . . . . 1340 mg
- Magnesium . . . . 55 mg
- Calcium . . . . 45 mg
- Eisen . . . . 6900 µg
- Kupfer . . . . 630 µg
- Phosphor . . . . 125 mg
- Chlorid . . . . 11 mg
- Jodid . . . . 1 µg

Vitamine
- Carotin . . . . 500 µg
- Vit. B_1 . . . . 10 µg
- Vit. B_2 . . . . 140 µg
- Nicotinamid . . . . 3300 µg
- Vit. B_6 . . . . 150 µg
- Vit. C . . . . 17 mg

Aminosäuren
- Arginin . . . . 70 mg
- Histidin . . . . 70 mg
- Isoleucin . . . . 55 mg
- Leucin . . . . 120 mg
- Lysin . . . . 130 mg
- Methionin . . . . 130 mg
- Phenylalanin . . . . 75 mg
- Threonin . . . . 120 mg
- Tryptophan . . . . 17 mg
- Tyrosin . . . . 90 mg
- Valin . . . . 170 mg

Kohlenhydrate
- Glucose . . . . 6260 mg
- Fructose . . . . 7480 mg
- Saccharose . . . . 34,8 g
- Sorbit . . . . 5410 mg

Lipide
- Palmitinsäure . . . . 50 mg
- Stearinsäure . . . . 10 mg
- Ölsäure . . . . 185 mg
- Linolsäure . . . . 250 mg
- Linolensäure . . . . 10 mg

Sonstige Inhaltsstoffe
- Apfelsäure . . . . 2010 mg
- Zitronensäure . . . . 1450 mg

Pflaume

Energiegehalt
der verdaulichen Bestandteile aus 100 g eßbarem Anteil

kJ: 208
kcal: 49

Hauptbestandteile in 100 g eßbarem Anteil

Wasser	83,7 g	Organische Säuren	1,3 g
Eiweiß	0,6 g	Ballaststoffe	1,7 g
Fett	0,2 g	Mineralstoffe	0,5 g
Kohlenhydrate	10,2 g		

Einzelne Inhaltsstoffe in 100 g eßbarem Anteil

Mineralstoffe
- Natrium .... 2 mg
- Kalium .... 220 mg
- Magnesium .... 10 mg
- Calcium .... 14 mg
- Mangan .... 80 µg
- Eisen .... 440 µg
- Kupfer .... 95 µg
- Zink .... 70 µg
- Phosphor .... 18 mg
- Chlorid .... 2 mg
- Fluorid .... 2 µg
- Jodid .... 1 µg
- Selen .... Spuren

Vitamine
- Carotin .... 210 µg
- Vit. E .... 800 µg
- Vit. B_1 .... 70 µg
- Vit. B_2 .... 45 µg
- Nicotinamid .... 440 µg
- Pantothensäure .... 180 µg
- Vit. B_6 .... 45 µg
- Biotin .... Spuren
- Folsäure .... 2 µg
- Vit. C .... 5 mg

Aminosäuren
- Arginin .... 8 mg
- Histidin .... 6 mg
- Isoleucin .... 10 mg
- Leucin .... 16 mg
- Lysin .... 12 mg
- Methionin .... 3 mg
- Phenylalanin ...... 12 mg
- Threonin .... 9 mg
- Tryptophan .... 2 mg
- Tyrosin .... 5 mg
- Valin .... 15 mg

Kohlenhydrate
- Glucose .... 3360 mg
- Fructose .... 2010 mg
- Saccharose .... 3380 mg
- Sorbit .... 1410 mg

Lipide
- Palmitinsäure ..... 25 mg
- Stearinsäure ...... 8 mg
- Ölsäure .... 9 mg
- Linolsäure .... 65 mg
- Linolensäure ..... 30 mg

Sonstige Inhaltsstoffe
- Apfelsäure .... 1220 mg
- Zitronensäure .... 35 mg
- Oxalsäure .... 12 mg
- Salizylsäure ..... 140 µg

Früchte, Obst

Pflaume,
getrocknet

Energiegehalt
der verdaulichen Bestandteile aus 100 g eßbarem Anteil

kJ: 943
kcal: 222

Hauptbestandteile in 100 g eßbarem Anteil

Wasser	24,0 g	Organische Säuren	5,8 g
Eiweiß	2,3 g	Ballaststoffe	9,0 g
Fett	0,6 g	Mineralstoffe	2,1 g
Kohlenhydrate	47,4 g		

Einzelne Inhaltsstoffe in 100 g eßbarem Anteil

Mineralstoffe
Natrium . . . . 8 mg
Kalium . . . . 825 mg
Magnesium . . . . 25 mg
Calcium . . . . 40 mg
Mangan . . . . 380 µg
Eisen . . . . 2300 µg
Kupfer . . . . 400 µg
Phosphor . . . . 75 mg
Chlorid . . . . 50 mg
Jodid . . . . 1 µg

Vitamine
Carotin . . . . 670 µg
Vit. B_1 . . . . 150 µg
Vit. B_2 . . . . 120 µg
Nicotinamid . . . . 1730 µg
Pantothensäure . . . . . . 460 µg
Vit. B_6 . . . . 150 µg
Folsäure . . . . 4 µg
Vit. C . . . . 5 mg

Aminosäuren
Arginin . . . . 30 mg
Histidin . . . . 25 mg
Isoleucin . . . . 40 mg
Leucin . . . . 60 mg
Lysin . . . . 50 mg
Methionin . . . . 10 mg
Phenylalanin . . . . 50 mg
Threonin . . . . 40 mg
Tryptophan . . . . 6 mg
Tyrosin . . . . 18 mg
Valin . . . . 60 mg

Kohlenhydrate
Glucose . . . . 15,7 g
Fructose . . . . 9370 mg
Saccharose . . . . 15,8 g
Sorbit . . . . 6570 mg

Sonstige Inhaltsstoffe
Apfelsäure . . . . 5690 mg
Zitronensäure . . . . 140 mg

Reineclaude

Energiegehalt
der verdaulichen Bestandteile aus 100 g eßbarem Anteil

kJ: 240
kcal: 56

Hauptbestandteile in 100 g eßbarem Anteil

Wasser	80,7 g	Organische Säuren	1,3 g
Eiweiß	0,8 g	Ballaststoffe	2,3 g
Kohlenhydrate	12,3 g	Mineralstoffe	0,6 g

Einzelne Inhaltsstoffe in 100 g eßbarem Anteil

Mineralstoffe
Natrium	750 µg
Kalium	245 mg
Magnesium	10 mg
Calcium	13 mg
Eisen	1140 µg
Kupfer	80 µg
Phosphor	25 mg
Chlorid	2 mg

Vitamine
Carotin	180 µg
Vit. C	6 mg

Kohlenhydrate
Glucose	4960 mg
Fructose	3670 mg
Saccharose	3640 mg

Sonstige Inhaltsstoffe
Apfelsäure	1250 mg

Früchte, Obst

Hagebutte

Energiegehalt
der verdaulichen Bestandteile kJ: 377
aus 100 g eßbarem Anteil kcal: 89

Hauptbestandteile in 100 g eßbarem Anteil
Wasser	50,2 g	Organische Säuren	3,1 g
Eiweiß	3,6 g	Mineralstoffe	2,6 g
Kohlenhydrate	16,2 g		

Einzelne Inhaltsstoffe in 100 g eßbarem Anteil

Mineralstoffe
Natrium	85 mg
Kalium	350 mg
Magnesium	65 mg
Calcium	150 mg
Mangan	1 mg
Eisen	360 µg
Kupfer	1800 µg
Zink	920 µg
Phosphor	155 mg
Chlorid	16 mg
Fluorid	60 µg
Jodid	1 µg
Selen	Spuren

Vitamine
Carotin	3—6 mg
Vit. K	90 µg
Vit. B_1	60 µg
Vit. B_2	65 µg
Nicotinamid	480 µg
Vit. B_6	50 µg
Vit. C	1045 mg

Aminosäuren
Tryptophan	15 mg

Kohlenhydrate
Glucose	7300 mg
Fructose	7300 mg
Saccharose	1600 mg

Sonstige Inhaltsstoffe
Apfelsäure	3100 mg
Weinsäure	700—2600 mg

Holunderbeeren, schwarz

Energiegehalt
der verdaulichen Bestandteile kJ: 218
aus 100 g eßbarem Anteil kcal: 51

Hauptbestandteile in 100 g eßbarem Anteil
Wasser	80,9 g	Kohlenhydrate	6,5 g
Eiweiß	2,5 g	Mineralstoffe	0,7 g
Fett	1,7 g		

Einzelne Inhaltsstoffe in 100 g eßbarem Anteil

Mineralstoffe
Natrium	4 mg
Kalium	305 mg
Magnesium	30 mg
Calcium	35 mg
Eisen	900 µg
Kupfer	60 µg
Zink	210 µg
Phosphor	55 mg
Jodid	3 µg

Vitamine
Carotin	360 µg
Vit. E	1 mg
Vit. B_1	65 µg
Vit. B_2	70 µg
Nicotinamid	1600 µg
Pantothensäure	160 µg
Vit. B_6	215 µg
Biotin	2 µg
Folsäure	17 µg
Vit. C	18 mg

Aminosäuren
Tryptophan	60 mg

Kohlenhydrate
Glucose	3150 mg
Fructose	3120 mg
Saccharose	250 mg

Lipide
Palmitinsäure	100 mg
Stearinsäure	30 mg
Ölsäure	110 mg
Linolsäure	610 mg
Linolensäure	510 mg

Früchte, Obst

Sanddornbeeren

Energiegehalt
der verdaulichen Bestandteile   kJ: 368
aus 100 g eßbarem Anteil   kcal: 87

Hauptbestandteile in 100 g eßbarem Anteil
Wasser	82,6 g	Kohlenhydrate	3,3 g
Eiweiß	1,4 g	Organische Säuren	1,4 g
Fett	7,1 g	Mineralstoffe	0,5 g

Einzelne Inhaltsstoffe in 100 g eßbarem Anteil

Mineralstoffe

Natrium	4 mg
Kalium	135 mg
Magnesium	30 mg
Calcium	40 mg
Eisen	440 µg
Phosphor	9 mg
Chlorid	390 µg

Vitamine

Carotin	1500 µg
Vit. B_1	35 µg
Vit. B_2	210 µg
Nicotinamid	260 µg
Pantothensäure	150 µg
Vit. B_6	110 µg
Biotin	3 µg
Folsäure	10 µg
Vit. C	450 mg

Kohlenhydrate

Glucose	1600 mg
Fructose	1400 mg
Saccharose	290 mg

Sonstige Inhaltsstoffe

Apfelsäure	1400 mg

Brombeeren

Energiegehalt
der verdaulichen Bestandteile   kJ: 186
aus 100 g eßbarem Anteil   kcal: 44

Hauptbestandteile in 100 g eßbarem Anteil

Wasser	84,7 g	Organische Säuren	1,7 g
Eiweiß	1,2 g	Ballaststoffe	3,2 g
Fett	1,0 g	Mineralstoffe	0,5 g
Kohlenhydrate	6,2 g		

Einzelne Inhaltsstoffe in 100 g eßbarem Anteil

Mineralstoffe
Natrium .... 3 mg
Kalium .... 190 mg
Magnesium .... 30 mg
Calcium .... 45 mg
Mangan .... 600 µg
Eisen .... 900 µg
Kupfer .... 140 µg
Phosphor .... 30 mg
Jodid .... Spuren

Vitamine
Carotin .... 270 µg
Vit. E .... 720 µg
Vit. B_1 .... 30 µg
Vit. B_2 .... 40 µg
Nicotinamid .... 400 µg
Pantothensäure .... 220 µg
Vit. B_6 .... 50 µg
Biotin .... Spuren
Vit. C .... 17 mg

Aminosäuren
Tryptophan .... 10 mg

Kohlenhydrate
Glucose .... 2960 mg
Fructose .... 3110 mg
Saccharose .... 170 mg

Lipide
Palmitinsäure ...... 75 mg
Stearinsäure .... Spuren
Ölsäure .... 75 mg
Linolsäure .... 350 mg
Linolensäure .... 300 mg

Sonstige Inhaltsstoffe
Apfelsäure .... 900 mg
Zitronensäure ...... 18 mg
Oxalsäure .... 12 mg
Isozitronensäure ... 810 mg

Früchte, Obst

Erdbeeren

Energiegehalt
der verdaulichen Bestandteile   kJ: 135
aus 100 g eßbarem Anteil   kcal: 32

Hauptbestandteile in 100 g eßbarem Anteil

Wasser	89,5 g	Organische Säuren	1,0 g
Eiweiß	0,8 g	Ballaststoffe	2,0 g
Fett	0,4 g	Mineralstoffe	0,5 g
Kohlenhydrate	5,5 g		

Einzelne Inhaltsstoffe in 100 g eßbarem Anteil

Mineralstoffe
Natrium . . . . 3 mg
Kalium . . . . 145 mg
Magnesium . . . . 15 mg
Calcium . . . . 25 mg
Mangan . . . . 200 µg
Eisen . . . . 960 µg
Kupfer . . . . 120 µg
Zink . . . . 120 µg
Phosphor . . . . 30 mg
Chlorid . . . . 14 mg
Fluorid . . . . 25 µg
Jodid . . . . 1 µg

Vitamine
Carotin . . . . 50 µg
Vit. E . . . . 120 µg
Vit. K . . . . 13 µg
Vit. B_1 . . . . 30 µg
Vit. B_2 . . . . 55 µg
Nicotinamid . . . . 510 µg
Pantothensäure . . . . . . 300 µg
Vit. B_6 . . . . 60 µg
Biotin . . . . 4 µg
Folsäure . . . . 16 µg
Vit. C . . . . 65 mg

Aminosäuren
Arginin . . . . 35 mg
Histidin . . . . 16 mg
Isoleucin . . . . 19 mg
Leucin . . . . 45 mg
Lysin . . . . 35 mg
Methionin . . . . 1 mg
Phenylalanin . . . . 25 mg
Threonin . . . . 25 mg
Tryptophan . . . . 15 mg
Tyrosin . . . . 30 mg
Valin . . . . 25 mg

Kohlenhydrate
Glucose . . . . 2190 mg
Fructose . . . . 2300 mg
Saccharose . . . . 920 mg
Xylit . . . . 30 mg
Sorbit . . . . 30 mg

Lipide
Palmitinsäure . . . . 35 mg
Stearinsäure . . . . Spuren
Ölsäure . . . . 60 mg
Linolsäure . . . . 130 mg
Linolensäure . . . . 110 mg

Sonstige Inhaltsstoffe
Apfelsäure . . . . 140 mg
Zitronensäure . . . . 870 mg
Oxalsäure . . . . 16 mg
Salizylsäure . . . . 1400 µg
Purine . . . . 12 mg

Heidelbeeren,
Blaubeeren

Energiegehalt
der verdaulichen Bestandteile	kJ:	153
aus 100 g eßbarem Anteil	kcal:	36

Hauptbestandteile in 100 g eßbarem Anteil
Wasser	84,6 g	Organische Säuren	1,4 g
Eiweiß	0,6 g	Ballaststoffe	4,9 g
Fett	0,6 g	Mineralstoffe	0,3 g
Kohlenhydrate	6,0 g		

Einzelne Inhaltsstoffe in 100 g eßbarem Anteil

Mineralstoffe
Natrium	1 mg
Kalium	65 mg
Magnesium	2 mg
Calcium	10 mg
Mangan	300–5000 µg
Eisen	740 µg
Kupfer	110 µg
Zink	100 µg
Phosphor	13 mg
Chlorid	5 mg
Fluorid	2 µg

Vitamine
Carotin	130 µg
Vit. B_1	20 µg
Vit. B_2	20 µg
Nicotinamid	400 µg
Pantothensäure	160 µg
Vit. B_6	60 µg
Biotin	1 µg
Folsäure	6 µg
Vit. C	30 mg

Aminosäuren
Tryptophan	10 mg

Kohlenhydrate
Glucose	2460 mg
Fructose	3340 mg
Saccharose	190 mg
Xylit	2 mg
Sorbit	4 mg

Lipide
Palmitinsäure	15 mg
Stearinsäure	Spuren
Ölsäure	70 mg
Linolsäure	175 mg
Linolensäure	220 mg

Sonstige Inhaltsstoffe
Apfelsäure	850 mg
Zitronensäure	525 mg
Oxalsäure	0
Weinsäure	220 µg
Chlorogensäure	120 mg

Früchte, Obst

Himbeeren

Energiegehalt
der verdaulichen Bestandteile   kJ: 142
aus 100 g eßbarem Anteil   kcal: 33

Hauptbestandteile in 100 g eßbarem Anteil

Wasser	84,5 g	Organische Säuren	2,1 g
Eiweiß	1,3 g	Ballaststoffe	4,7 g
Fett	0,3 g	Mineralstoffe	0,5 g
Kohlenhydrate	4,8 g		

Einzelne Inhaltsstoffe in 100 g eßbarem Anteil

Mineralstoffe
Natrium	1 mg
Kalium	170 mg
Magnesium	30 mg
Calcium	40 mg
Mangan	1200 µg
Eisen	1 mg
Kupfer	140 µg
Zink	530 µg
Phosphor	45 mg
Jodid	1 µg

Vitamine
Carotin	80 µg
Vit. E	480 µg
Vit. B_1	25 µg
Vit. B_2	50 µg
Nicotinamid	300 µg
Pantothensäure	300 µg
Vit. B_6	75 µg
Biotin	2 µg
Vit. C	25 mg

Aminosäuren
Tryptophan	15 mg

Kohlenhydrate
Glucose	1780 mg
Fructose	2050 mg
Saccharose	960 mg
Xylit	3 mg
Sorbit	9 mg

Lipide
Palmitinsäure	20 mg
Stearinsäure	5 mg
Ölsäure	25 mg
Linolsäure	105 mg
Linolensäure	90 mg

Sonstige Inhaltsstoffe
Apfelsäure	400 mg
Zitronensäure	1720 mg
Oxalsäure	16 mg
Salizylsäure	5100 µg

Johannisbeeren,
rot

Energiegehalt
der verdaulichen Bestandteile aus 100 g eßbarem Anteil

kJ: 144
kcal: 34

Hauptbestandteile in 100 g eßbarem Anteil

Wasser	84,7 g	Organische Säuren	2,4 g
Eiweiß	1,1 g	Ballaststoffe	3,5 g
Fett	0,2 g	Mineralstoffe	0,6 g
Kohlenhydrate	5,1 g		

Einzelne Inhaltsstoffe in 100 g eßbarem Anteil

Mineralstoffe
Natrium . . . . 1 mg
Kalium . . . . 240 mg
Magnesium . . . . 13 mg
Calcium . . . . 30 mg
Mangan . . . . 600 µg
Eisen . . . . 910 µg
Kupfer . . . . 100 µg
Zink . . . . 200 µg
Phosphor . . . . 30 mg
Chlorid . . . . 14 mg
Fluorid . . . . 25 µg
Jodid . . . . 1 µg
Selen . . . . Spuren

Vitamine
Carotin . . . . 40 µg
Vit. E . . . . 210 µg
Vit. B_1 . . . . 40 µg
Vit. B_2 . . . . 30 µg
Nicotinamid . . . . 230 µg
Pantothensäure . . . . . . 60 µg
Vit. B_6 . . . . 45 µg
Biotin . . . . 3 µg
Vit. C . . . . 35 mg

Aminosäuren
Tryptophan . . . . 13 mg

Kohlenhydrate
Glucose . . . . 2130 mg
Fructose . . . . 2570 mg
Saccharose . . . . 380 mg

Lipide
Palmitinsäure . . . . 30 mg
Stearinsäure . . . . 7 mg
Ölsäure . . . . 25 mg
Linolsäure . . . . 40 mg
Linolensäure . . . . 30 mg

Sonstige Inhaltsstoffe
Apfelsäure . . . . 290 mg
Zitronensäure . . . . 2070 mg
Oxalsäure . . . . 10 mg
Salizylsäure . . . . 5100 µg

Früchte, Obst

Johannisbeeren,
schwarz

Energiegehalt
der verdaulichen Bestandteile aus 100 g eßbarem Anteil

kJ: 187
kcal: 44

Hauptbestandteile in 100 g eßbarem Anteil

Wasser	81,3 g	Organische Säuren	3,3 g
Eiweiß	1,3 g	Ballaststoffe	6,8 g
Fett	0,2 g	Mineralstoffe	0,8 g
Kohlenhydrate	6,7 g		

Einzelne Inhaltsstoffe in 100 g eßbarem Anteil

Mineralstoffe
Natrium . . . . 2 mg
Kalium . . . . 310 mg
Magnesium . . . . 17 mg
Calcium . . . . 45 mg
Mangan . . . . 680 µg
Eisen . . . . 1290 µg
Kupfer . . . . 110 µg
Zink . . . . 180 µg
Phosphor . . . . 40 mg
Chlorid . . . . 15 mg
Fluorid . . . . 30 µg
Jodid . . . . 1 µg

Vitamine
Carotin . . . . 140 µg
Vit. E . . . . 1 mg
Vit. B_1 . . . . 50 µg
Vit. B_2 . . . . 45 µg
Nicotinamid . . . . 280 µg
Pantothensäure . . . . . . 400 µg
Vit. B_6 . . . . 80 µg
Biotin . . . . 2 µg
Vit. B_{12} 0
Vit. C . . . . 175 mg

Aminosäuren
Tryptophan . . . . 13 mg

Kohlenhydrate
Glucose . . . . 2830 mg
Fructose . . . . 3650 mg
Saccharose . . . . 190 mg

Lipide
Palmitinsäure . . . . 30 mg
Stearinsäure . . . . 3 mg
Ölsäure . . . . 12 mg
Linolsäure . . . . 70 mg
Linolensäure . . . . 35 mg

Sonstige Inhaltsstoffe
Apfelsäure . . . . 410 mg
Zitronensäure . . . . 2880 mg
Salizylsäure . . . . 3100 µg

Moosbeeren,
Torfbeeren

Energiegehalt

der verdaulichen Bestandteile aus 100 g eßbarem Anteil	kJ:	130
	kcal:	30

Hauptbestandteile in 100 g eßbarem Anteil

Wasser	87,4 g	Kohlenhydrate	3,9 g
Eiweiß	0,4 g	Organische Säuren	2,3 g
Fett	0,7 g	Mineralstoffe	0,2 g

Einzelne Inhaltsstoffe in 100 g eßbarem Anteil

Mineralstoffe

Natrium	2 mg
Kalium	90 mg
Magnesium	7 mg
Calcium	14 mg
Eisen	860 µg
Kupfer	140 µg
Phosphor	10 mg
Chlorid	700 µg

Vitamine

Carotin	20 µg
Vit. B_1	30 µg
Vit. B_2	20 µg
Nicotinamid	100 µg
Vit. C	11 mg

Kohlenhydrate

Saccharose	230 mg
Invertzucker	3700 mg

Sonstige Inhaltsstoffe

Apfelsäure	900 mg
Zitronensäure	1400 mg

Früchte, Obst

Preiselbeeren,
Kronsbeeren

Energiegehalt
der verdaulichen Bestandteile aus 100 g eßbarem Anteil

kJ: 148
kcal: 35

Hauptbestandteile in 100 g eßbarem Anteil

Wasser	87,4 g	Organische Säuren	1,4 g
Eiweiß	0,3 g	Ballaststoffe	2,9 g
Fett	0,5 g	Mineralstoffe	0,3 g
Kohlenhydrate	6,2 g		

Einzelne Inhaltsstoffe in 100 g eßbarem Anteil

Mineralstoffe
Natrium .... 2 mg
Kalium .... 70 mg
Magnesium ...... 6 mg
Calcium .... 14 mg
Mangan .... 1 mg
Eisen .... 500 µg
Kupfer .... 260 µg
Zink .... 250 µg
Phosphor .... 10 mg
Chlorid .... 4 mg
Jodid .... 5 µg

Vitamine
Carotin .... 25 µg
Vit. B_1 .... 14 µg
Vit. B_2 .... 25 µg
Nicotinamid .... 30—500 µg
Pantothensäure . 30—220 µg
Vit. B_6 .... 12 µg
Folsäure .... 3 µg
Vit. C .... 12 mg

Kohlenhydrate
Glucose .... 3030 mg
Fructose .... 2920 mg
Saccharose ..... 140 mg
Stärke .... 120 mg

Lipide
Palmitinsäure ... 40 mg
Stearinsäure .... 10 mg
Ölsäure .... 55 mg
Linolsäure ..... 160 mg
Linolensäure ... 185 mg

Sonstige Inhaltsstoffe
Apfelsäure ..... 260 mg
Zitronensäure .. 1100 mg
Oxalsäure 0

Stachelbeeren

Energiegehalt
der verdaulichen Bestandteile aus 100 g eßbarem Anteil

kJ: 160
kcal: 38

Hauptbestandteile in 100 g eßbarem Anteil

Wasser	87,3 g	Organische Säuren	1,4 g
Eiweiß	0,8 g	Ballaststoffe	3,0 g
Fett	0,2 g	Mineralstoffe	0,5 g
Kohlenhydrate	7,1 g		

Einzelne Inhaltsstoffe in 100 g eßbarem Anteil

Mineralstoffe
Natrium	2 mg
Kalium	205 mg
Magnesium	15 mg
Calcium	30 mg
Mangan	40 µg
Eisen	630 µg
Kupfer	95 µg
Zink	100 µg
Phosphor	30 mg
Chlorid	900 µg
Fluorid	11 µg
Jodid	Spuren

Vitamine
Carotin	210 µg
Vit. E	370 µg
Vit. B$_1$	16 µg
Vit. B$_2$	18 µg
Nicotinamid	250 µg
Pantothensäure	200 µg
Vit. B$_6$	15 µg
Biotin	1 µg
Vit. C	35 mg

Aminosäuren
Tryptophan	8 mg

Kohlenhydrate
Glucose	3010 mg
Fructose	3330 mg
Saccharose	710 mg

Lipide
Palmitinsäure	16 mg
Stearinsäure	2 mg
Ölsäure	14 mg
Linolsäure	40 mg
Linolensäure	30 mg

Sonstige Inhaltsstoffe
Apfelsäure	720 mg
Zitronensäure	720 mg
Oxalsäure	19 mg
Shikimisäure	120 mg

Früchte, Obst

Weinbeeren,
Weintraube

Energiegehalt
der verdaulichen Bestandteile kJ: 296
aus 100 g eßbarem Anteil kcal: 70

Hauptbestandteile in 100 g eßbarem Anteil

Wasser	81,1 g	Organische Säuren	0,6 g
Eiweiß	0,7 g	Ballaststoffe	1,6 g
Fett	0,3 g	Mineralstoffe	0,5 g
Kohlenhydrate	15,6 g		

Einzelne Inhaltsstoffe in 100 g eßbarem Anteil

Mineralstoffe
Natrium . . . . 2 mg
Kalium . . . . 190 mg
Magnesium . . . . 9 mg
Calcium . . . . 18 mg
Mangan . . . . 75 µg
Eisen . . . . 510 µg
Kupfer . . . . 60 µg
Zink . . . . 80 µg
Phosphor . . . . 20 mg
Chlorid . . . . 2 mg
Fluorid . . . . 14 µg
Jodid . . . . 1 µg
Selen . . . . 3 µg

Vitamine
Carotin . . . . 25 µg
Vit. E . . . . 400 µg
Vit. B_1 . . . . 45 µg
Vit. B_2 . . . . 25 µg
Nicotinamid . . . . 230 µg
Pantothensäure . . . . . 65 µg
Vit. B_6 . . . . 75 µg
Biotin . . . . 2 µg
Folsäure . . . . 5 µg

Vit. C . . . . 4 mg

Kohlenhydrate
Glucose . . . . 7370 mg
Fructose . . . . 7530 mg
Saccharose . . . . 450 mg
Sorbit . . . . 200 mg

Lipide
Palmitinsäure . . . . 50 mg
Stearinsäure . . . . 6 mg
Ölsäure . . . . 13 mg
Linolsäure . . . . 110 mg
Linolensäure . . . . 35 mg

Sonstige Inhaltsstoffe
Apfelsäure . . . . 540 mg
Zitronensäure . . . . 25 mg
Oxalsäure . . . . 8 mg
Weinsäure . . . . 530 mg
Salizylsäure . . . . 1400 µg

Weinbeeren, getrocknet,
Rosinen

Energiegehalt
| der verdaulichen Bestandteile | kJ: | 1182 |
| aus 100 g eßbarem Anteil | kcal: | 278 |

Hauptbestandteile in 100 g eßbarem Anteil
Wasser	15,7 g	Organische Säuren	2,3 g
Eiweiß	2,5 g	Ballaststoffe	5,4 g
Fett	0,6 g	Mineralstoffe	2,0 g
Kohlenhydrate	63,9 g		

Einzelne Inhaltsstoffe in 100 g eßbarem Anteil

Mineralstoffe
Natrium	20 mg
Kalium	780 mg
Magnesium	15 mg
Calcium	30 mg
Mangan	310 µg
Eisen	1 mg
Kupfer	210 µg
Zink	200 µg
Phosphor	110 mg
Chlorid	10 mg
Jodid	2 µg
Selen	5 µg

Vitamine
Carotin	30 µg
Vit. B_1	120 µg
Vit. B_2	55 µg
Nicotinamid	500 µg
Pantothensäure	100 µg
Vit. B_6	110 µg
Folsäure	4 µg
Vit. C	1 mg

Aminosäuren
Arginin	305 mg
Histidin	50 mg
Isoleucin	45 mg
Leucin	75 mg
Lysin	70 mg
Methionin	13 mg
Phenylalanin	45 mg
Threonin	55 mg
Tryptophan	5 mg
Tyrosin	10 mg
Valin	70 mg

Kohlenhydrate
Glucose	31,2 g
Fructose	31,6 g
Saccharose	1,1 g

Sonstige Inhaltsstoffe
Apfelsäure	2300 mg
Weinsäure	2300 mg
Salizylsäure	6730 µg

Früchte, Obst

Ananas

Energiegehalt
der verdaulichen Bestandteile   kJ: 236
aus 100 g eßbarem Anteil   kcal: 56

Hauptbestandteile in 100 g eßbarem Anteil

Wasser	85,3 g	Organische Säuren	0,7 g
Eiweiß	0,5 g	Ballaststoffe	1,4 g
Fett	0,2 g	Mineralstoffe	0,4 g
Kohlenhydrate	12,4 g		

Einzelne Inhaltsstoffe in 100 g eßbarem Anteil

Mineralstoffe
Natrium	2 mg
Kalium	175 mg
Magnesium	17 mg
Calcium	16 mg
Mangan	110 µg
Eisen	400 µg
Kupfer	80 µg
Zink	260 µg
Phosphor	9 mg
Chlorid	40 mg
Fluorid	14 µg
Jodid	5 µg
Selen	1 µg

Vitamine
Carotin	60 µg
Vit. E	100 µg
Vit. B_1	80 µg
Vit. B_2	30 µg
Nicotinamid	220 µg
Pantothensäure	180 µg
Vit. B_6	75 µg
Folsäure	4 µg
Vit. C	19 mg

Aminosäuren
Lysin	11 mg
Methionin	2 mg
Phenylalanin	13 mg
Tryptophan	6 mg
Tyrosin	13 mg

Kohlenhydrate
Glucose	2130 mg
Fructose	2440 mg
Saccharose	7830 mg

Lipide
Palmitinsäure	10 mg
Stearinsäure	5 mg
Ölsäure	20 mg
Linolsäure	40 mg
Linolensäure	30 mg

Sonstige Inhaltsstoffe
Apfelsäure	95 mg
Zitronensäure	630 mg
Salizylsäure	2100 µg

Apfelsine,
Orange

Energiegehalt
der verdaulichen Bestandteile aus 100 g eßbarem Anteil

kJ: 176
kcal: 41

Hauptbestandteile in 100 g eßbarem Anteil

Wasser	85,7 g	Organische Säuren	1,2 g
Eiweiß	1,0 g	Ballaststoffe	2,2 g
Fett	0,2 g	Mineralstoffe	0,5 g
Kohlenhydrate	8,0 g		

Einzelne Inhaltsstoffe in 100 g eßbarem Anteil

Mineralstoffe
- Natrium .... 1 mg
- Kalium .... 175 mg
- Magnesium .... 14 mg
- Calcium .... 40 mg
- Mangan .... 30 µg
- Eisen .... 400 µg
- Kupfer .... 65 µg
- Zink .... 100 µg
- Phosphor .... 25 mg
- Chlorid .... 4 mg
- Fluorid .... 5 µg
- Jodid .... 2 µg
- Selen .... 4 µg

Vitamine
- Carotin .... 90 µg
- Vit. E .... 240 µg
- Vit. K .... 3 µg
- Vit. B_1 .... 80 µg
- Vit. B_2 .... 40 µg
- Nicotinamid .... 300 µg
- Pantothensäure .... 240 µg
- Vit. B_6 .... 50 µg
- Biotin .... 2 µg
- Folsäure .... 24 µg
- Vit. C .... 50 mg

Aminosäuren
- Arginin .... 75 mg
- Histidin .... 12 mg
- Isoleucin .... 20 mg
- Leucin .... 30 mg
- Lysin .... 40 mg
- Methionin .... 8 mg
- Phenylalanin .... 20 mg
- Threonin .... 20 mg
- Tryptophan .... 7 mg
- Tyrosin .... 13 mg
- Valin .... 35 mg

Kohlenhydrate
- Glucose .... 2230 mg
- Fructose .... 2520 mg
- Saccharose .... 3220 mg

Lipide
- Palmitinsäure .... 20 mg
- Stearinsäure .... 3 mg
- Ölsäure .... 45 mg
- Linolsäure .... 50 mg
- Linolensäure .... 30 mg

Sonstige Inhaltsstoffe
- Apfelsäure .... 160 mg
- Zitronensäure .... 1060 mg
- Salizylsäure .... 2400 µg

Früchte, Obst

Avocado

Energiegehalt
der verdaulichen Bestandteile   kJ: 932
aus 100 g eßbarem Anteil   kcal: 221

Hauptbestandteile in 100 g eßbarem Anteil

Wasser	68,0 g	Kohlenhydrate	0,4 g
Eiweiß	1,9 g	Ballaststoffe	3,3 g
Fett	23,5 g	Mineralstoffe	1,4 g

Einzelne Inhaltsstoffe in 100 g eßbarem Anteil

Mineralstoffe
Natrium .... 3 mg
Kalium .... 500 mg
Magnesium .... 30 mg
Calcium .... 10 mg
Mangan .... 140 µg
Eisen .... 600 µg
Kupfer .... 210 µg
Phosphor .... 40 mg
Chlorid .... 6 mg

Vitamine
Carotin .... 70 µg
Vit. E .... 1300 µg
Vit. K .... 8 µg
Vit. B_1 .... 80 µg
Vit. B_2 .... 150 µg
Nicotinamid .... 1100 µg
Pantothensäure .... 1100 µg
Vit. B_6 .... 530 µg
Biotin .... 10 µg
Folsäure .... 30 µg
Vit. C .... 13 mg

Aminosäuren
Arginin .... 60 mg
Histidin .... 30 mg
Isoleucin .... 110 mg
Leucin .... 195 mg
Lysin .... 155 mg
Methionin .... 45 mg
Phenylalanin .... 110 mg
Threonin .... 120 mg
Tryptophan .... 20 mg
Tyrosin .... 75 mg
Valin .... 170 mg

Kohlenhydrate
Glucose .... 100 mg
Fructose .... 200 mg
Saccharose .... 100 mg

Lipide
Palmitinsäure .... 3370 mg
Stearinsäure .... Spuren
Ölsäure .... 15,6 g
Linolsäure .... 1970 mg
Linolensäure .... 90 mg

Sonstige Inhaltsstoffe
Salizylsäure .... 600 µg

Banane

Energiegehalt
der verdaulichen Bestandteile aus 100 g eßbarem Anteil	kJ:	389
	kcal:	92

Hauptbestandteile in 100 g eßbarem Anteil
Wasser	73,9 g	Organische Säuren	0,6 g
Eiweiß	1,2 g	Ballaststoffe	2,0 g
Fett	0,2 g	Mineralstoffe	0,8 g
Kohlenhydrate	20,8 g		

Einzelne Inhaltsstoffe in 100 g eßbarem Anteil

Mineralstoffe
Natrium	1 mg
Kalium	395 mg
Magnesium	35 mg
Calcium	9 mg
Mangan	530 µg
Eisen	550 µg
Kupfer	130 µg
Zink	220 µg
Phosphor	30 mg
Chlorid	110 mg
Fluorid	20 µg
Jodid	3 µg
Selen	4 µg

Vitamine
Carotin	230 µg
Vit. E	270 µg
Vit. B_1	45 µg
Vit. B_2	55 µg
Nicotinamid	650 µg
Pantothensäure	230 µg
Vit. B_6	370 µg
Biotin	6 µg
Folsäure	20 µg
Vit. C	12 mg

Aminosäuren
Arginin	55 mg
Histidin	75 mg
Isoleucin	40 mg
Leucin	85 mg
Lysin	55 mg
Methionin	9 mg
Phenylalanin	35 mg
Threonin	40 mg
Tryptophan	18 mg
Tyrosin	20 mg
Valin	55 mg

Kohlenhydrate
Glucose	3890 mg
Fructose	3710 mg
Saccharose	10,4 g
Stärke	2760 mg

Lipide
Palmitinsäure	50 mg
Stearinsäure	3 mg
Ölsäure	14 mg
Linolsäure	35 mg
Linolensäure	25 mg

Sonstige Inhaltsstoffe
Apfelsäure	360 mg
Zitronensäure	270 mg

Früchte, Obst

Dattel,
getrocknet

Energiegehalt
der verdaulichen Bestandteile	kJ:	1175
aus 100 g eßbarem Anteil	kcal:	276

Hauptbestandteile in 100 g eßbarem Anteil
Wasser	20,2 g	Organische Säuren	1,3 g
Eiweiß	1,9 g	Ballaststoffe	9,2 g
Fett	0,5 g	Mineralstoffe	1,8 g
Kohlenhydrate	65,1 g		

Einzelne Inhaltsstoffe in 100 g eßbarem Anteil

Mineralstoffe
Natrium	35 mg
Kalium	650 mg
Magnesium	50 mg
Calcium	65 mg
Mangan	150 µg
Eisen	1900 µg
Kupfer	330 µg
Zink	340 µg
Phosphor	55 mg
Chlorid	115 mg
Jodid	1 µg
Selen	3 µg

Vitamine
Carotin	30 µg
Vit. B_1	35 µg
Vit. B_2	75 µg
Nicotinamid	1900 µg
Pantothensäure	800 µg
Vit. B_6	130 µg
Folsäure	20 µg
Vit. C	3 mg

Aminosäuren
Arginin	55 mg
Histidin	35 mg
Isoleucin	50 mg
Leucin	62 mg
Lysin	45 mg
Methionin	20 mg
Phenylalanin	50 mg
Threonin	50 mg
Tryptophan	50 mg
Tyrosin	30 mg
Valin	75 mg

Kohlenhydrate
Glucose	25,0 g
Fructose	24,9 g
Saccharose	13,8 g
Sorbit	1400 mg

Sonstige Inhaltsstoffe
Apfelsäure	1260 mg
Salizylsäure	4500 µg
Purine	15 mg

Feige

Energiegehalt
der verdaulichen Bestandteile aus 100 g eßbarem Anteil
kJ: 260
kcal: 61

Hauptbestandteile in 100 g eßbarem Anteil
Wasser	80,2 g	Kohlenhydrate	12,9 g
Eiweiß	1,3 g	Ballaststoffe	2,0 g
Fett	0,5 g	Mineralstoffe	0,7 g

Einzelne Inhaltsstoffe in 100 g eßbarem Anteil

Mineralstoffe
Natrium	2 mg
Kalium	240 mg
Magnesium	20 mg
Calcium	55 mg
Eisen	600 µg
Kupfer	70 µg
Zink	250 µg
Phosphor	30 mg
Chlorid	18 mg
Fluorid	20 µg
Jodid	2 µg

Vitamine
Carotin	50 µg
Vit. B_1	45 µg
Vit. D_2	50 µg
Nicotinamid	420 µg
Pantothensäure	300 µg
Vit. B_6	110 µg
Folsäure	7 µg
Vit. C	3 mg

Aminosäuren
Arginin	30 mg
Histidin	19 mg
Isoleucin	40 mg
Leucin	55 mg
Lysin	50 mg
Methionin	11 mg
Phenylalanin	30 mg
Threonin	40 mg
Tryptophan	11 mg
Tyrosin	55 mg
Valin	50 mg

Kohlenhydrate
Glucose + Fructose	12,9 g

Sonstige Inhaltsstoffe
Salizylsäure	180 µg

Früchte, Obst

Feige,
getrocknet

Energiegehalt
der verdaulichen Bestandteile   kJ: 1023
aus 100 g eßbarem Anteil   kcal: 241

Hauptbestandteile in 100 g eßbarem Anteil

Wasser	24,6 g	Organische Säuren	1,1 g
Eiweiß	3,5 g	Ballaststoffe	9,6 g
Fett	1,3 g	Mineralstoffe	2,4 g
Kohlenhydrate	52,9 g		

Einzelne Inhaltsstoffe in 100 g eßbarem Anteil

Mineralstoffe
Natrium . . . . 40 mg
Kalium . . . . 850 mg
Magnesium . . . . 70 mg
Calcium . . . . 195 mg
Mangan . . . . 350 mg
Eisen . . . . 3300 µg
Kupfer . . . . 380 µg
Zink . . . . 900 µg
Phosphor . . . . 110 mg
Chlorid . . . . 45 mg
Jodid . . . . 4 µg

Vitamine
Carotin . . . . 50 µg
Vit. B_1 . . . . 120 µg
Vit. B_2 . . . . 85 µg
Nicotinamid . . . . 1150 µg
Pantothensäure . . . . . . 390 µg
Vit. B_6 . . . . 120 µg
Folsäure . . . . 14 µg
Vit. C . . . . 3 mg

Aminosäuren
Arginin . . . . 80 mg
Histidin . . . . 50 mg
Isoleucin . . . . 110 mg
Leucin . . . . 150 mg
Lysin . . . . 140 mg
Methionin . . . . 30 mg
Phenylalanin . . . . 85 mg
Threonin . . . . 110 mg
Tryptophan . . . . 30 mg
Tyrosin . . . . 150 mg
Valin . . . . 140 mg

Kohlenhydrate
Stärke . . . . 300 mg
Gesamtzucker . . . . 52,6 g

Lipide
Palmitinsäure . . . . 200 mg
Stearinsäure . . . . 55 mg
Ölsäure . . . . 285 mg
Linolsäure . . . . 625 mg

Sonstige Inhaltsstoffe
Apfelsäure . . . . 1080 mg
Salizylsäure . . . . 640 µg

Grapefruit,
Pampelmuse

Energiegehalt
der verdaulichen Bestandteile   kJ: 164
aus 100 g eßbarem Anteil   kcal: 39

Hauptbestandteile in 100 g eßbarem Anteil

Wasser	89,0 g	Organische Säuren	1,6 g
Eiweiß	0,6 g	Ballaststoffe	0,6 g
Fett	0,2 g	Mineralstoffe	0,4 g
Kohlenhydrate	7,4 g		

Einzelne Inhaltsstoffe in 100 g eßbarem Anteil

Mineralstoffe
Natrium . . . . 2 mg
Kalium . . . . 180 mg
Magnesium . . . . 10 mg
Calcium . . . . 18 mg
Mangan . . . . 13 µg
Eisen . . . . 340 µg
Kupfer . . . . 40 µg
Zink . . . . 170 µg
Phosphor . . . . 17 mg
Chlorid . . . . 2 mg
Fluorid . . . . 25 µg
Jodid . . . . 1 µg
Selen . . . . Spuren

Vitamine
Carotin . . . . 15 µg
Vit. E . . . . 250 µg
Vit. B_1 . . . . 50 µg
Vit. B_2 . . . . 25 µg
Nicotinamid . . . . 240 µg
Pantothensäure . . . . . . 250 µg
Vit. B_6 . . . . 30 µg
Biotin . . . . Spuren
Folsäure . . . . 11 µg
Vit. C . . . . 44 mg

Aminosäuren
Arginin . . . . 40 mg
Histidin . . . . 6 mg
Isoleucin . . . . 10 mg
Leucin . . . . 15 mg
Lysin . . . . 19 mg
Methionin . . . . 3 mg
Phenylalanin . . . . 10 mg
Threonin . . . . 11 mg
Tryptophan . . . . 4 mg
Tyrosin . . . . 7 mg
Valin . . . . 14 mg

Kohlenhydrate
Glucose . . . . 2380 mg
Fructose . . . . 2090 mg
Saccharose . . . . 2930 mg

Lipide
Palmitinsäure . . . . 35 mg
Stearinsäure . . . . 5 mg
Ölsäure . . . . 25 mg
Linolsäure . . . . 40 mg
Linolensäure . . . . 12 mg

Sonstige Inhaltsstoffe
Apfelsäure . . . . 180 mg
Zitronensäure . . . . 1370 mg
Salizylsäure . . . . 680 µg

Früchte, Obst

Kiwi

Energiegehalt
der verdaulichen Bestandteile   kJ: 217
aus 100 g eßbarem Anteil   kcal: 51

Hauptbestandteile in 100 g eßbarem Anteil

Wasser	83,8 g	Organische Säuren	1,5 g
Eiweiß	1,0 g	Ballaststoffe	3,9 g
Fett	0,6 g	Mineralstoffe	0,7 g
Kohlenhydrate	9,3 g		

Einzelne Inhaltsstoffe in 100 g eßbarem Anteil

Mineralstoffe
Natrium	4 mg
Kalium	295 mg
Magnesium	25 mg
Calcium	40 mg
Eisen	800 µg
Phosphor	30 mg
Chlorid	65 mg

Vitamine
Carotin	370 µg
Vit. B_1	17 µg
Vit. B_2	50 µg
Nicotinamid	410 µg
Vit. C	20—300 mg*

Kohlenhydrate
Glucose	4490 mg
Fructose	3540 mg
Saccharose	1250 mg

Sonstige Inhaltsstoffe
Apfelsäure	500 mg
Zitronensäure	990 mg
Oxalsäure	Spuren
Salizylsäure	320 µg

* Abhängigkeit von Ernte und Lagerung

Mandarine

Energiegehalt
der verdaulichen Bestandteile   kJ: 195
aus 100 g eßbarem Anteil   kcal: 46

Hauptbestandteile in 100 g eßbarem Anteil

Wasser	86,7 g	Kohlenhydrate	10,1 g
Eiweiß	0,7 g	Mineralstoffe	0,7 g
Fett	0,3 g		

Einzelne Inhaltsstoffe in 100 g eßbarem Anteil

Mineralstoffe
Natrium	1 mg
Kalium	210 mg
Magnesium	11 mg
Calcium	35 mg
Mangan	40 µg
Eisen	300 µg
Kupfer	90 µg
Zink	80 µg
Phosphor	20 mg
Chlorid	4 mg
Fluorid	10 µg
Jodid	1 µg
Selen	17 µg

Vitamine
Carotin	340 µg
Vit. B_1	60 µg
Vit. B_2	30 µg
Nicotinamid	200 µg
Pantothensäure	200 µg
Vit. B_6	25 µg
Biotin	450 µg
Folsäure	7 µg
Vit. C	30 mg

Aminosäuren
Arginin	45 mg
Histidin	11 mg
Isoleucin	19 mg
Leucin	18 mg
Lysin	35 mg
Methionin	11 mg
Phenylalanin	25 mg
Threonin	11 mg
Tryptophan	4 mg
Tyrosin	14 mg
Valin	25 mg

Kohlenhydrate
Glucose	1700 mg
Fructose	1300 mg
Saccharose	7100 mg

Lipide
Palmitinsäure	30 mg
Stearinsäure	Spuren
Ölsäure	45 mg
Linolsäure	45 mg
Linolensäure	15 mg

Sonstige Inhaltsstoffe
Salizylsäure	560 µg

Früchte, Obst

Mango

Energiegehalt
der verdaulichen Bestandteile kJ: 247
aus 100 g eßbarem Anteil kcal: 58

Hauptbestandteile in 100 g eßbarem Anteil

Wasser	82,0 g	Organische Säuren	0,4 g
Eiweiß	0,6 g	Ballaststoffe	1,7 g
Fett	0,5 g	Mineralstoffe	0,5 g
Kohlenhydrate	12,5 g		

Einzelne Inhaltsstoffe in 100 g eßbarem Anteil

Mineralstoffe
Natrium .... 5 mg
Kalium .... 190 mg
Magnesium .... 18 mg
Calcium .... 12 mg
Mangan .... 25 µg
Eisen .... 400 µg
Kupfer .... 120 µg
Phosphor .... 13 mg
Jodid .... 2 µg

Vitamine
Carotin .... 3 mg
Vit. E .... 1 mg
Vit. B_1 .... 45 µg
Vit. B_2 .... 50 µg
Nicotinamid .... 700 µg
Folsäure .... 40 µg
Vit. C .... 40 mg

Kohlenhydrate
Glucose .... 850 mg
Fructose .... 2600 mg
Saccharose .... 9000 mg

Lipide
Palmitinsäure ...... 85 mg
Stearinsäure .... 5 mg
Ölsäure .... 85 mg
Linolsäure .... 9 mg
Linolensäure .... 65 mg

Sonstige Inhaltsstoffe
Apfelsäure .... 75 mg
Zitronensäure ...... 295 mg
Oxalsäure .... 35 mg
Weinsäure .... 80 mg
Salizylsäure .... 110 µg

Oliven,
grün, mariniert

Energiegehalt
der verdaulichen Bestandteile   kJ: 581
aus 100 g eßbarem Anteil   kcal: 138

Hauptbestandteile in 100 g eßbarem Anteil
Wasser	74,8 g	Kohlenhydrate	1,7 g*
Eiweiß	1,4 g	Ballaststoffe	2,4 g
Fett	13,9 g	Mineralstoffe	5,8 g

Einzelne Inhaltsstoffe in 100 g eßbarem Anteil

Mineralstoffe
Natrium	2100 mg
Kalium	45 mg
Magnesium	19 mg
Calcium	95 mg
Mangan	60 µg
Eisen	1800 µg
Kupfer	270 µg
Phosphor	17 mg

Vitamine
Carotin	210 µg
Vit. B_1	30 µg
Vit. B_2	80 µg
Nicotinamid	500 µg
Pantothensäure	560 µg
Vit. B_6	25 µg
Vit. C	0

Lipide
Palmitinsäure	1500 mg
Stearinsäure	330 mg
Ölsäure	10,0 g
Linolsäure	1120 mg
Linolensäure	130 mg

Sonstige Inhaltsstoffe
Salizylsäure	340 µg

* Differenzberechnung

Früchte, Obst

Wassermelone

Energiegehalt
der verdaulichen Bestandteile kJ: 149
aus 100 g eßbarem Anteil kcal: 35

Hauptbestandteile in 100 g eßbarem Anteil

Wasser	93,2 g	Kohlenhydrate	7,7 g
Eiweiß	0,6 g	Ballaststoffe	0,2 g
Fett	0,2 g	Mineralstoffe	0,4 g

Einzelne Inhaltsstoffe in 100 g eßbarem Anteil

Mineralstoffe
Natrium	1 mg
Kalium	160 mg
Magnesium	3 mg
Calcium	10 mg
Mangan	20–200 µg
Eisen	400 µg
Kupfer	70 µg
Zink	100 µg
Phosphor	11 mg
Chlorid	8 mg
Fluorid	11 µg
Jodid	1 µg

Vitamine
Carotin	200 µg
Vit. E	50 µg
Vit. B_1	45 µg
Vit. B_2	50 µg
Nicotinamid	150 µg
Pantothensäure	1600 µg
Vit. B_6	70 µg
Folsäure	5 µg
Vit. C	6 mg

Aminosäuren
Phenylalanin	10 mg
Tryptophan	7 mg
Tyrosin	10 mg

Kohlenhydrate
Glucose	1800 mg
Fructose	3500 mg
Saccharose	2400 mg

Lipide
Palmitinsäure	45 mg
Stearinsäure	9 mg
Ölsäure	22 mg
Linolsäure	25 mg
Linolensäure	40 mg

Sonstige Inhaltsstoffe
Salizylsäure	480 µg

Zitrone

Energiegehalt
der verdaulichen Bestandteile   kJ: 153
aus 100 g eßbarem Anteil   kcal: 36

Hauptbestandteile in 100 g eßbarem Anteil

Wasser	90,2 g	Kohlenhydrate	3,2 g
Eiweiß	0,7 g	Organische Säuren	4,9 g
Fett	0,6 g	Mineralstoffe	0,5 g

Einzelne Inhaltsstoffe in 100 g eßbarem Anteil

Mineralstoffe
- Natrium ... 3 mg
- Kalium ... 150 mg
- Magnesium ... 30 mg
- Calcium ... 11 mg
- Mangan ... 30 µg
- Eisen ... 450 µg
- Kupfer ... 350 µg
- Zink ... 120 µg
- Phosphor ... 16 mg
- Chlorid ... 5 mg
- Fluorid ... 10 µg
- Jodid ... 1 µg
- Selen ... 1–12 µg

Vitamine
- Carotin ... 15 µg
- Vit. B_1 ... 50 µg
- Vit. B_2 ... 20 µg
- Nicotinamid ... 170 µg
- Pantothensäure ... 270 µg
- Vit. B_6 ... 60 µg
- Folsäure ... 6 µg
- Vit. C ... 55 mg

Aminosäuren
- Arginin ... 40 mg
- Histidin ... 10 mg
- Isoleucin ... 19 mg
- Leucin ... 18 mg
- Lysin ... 35 mg
- Methionin ... 10 mg
- Phenylalanin ... 25 mg
- Threonin ... 10 mg
- Tryptophan ... 4 mg
- Tyrosin ... 14 mg
- Valin ... 25 mg

Kohlenhydrate
- Glucose ... 1400 mg
- Fructose ... 1350 mg
- Saccharose ... 410 mg

Lipide
- Palmitinsäure ... 60 mg
- Stearinsäure ... Spuren
- Ölsäure ... 20 mg
- Linolsäure ... 120 mg
- Linolensäure ... 60 mg

Sonstige Inhaltsstoffe
- Zitronensäure ... 4920 mg
- Salizylsäure ... 180 µg

Früchte, Obst

Vergleichstabelle

Weitere exotische Früchte

Energiegehalte, Hauptbestandteile und wichtige Inhaltsstoffe in 100 g

	kJ	kcal	Wasser (g)	Eiweiß (g)	Fett (g)	Kohlenhydrate (g)	Organ. Säuren
Acerola	69	16	89,2	0,2	0,2	2,7	0,9
Akee	923	218	69,2	5,0	20,0	4,6*	
Baumtomate	240	56	86,0	1,7	0,8	10,6*	
Brotfrucht	467	110	72,0	1,5	0,3	25,3*	
Carissa	331	78	81,5	0,5	1,1	16,5*	
Cashew-Apfel	226	53	85,6	1,0	0,7	10,5	0,3
Chayote	113	27	93,2	0,8	0,1	5,6*	
Cherimoya	265	62	74,1	1,5	0,3	13,4	
Durian	599	141	61,5	2,7	1,8	28,5*	
Granatapfel	316	74	82,5	0,7	0,6	16,1	0,6
Guave	145	34	83,5	0,9	0,5	5,8	0,9
Jabotikaba	312	73	83,5	0,5	1,8	13,8*	
Jackfrucht	298	70	74,6	1,1	0,5	15,3	
Japanische Mispel	217	51	87,0	0,6	0,2	11,7*	
Johannisbrot, kernfrei	1498	353	4,0	5,0	0,5	82,0	
Jujube	445	105	73,5	1,4	0,3	24,1*	
Kakifrucht	294	69	81,0	0,6	0,3	16,0	
Kapstachelbeere	307	72	82,5	2,3	1,1	13,3*	
Karambole	99	23	91,2	1,2	0,5	3,5	
Kumquat	270	64	83,9	0,7	0,3	14,5*	
Limone	132	31	91,0	0,5	2,4	1,9	
Litchi	316	74	81,2	0,9	0,3	16,8	0,3
Longan	200	47	81,5	1,0	0,8	8,6	0,5
Mammey-Apfel	233	55	86,5	0,5	0,4	12,3*	
Mangostane	303	71	81,3	0,6	0,6	15,9*	
Naranjilla	188	44	88,5	1,0	0,2	9,6*	
Okra, Eibisch	81	19	88,6	2,1	0,2	2,2	
Opuntie	154	36	86,4	1,0	0,4	7,1	0,1
Papaya	52	12	87,9	0,5	0,1	2,3	0,1
Passionsfrucht	268	63	75,8	2,4	0,4	9,5	3,9
Rambutan	276	65	82,0	1,0	0,1	15,0*	
Rosenapfel	137	32	85,0	0,6	0,3	6,8	
Sapodille	366	86	74,0	0,5	0,9	19,0	
Sapote	398	94	67,6	1,4	0,5	20,9	
Tamarinde	1011	238	38,7	2,3	0,2	56,7*	
Wasserkastanie	273	64	79,6	1,4	0,3	14,0*	

* Differenzberechnung; Kohlenhydrate und Ballaststoffe als verwertbare Kohlenhydrate

...ßbarem Anteil

(g)	Mineralstoffe (g)	Natrium (mg)	Kalium (mg)	Calcium (mg)	Eisen (µg)	Carotin (µg)	Vit. B₁ (µg)	Vit. B₂ (µg)	Nicotinamid (µg)	Vit. C (mg)
	0,5	3	85	12	240	170	20	75	410	1700
	1,2			40	2700	560	130	140	1400	25
	0,9		320	12	700	1300	80	40	1100	25
	0,9	13	420	30	1000	20	100	40	1000	20
	0,4			14	1300	25	40	60	200	45
	0,4	6	150	12	900	760	30	20—200	220	250
	0,3	2	110	14	400	15	30	35	450	17
	0,8			13	400		90	110	1100	15
1,4	1,1	1	600	12	1000	15	450	350	1200	40
3,1	0,7	7	290	8	500	40	50	20	300	7
5,2	0,7	4	290	17	750	220	30	40	1100	275
	0,4			60	200		10	20	300	17
4,2	1,0	2	405	25	600	230	30	110	600	9
	0,5	4	265	20	300	800	20	30	200	4
5,0	3,0	11	480	15	5150					
	0,7	3	280	35	800	10	30	40	800	60
	0,7	4	170	8	370	1600	25	30	230	16
	0,8			12	1300	900	60	40	2000	30
	0,4	2	185	6	900	90	50	30	400	35
	0,6	110	200	16	600	210	85	80	500	40
	0,2	2	80	13	200	10	30	20	170	45
	0,5	3	180	9	350		50	50	530	40
1,1	0,9			17	800		30	140	300	55
	0,3			11	600	120	20	40	400	14
1,4	0,2	1		15	400		500	15	320	3
	0,7			14	500	130	60	40	1500	65
4,9	0,9	3	285	85	1200	140	70	80	800	35
	0,3		90	30	300	40	18	30	380	25
1,9	0,6	3	210	20	420	560	30	40	300	80
1,5	0,9		340	17	1300	215	20	100	2100	25
1,5	0,4	1	65	20	1000	0	10	60	400	55
	0,4			20	900	100	20	30	800	20
5,1	0,5		185	25	700	40	20	20	200	12
	0,9	6	225	30	900	60	40	20	1600	25
	2,1	3	570	80	1300	10	300	80	1100	3
3,6	1,1	10	490	5	700		85	110	1000	5

...verrechnet

Früchte, Obst

Zuckermelone, Honigmelone

Energiegehalt
der verdaulichen Bestandteile aus 100 g eßbarem Anteil

kJ: 231
kcal: 54

Hauptbestandteile in 100 g eßbarem Anteil

Wasser	87,0 g	Organische Säuren	0,1 g
Eiweiß	0,9 g	Ballaststoffe	1,0 g
Fett	0,1 g	Mineralstoffe	0,4 g
Kohlenhydrate	12,4 g		

Einzelne Inhaltsstoffe in 100 g eßbarem Anteil

Mineralstoffe
Natrium . . . . 20 mg
Kalium . . . . 330 mg
Magnesium . . . . 10 mg
Calcium . . . . 6 mg
Eisen . . . . 200 µg
Kupfer . . . . 85 µg
Zink . . . . 200 µg
Phosphor . . . . 20 mg
Jodid . . . . 1 µg

Vitamine
Carotin . . . . 1750 µg
Vit. E . . . . 140 µg
Vit. B_1 . . . . 60 µg
Vit. B_2 . . . . 20 µg
Nicotinamid . . . . 600 µg
Pantothensäure . . . . . 230 µg
Vit. B_6 . . . . 55 µg
Folsäure . . . . 30 µg
Vit. C . . . . 30 mg

Aminosäuren
Lysin . . . . 20 mg
Methionin . . . . 4 mg
Phenylalanin . . . . 25 mg
Tryptophan . . . . 5 mg

Kohlenhydrate
Glucose . . . . 1600 mg
Fructose . . . . 1300 mg
Saccharose . . . . 9500 mg

Lipide
Palmitinsäure . . . . 22 mg
Stearinsäure . . . . 4 mg
Ölsäure . . . . 11 mg
Linolsäure . . . . 13 mg
Linolensäure . . . . 2 mg

Sonstige Inhaltsstoffe
Apfelsäure . . . . 25 mg
Zitronensäure . . . . 75 mg
Oxalsäure 0

Schalenfrüchte

Cashewnuß,
Kaschunuß

Energiegehalt
der verdaulichen Bestandteile aus 100 g eßbarem Anteil

kJ: 2420
kcal: 572

Hauptbestandteile in 100 g eßbarem Anteil

Wasser	4,0 g	Kohlenhydrate	30,5 g*
Eiweiß	17,5 g	Ballaststoffe	2,9 g
Fett	42,2 g	Mineralstoffe	2,9 g

Einzelne Inhaltsstoffe in 100 g eßbarem Anteil

Mineralstoffe
Natrium .... 14 mg
Kalium .... 550 mg
Magnesium .... 265 mg
Calcium .... 30 mg
Mangan .... 840 µg
Eisen .... 2800 µg
Kupfer .... 3700 µg
Zink .... 4800 µg
Phosphor .... 375 mg
Chlorid .... 18 mg
Fluorid .... 140 µg
Jodid .... 10 µg

Vitamine
Carotin .... 60 µg
Vit. E .... 800 µg
Vit. B$_1$ .... 630 µg
Vit. B$_2$ .... 260 µg
Nicotinamid .... 2 mg
Pantothensäure ...... 1200 µg

Aminosäuren
Arginin .... 1980 mg
Histidin .... 390 mg
Isoleucin .... 1160 mg
Leucin .... 1440 mg
Lysin .... 750 mg
Methionin .... 330 mg
Phenylalanin .... 900 mg
Threonin .... 700 mg
Tryptophan .... 450 mg
Tyrosin .... 680 mg
Valin .... 1510 mg

Lipide
Palmitinsäure .... 3950 mg
Stearinsäure .... 2800 mg
Ölsäure .... 24,2 g
Linolsäure .... 6700 mg
Linolensäure .... 150 mg

Sonstige Inhaltsstoffe
Salizylsäure .... 70 µg

* Differenzberechnung

Edelkastanie, Marone

Energiegehalt
der verdaulichen Bestandteile — kJ: 815
aus 100 g eßbarem Anteil — kcal: 192

Hauptbestandteile in 100 g eßbarem Anteil

Wasser	50,1 g	Kohlenhydrate	41,2 g
Eiweiß	2,5 g	Mineralstoffe	1,2 g
Fett	1,9 g		

Einzelne Inhaltsstoffe in 100 g eßbarem Anteil

Mineralstoffe
- Natrium . . . . 2 mg
- Kalium . . . . 705 mg
- Magnesium . . . . 45 mg
- Calcium . . . . 35 mg
- Mangan . . . . 750 µg
- Eisen . . . . 1320 µg
- Kupfer . . . . 230 µg
- Phosphor . . . . 87 mg
- Chlorid . . . . 13 mg
- Jodid . . . . Spuren

Vitamine
- Carotin . . . . 25 µg
- Vit. E . . . . 1200 µg
- Vit. B_1 . . . . 200 µg
- Vit. B_2 . . . . 210 µg
- Nicotinamid . . . . 870 µg
- Pantothensäure . . . . . 500 µg
- Vit. B_6 . . . . 350 µg
- Biotin . . . . ? µg

Aminosäuren
- Arginin . . . . 200 mg
- Histidin . . . . 80 mg
- Lysin . . . . 150 mg
- Methionin . . . . 40 mg
- Phenylalanin . . . . 110 mg
- Threonin . . . . 140 mg
- Tryptophan . . . . 30 mg
- Tyrosin . . . . 140 mg
- Valin . . . . 160 mg

Kohlenhydrate
- Saccharose . . . . 13,9 g
- Stärke . . . . 27,3 g

Lipide
- Palmitinsäure . . . . 250 mg
- Stearinsäure . . . . 15 mg
- Ölsäure . . . . 570 mg
- Linolsäure . . . . 550 mg
- Linolensäure . . . . 65 mg

Schalenfrüchte

Erdnuß

Energiegehalt
der verdaulichen Bestandteile kJ: 2464
aus 100 g eßbarem Anteil kcal: 583

Hauptbestandteile in 100 g eßbarem Anteil

Wasser	5,2 g	Kohlenhydrate	12,1 g*
Eiweiß	25,3 g	Ballaststoffe	7,1 g
Fett	48,1 g	Mineralstoffe	2,2 g

Einzelne Inhaltsstoffe in 100 g eßbarem Anteil

Mineralstoffe
Natrium	5 mg
Kalium	705 mg
Magnesium	165 mg
Calcium	60 mg
Mangan	1 mg
Eisen	2110 µg
Kupfer	550 µg
Zink	3070 µg
Phosphor	370 mg
Chlorid	7 mg
Fluorid	130 µg
Jodid	13 µg
Selen	2 µg

Vitamine
Carotin	10 µg
Vit. E	9100 µg
Vit. B_1	900 µg
Vit. B_2	150 µg
Nicotinamid	15 mg
Pantothensäure	2600 µg
Vit. B_6	300 µg
Biotin	35 µg
Folsäure	55 µg
Vit. C	0

Aminosäuren
Arginin	3460 mg
Histidin	710 mg
Isoleucin	1230 mg
Leucin	2030 mg
Lysin	1100 mg
Methionin	310 mg
Phenylalanin	1540 mg
Threonin	850 mg
Tryptophan	320 mg
Tyrosin	1190 mg
Valin	1450 mg

Kohlenhydrate
Stärke	5500 mg

Lipide
Palmitinsäure	5100 mg
Stearinsäure	1300 mg
Ölsäure	22,1 g
Linolsäure	13,9 g
Linolensäure	530 mg

Sonstige Inhaltsstoffe
Salizylsäure	1120 µg
Purine	90 mg

* Differenzberechnung

Erdnuß, geröstet

Energiegehalt
der verdaulichen Bestandteile
aus 100 g eßbarem Anteil

kJ: 2540
kcal: 601

Hauptbestandteile in 100 g eßbarem Anteil

Wasser	1,6 g	Kohlenhydrate	13,4 g*
Eiweiß	25,6 g	Ballaststoffe	7,4 g
Fett	49,4 g	Mineralstoffe	2,6 g

Einzelne Inhaltsstoffe in 100 g eßbarem Anteil

Mineralstoffe

Natrium	6 mg
Kalium	775 mg
Magnesium	180 mg
Calcium	65 mg
Mangan	1 mg
Eisen	2320 µg
Kupfer	610 µg
Zink	3380 µg
Phosphor	410 mg
Chlorid	8 mg
Fluorid	140 µg
Jodid	14 µg
Selen	0–40 µg

Vitamine

Vit. E	9 mg
Vit. B_1	250 µg
Vit. B_2	140 µg
Nicotinamid	14 mg
Pantothensäure	2 mg
Vit. B_6	400 µg
Vit. B_{12}	0
Vit. C	0

Aminosäuren

Arginin	3460 mg
Histidin	710 mg
Isoleucin	1230 mg
Leucin	2030 mg
Lysin	1100 mg
Methionin	310 mg
Phenylalanin	1540 mg
Threonin	850 mg
Tryptophan	320 mg
Tyrosin	1190 mg
Valin	1450 mg

Kohlenhydrate

Stärke	5700 mg

Lipide

Palmitinsäure	5300 mg
Stearinsäure	1300 mg
Ölsäure	22,8 g
Linolsäure	13,8 g
Linolensäure	0–540 mg

* Differenzberechnung

Schalenfrüchte

Haselnuß

Energiegehalt
der verdaulichen Bestandteile aus 100 g eßbarem Anteil

kJ: 2739
kcal: 648

Hauptbestandteile in 100 g eßbarem Anteil

Wasser	5,2 g	Kohlenhydrate	11,4 g*
Eiweiß	12,0 g	Ballaststoffe	7,4 g
Fett	61,6 g	Mineralstoffe	2,4 g

Einzelne Inhaltsstoffe in 100 g eßbarem Anteil

Mineralstoffe
Natrium . . . . 2 mg
Kalium . . . . 635 mg
Magnesium . . . . 155 mg
Calcium . . . . 225 mg
Mangan . . . . 6 mg
Eisen . . . . 3800 µg
Kupfer . . . . 1280 µg
Zink . . . . 1870 µg
Phosphor . . . . 335 mg
Chlorid . . . . 10 mg
Fluorid . . . . 17 µg
Jodid . . . . 2 µg
Selen . . . . 2 µg

Vitamine
Carotin . . . . 30 µg
Vit. E . . . . 25 mg
Vit. B_1 . . . . 390 µg
Vit. B_2 . . . . 210 µg
Nicotinamid . . . . 1350 µg
Pantothensäure . . . . . . 1150 µg
Vit. B_6 . . . . 450 µg
Folsäure . . . . 70 µg
Vit. C . . . . 3 mg

Aminosäuren
Arginin . . . . 2030 mg
Histidin . . . . 280 mg
Isoleucin . . . . 770 mg
Leucin . . . . 890 mg
Lysin . . . . 380 mg
Methionin . . . . 140 mg
Phenylalanin . . . . 510 mg
Threonin . . . . 400 mg
Tryptophan . . . . 200 mg
Tyrosin . . . . 470 mg
Valin . . . . 870 mg

Lipide
Palmitinsäure . . . . 3000 mg
Stearinsäure . . . . 1100 mg
Ölsäure . . . . 47,4 g
Linolsäure . . . . 6300 mg
Linolensäure . . . . 150 mg

Sonstige Inhaltsstoffe
Salizylsäure . . . . 140 µg
Purine . . . . 25 mg

* Differenzberechnung

Kokosnuß

Energiegehalt
der verdaulichen Bestandteile aus 100 g eßbarem Anteil

kJ: 1535
kcal: 363

Hauptbestandteile in 100 g eßbarem Anteil

Wasser	44,8 g	Kohlenhydrate	4,8 g
Eiweiß	3,9 g	Ballaststoffe	9,0 g
Fett	36,5 g	Mineralstoffe	1,2 g

Einzelne Inhaltsstoffe in 100 g eßbarem Anteil

Mineralstoffe
Natrium .... 35 mg
Kalium .... 380 mg
Magnesium ...... 39 mg
Calcium .... 20 mg
Mangan .... 1310 µg
Eisen .... 2250 µg
Kupfer .... 300—7000 µg
Zink .... 500 µg
Phosphor .... 95 mg
Chlorid .... 120 mg
Jodid .... 1 µg
Selen .... 810 µg

Vitamine
Vit. E .... 730 µg
Vit. B_1 .... 60 µg
Vit. B_2 .... 8 µg
Nicotinamid ..... 380 µg
Pantothensäure ... 200 µg
Vit. B_6 .... 60 µg
Folsäure .... 30 µg
Vit. C .... 2 mg

Aminosäuren
Arginin .... 490 mg
Histidin .... 70 mg
Isoleucin .... 200 mg
Leucin .... 310 mg
Lysin .... 150 mg
Methionin .... 70 mg
Phenylalanin .... 180 mg
Threonin .... 130 mg
Tryptophan ...... 40 mg
Tyrosin .... 120 mg
Valin .... 220 mg

Lipide
Palmitinsäure ... 3100 mg
Stearinsäure .... 1100 mg
Ölsäure .... 2100 mg
Linolsäure ...... 680 mg
Linolensäure 0

Schalenfrüchte

Macadamianuß

Energiegehalt
der verdaulichen Bestandteile
aus 100 g eßbarem Anteil

kJ: 3163
kcal: 749

Hauptbestandteile in 100 g eßbarem Anteil

Wasser	2,5 g	Kohlenhydrate	15,4 g*
Eiweiß	7,5 g	Mineralstoffe	1,6 g
Fett	73,0 g		

Einzelne Inhaltsstoffe in 100 g eßbarem Anteil

Mineralstoffe

Kalium	265 mg
Calcium	50 mg
Eisen	200 µg
Phosphor	200 mg

Vitamine

Vit. B_1	280 µg
Vit. B_2	120 µg
Nicotinamid	1500 µg
Vit. C	0

Lipide

Palmitinsäure	5700 mg
Stearinsäure	1900 mg
Ölsäure	43,1 g
Linolsäure	1300 mg

Sonstige Inhaltsstoffe

Salizylsäure	520 µg

* Differenzberechnung

Mandel,
süß

Energiegehalt
der verdaulichen Bestandteile   kJ: 2527
aus 100 g eßbarem Anteil   kcal: 598

Hauptbestandteile in 100 g eßbarem Anteil

Wasser	5,7 g	Kohlenhydrate	9,0 g*
Eiweiß	18,7 g	Ballaststoffe	9,8 g
Fett	54,1 g	Mineralstoffe	2,7 g

Einzelne Inhaltsstoffe in 100 g eßbarem Anteil

Mineralstoffe
- Natrium .... 5—40 mg
- Kalium .... 835 mg
- Magnesium ...... 170 mg
- Calcium .... 250 mg
- Mangan .... 2 mg
- Eisen .... 4 mg
- Kupfer .... 850 µg
- Zink .... 2 mg
- Phosphor .... 455 mg
- Chlorid .... 40 mg
- Fluorid .... 90 µg
- Jodid .... 2 µg
- Selen .... 2 µg

Vitamine
- Carotin .... 120 µg
- Vit. E .... 25 mg
- Vit. B_1 .... 220 µg
- Vit. B_2 .... 620 µg
- Nicotinamid ...... 4180 µg
- Pantothensäure ... 580 µg
- Vit. B_6 .... 60 µg
- Biotin .... 0—20 µg
- Folsäure .... 45 µg
- Vit. C .... 800—6500 µg

Aminosäuren
- Arginin .... 2750 mg
- Histidin .... 520 mg
- Isoleucin .... 880 mg
- Leucin .... 1460 mg
- Lysin .... 580 mg
- Methionin .... 270 mg
- Phenylalanin ...... 1160 mg
- Threonin .... 610 mg
- Tryptophan ...... 170 mg
- Tyrosin .... 620 mg
- Valin .... 1140 mg

Lipide
- Palmitinsäure ...... 3260 mg
- Stearinsäure ...... 900 mg
- Ölsäure .... 36,5 g
- Linolsäure .... 9860 mg
- Linolensäure ...... 260 mg

Sonstige Inhaltsstoffe
- Salizylsäure ...... 3 mg
- Purine .... 30 mg

* Differenzberechnung

Schalenfrüchte

Paranuß

Energiegehalt
der verdaulichen Bestandteile aus 100 g eßbarem Anteil

kJ: 2831
kcal: 670

Hauptbestandteile in 100 g eßbarem Anteil

Wasser	5,6 g	Kohlenhydrate	3,6 g*
Eiweiß	13,6 g	Ballaststoffe	6,7 g
Fett	66,8 g	Mineralstoffe	3,7 g

Einzelne Inhaltsstoffe in 100 g eßbarem Anteil

Mineralstoffe
Natrium .... 2 mg
Kalium .... 645 mg
Magnesium .... 160 mg
Calcium .... 130 mg
Mangan .... 600 µg
Eisen .... 3400 µg
Kupfer .... 1300 µg
Zink .... 4 mg
Phosphor .... 675 mg
Jodid .... Spuren
Selen .... 100 µg

Vitamine
Carotin .... Spuren
Vit. E .... 7600 µg
Vit. B_1 .... 1 mg
Vit. B_2 .... 35 µg
Nicotinamid .... 200 µg
Pantothensäure .... 230 µg
Vit. B_6 .... 110 µg
Folsäure .... 40 µg
Vit. C .... 700 µg

Aminosäuren
Arginin .... 2120 mg
Histidin .... 350 mg
Isoleucin .... 560 mg
Leucin .... 1070 mg
Lysin .... 420 mg
Methionin .... 890 mg
Phenylalanin .... 580 mg
Threonin .... 400 mg
Tryptophan .... 170 mg
Tyrosin .... 460 mg
Valin .... 780 mg

Lipide
Palmitinsäure .... 10,0 g
Stearinsäure .... 6900 mg
Ölsäure .... 21,7 g
Linolsäure .... 24,9 g
Linolensäure 0

Sonstige Inhaltsstoffe
Salizylsäure .... 460 µg

* Differenzberechnung

Pekannuß

Energiegehalt
der verdaulichen Bestandteile   kJ: 3130
aus 100 g eßbarem Anteil   kcal: 741

Hauptbestandteile in 100 g eßbarem Anteil

Wasser	3,2 g	Kohlenhydrate	13,9 g*
Eiweiß	9,3 g	Mineralstoffe	1,6 g
Fett	72,0 g		

Einzelne Inhaltsstoffe in 100 g eßbarem Anteil

Mineralstoffe
Natrium	3 mg
Kalium	605 mg
Magnesium	140 mg
Calcium	75 mg
Mangan	3500 µg
Eisen	2400 µg
Phosphor	290 mg
Selen	3 µg

Vitamine
Carotin	80 µg
Vit. E	3100 µg
Vit. B_1	860 µg
Vit. B_2	130 µg
Nicotinamid	2 mg
Vit. C	2 mg

Lipide
Palmitinsäure	4200 mg
Stearinsäure	1900 mg
Ölsäure	42,6 g
Linolsäure	16,9 g
Linolensäure	850 mg

Sonstige Inhaltsstoffe
Salizylsäure	120 µg

* Differenzberechnung

Schalenfrüchte

Pistazie

Energiegehalt
der verdaulichen Bestandteile aus 100 g eßbarem Anteil

kJ: 2527
kcal: 598

Hauptbestandteile in 100 g eßbarem Anteil

Wasser	5,9 g	Kohlenhydrate	15,7 g*
Eiweiß	17,6 g	Ballaststoffe	6,5 g
Fett	51,6 g	Mineralstoffe	2,7 g

Einzelne Inhaltsstoffe in 100 g eßbarem Anteil

Mineralstoffe

Kalium	1020 mg
Magnesium	160 mg
Calcium	135 mg
Eisen	7300 µg
Phosphor	500 mg
Selen	450 µg

Vitamine

Carotin	150 µg
Vit. E	5200 µg
Vit. B_1	690 µg
Vit. B_2	200 µg
Nicotinamid	1450 µg
Folsäure	60 µg
Vit. C	7 mg

Lipide

Palmitinsäure	6000 mg
Stearinsäure	680 mg
Ölsäure	34,6 g
Linolsäure	6500 mg
Linolensäure	270 mg

Sonstige Inhaltsstoffe

Salizylsäure	550 µg

* Differenzberechnung

Walnuß

Energiegehalt

der verdaulichen Bestandteile aus 100 g eßbarem Anteil	kJ:	2826
	kcal:	669

Hauptbestandteile in 100 g eßbarem Anteil

Wasser	4,4 g	Kohlenhydrate	12,1 g*
Eiweiß	14,4 g	Ballaststoffe	4,6 g
Fett	62,5 g	Mineralstoffe	2,0 g

Einzelne Inhaltsstoffe in 100 g eßbarem Anteil

Mineralstoffe

Natrium	2 mg
Kalium	545 mg
Magnesium	130 mg
Calcium	85 mg
Mangan	2 mg
Eisen	2500 µg
Kupfer	880 µg
Zink	2700 µg
Phosphor	410 mg
Chlorid	25 mg
Fluorid	680 µg
Jodid	3 µg

Vitamine

Carotin	50 µg
Vit. E	6200 µg
Vit. B_1	340 µg
Vit. B_2	120 µg
Nicotinamid	1 mg
Pantothensäure	820 µg
Vit. B_6	870 µg
Biotin	2–35 µg
Folsäure	75 µg
Vit. C	3 mg

Aminosäuren

Arginin	2090 mg
Histidin	360 mg
Isoleucin	670 mg
Leucin	1140 mg
Lysin	440 mg
Methionin	220 mg
Phenylalanin	660 mg
Threonin	540 mg
Tryptophan	170 mg
Tyrosin	640 mg
Valin	770 mg

Lipide

Palmitinsäure	4400 mg
Stearinsäure	1300 mg
Ölsäure	9600 mg
Linolsäure	34,1 g
Linolensäure	6800 mg

Sonstige Inhaltsstoffe

Salizylsäure	300 µg
Purine	25 mg

* Differenzberechnung

Schalenfrüchte

Honig, Zucker und Süßwaren

Honig, Zucker, Süßwaren .... 396—398
Kakao und Kakaoprodukte .... 399—401

Honig,
Blütenhonig

Energiegehalt
der verdaulichen Bestandteile   kJ: 1284
aus 100 g eßbarem Anteil   kcal: 302

Hauptbestandteile in 100 g eßbarem Anteil

Wasser	18,6 g	Kohlenhydrate	75,1 g
Eiweiß	0,4 g	Mineralstoffe	0,2 g
Fett	0		

Einzelne Inhaltsstoffe in 100 g eßbarem Anteil

Mineralstoffe
Natrium . . . . 7 mg
Kalium . . . . 45 mg
Magnesium . . . . 6 mg
Calcium . . . . 5 mg
Mangan . . . . 30 µg
Eisen . . . . 1300 µg
Kupfer . . . . 90 µg
Zink . . . . 350 µg
Phosphor . . . . 18 mg
Jodid . . . . Spuren

Vitamine
Carotin 0
Vit. K . . . . 25 µg
Vit. B_1 . . . . 3 µg
Vit. B_2 . . . . 50 µg
Nicotinamid . . . . 130 µg
Pantothensäure . . . . . . 70 µg
Vit. B_6 . . . . 160 µg
Vit. C . . . . 2 mg

Aminosäuren
Tryptophan . . . . 2 mg

Kohlenhydrate
Glucose . . . . 33,9 g
Fructose . . . . 38,8 g
Saccharose . . . . 2370 mg
Stärke 0

Sonstige Inhaltsstoffe
Salizylsäure . . . . 6280 µg

Invertzuckercreme,
Kunsthonig

Energiegehalt
der verdaulichen Bestandteile	kJ:	1406
aus 100 g eßbarem Anteil	kcal:	331

Hauptbestandteile in 100 g eßbarem Anteil
Wasser	17,2 g		Kohlenhydrate	82,5 g
Eiweiß	0,2 g		Mineralstoffe	0,2 g
Fett	0			

Einzelne Inhaltsstoffe in 100 g eßbarem Anteil
Mineralstoffe

Natrium	19 mg
Kalium	5 mg
Magnesium	0
Calcium	6 mg
Eisen	0

Vitamine

Vit. A	0
Vit. D	0
Vit. E	0
Vit. K	0
Vit. B_1	0
Vit. B_2	0
Nicotinamid	0
Vit. C	0

Kohlenhydrate

Glucose	41,1 g
Fructose	36,1 g
Saccharose	5300 mg

Honig, Zucker und Süßwaren

Vergleichstabelle

Honig, Zucker, Süßwaren

Energiegehalte und Hauptbestandteile in 100 g

	kJ	kcal	Wasser (g)	Eiweiß (g)	Fett (g)	Kohlenhydrate (g)	Mineralstoffe (g)
Ahornsirup	1061	250	34,2	0,4		62,0	0,7
Honig, Blütenhonig	1284	302	18,6	0,4	0	75,1	0,2
Invertzuckercreme, Kunsthonig	1406	331	17,2	0,2	0	82,5	0,2
Zucker (Rohrzucker, Rübenzucker)	1697	399	0,1	0	0	99,8	0,1
Fondant	1496	352	11,0	0	0	88,0*	1,0
Marzipan	2060	486	8,8	8,0	24,9	57,5*	0,8
Nuß-Nougat-Creme	2255	533	0,6	4,3	31,3	58,4	0,9
Eiscreme	868	205	63,4	3,9	11,7	21,0	0,8
Fruchteis	589	139	67,6	1,5	1,8	29,1*	

* Differenzberechnung

Kakaopulver, schwach entölt

Energiegehalt
der verdaulichen Bestandteile aus 100 g eßbarem Anteil

kJ: 1451
kcal: 343

Hauptbestandteile in 100 g eßbarem Anteil

Wasser	5,6 g	Kohlenhydrate	10,8 g
Eiweiß	19,8 g	Ballaststoffe	32,8 g*
Fett	24,5 g	Mineralstoffe	6,5 g

Einzelne Inhaltsstoffe in 100 g eßbarem Anteil

Mineralstoffe
Natrium	17 mg
Kalium	2000 mg
Magnesium	400 mg
Calcium	115 mg
Mangan	3 mg
Eisen	12 mg
Kupfer	4 mg
Zink	4 mg
Phosphor	650 mg
Chlorid	32 mg
Fluorid	120 µg
Jodid	3 µg

Vitamine
Carotin	40 µg
Vit. E	200 µg
Vit. B_1	130 µg
Vit. B_2	400 µg
Nicotinamid	2700 µg
Pantothensäure	1100 µg
Vit. B_6	140 µg
Biotin	20 µg
Folsäure	40 µg
Vit. C	0

Aminosäuren
Arginin	1385 mg
Histidin	330 mg
Isoleucin	735 mg
Leucin	1175 mg
Lysin	770 mg
Methionin	330 mg
Phenylalanin	860 mg
Threonin	770 mg
Tryptophan	230 mg
Tyrosin	570 mg
Valin	1145 mg

Kohlenhydrate
Stärke	8600 mg

Lipide
Palmitinsäure	5895 mg
Stearinsäure	7765 mg
Ölsäure	7830 mg
Linolsäure	670 mg

Sonstige Inhaltsstoffe
Oxalsäure	470 mg

* Differenzberechnung

Honig, Zucker und Süßwaren

Schokolade,
milchfrei, ,,bitter"**

Energiegehalt
der verdaulichen Bestandteile   kJ: 2029
aus 100 g eßbarem Anteil   kcal: 479

Hauptbestandteile in 100 g eßbarem Anteil

Wasser	0,9 g	Kohlenhydrate	47,0 g
Eiweiß	5,3 g	Ballaststoffe	15,6 g*
Fett	30,0 g	Mineralstoffe	1,2 g

Einzelne Inhaltsstoffe in 100 g eßbarem Anteil

Mineralstoffe
Natrium . . . . 19 mg
Kalium . . . . 395 mg
Magnesium . . . . 100 mg
Calcium . . . . 65 mg
Eisen . . . . 3200 µg
Kupfer . . . . 2 mg
Zink . . . . 2 mg
Phosphor . . . . 285 mg
Chlorid . . . . 100 mg
Fluorid . . . . 50 µg
Jodid . . . . 6 µg

Vitamine
Vit. B_1 . . . . 40 µg
Vit. B_2 . . . . 130 µg
Nicotinamid . . . . 860 µg
Pantothensäure . . . . 350 µg
Vit. B_6 . . . . 50 µg
Biotin . . . . 6 µg
Folsäure . . . . 10 µg
Vit. C 0

Aminosäuren
Arginin . . . . 215 mg
Histidin . . . . 70 mg
Isoleucin . . . . 160 mg
Leucin . . . . 245 mg
Lysin . . . . 190 mg
Methionin . . . . 40 mg
Phenylalanin . . . . 190 mg
Threonin . . . . 160 mg
Tryptophan . . . . 50 mg
Tyrosin . . . . 55 mg
Valin . . . . 245 mg

Kohlenhydrate
Saccharose . . . . 47 g

Lipide
Palmitinsäure . . . . 7335 mg
Stearinsäure . . . . 9000 mg
Ölsäure . . . . 9180 mg
Linolsäure . . . . 900 mg

* Differenzberechnung
** Halbbitter-Schokolade:
    45% Kakao, 5% Kakaobutter,
    50% Zucker
    Bitter-Schokolade:
    60% Kakao, 40% Zucker

Schokolade,
Milchschokolade

Energiegehalt
der verdaulichen Bestandteile   kJ: 2273
aus 100 g eßbarem Anteil   kcal: 537

Hauptbestandteile in 100 g eßbarem Anteil
Wasser	1,4 g	Kohlenhydrate	54,1 g
Eiweiß	9,2 g	Mineralstoffe	2,2 g
Fett	31,5 g		

Einzelne Inhaltsstoffe in 100 g eßbarem Anteil

Mineralstoffe
Natrium	60 mg
Kalium	470 mg
Magnesium	85 mg
Calcium	215 mg
Mangan	260 µg
Eisen	2300 µg
Kupfer	800 µg
Zink	1100 µg
Phosphor	240 mg
Chlorid	130 mg
Fluorid	50 µg
Jodid	6 µg
Selen	2 µg

Vitamine
Vit. A	55 µg
Carotin	35 µg
Vit. E	250 µg
Vit. B_1	110 µg
Vit. B_2	370 µg
Nicotinamid	460 µg
Pantothensäure	900 µg
Vit. B_6	75 µg
Biotin	3 µg
Folsäure	10 µg
Vit. C	0

Aminosäuren
Arginin	405 mg
Histidin	330 mg
Isoleucin	595 mg
Leucin	1015 mg
Lysin	715 mg
Methionin	240 mg
Phenylalanin	605 mg
Threonin	450 mg
Tryptophan	70 mg
Tyrosin	300 mg
Valin	650 mg

Kohlenhydrate
Lactose	9500 mg
Saccharose	44,6 g

Lipide
Palmitinsäure	8200 mg
Stearinsäure	7795 mg
Ölsäure	9630 mg
Linolsäure	845 mg
Linolensäure	235 mg

Getränke

Alkoholfreie Getränke .... 404—412
Alkoholhaltige Getränke .... 413—418

Getränke

Ananassaft,
in Dosen, Handelsware

Energiegehalt
der verdaulichen Bestandteile aus 100 g eßbarem Anteil

kJ: 214
kcal: 50

Hauptbestandteile in 100 g eßbarem Anteil

Wasser	86,1 g	Kohlenhydrate	11,4 g
Eiweiß	0,4 g	Organische Säuren	0,7 g
Fett	0,1 g	Mineralstoffe	0,2 g

Einzelne Inhaltsstoffe in 100 g eßbarem Anteil

Mineralstoffe

Natrium	1 mg
Kalium	140 mg
Magnesium	12 mg
Calcium	12 mg
Eisen	700 µg
Kupfer	90 µg
Phosphor	10 mg
Chlorid	40 µg

Vitamine

Vit. B_1	50 µg
Vit. B_2	20 µg
Nicotinamid	200 µg
Pantothensäure	100 µg
Vit. B_6	100 µg
Folsäure	2 µg
Vit. C	8 mg

Kohlenhydrate

Glucose	3520 mg
Fructose	3610 mg
Saccharose	4230 mg

Sonstige Inhaltsstoffe

Apfelsäure	130 mg
Zitronensäure	590 mg
Salizylsäure	160 µg

Apfelsaft
Handelsware

Energiegehalt
der verdaulichen Bestandteile aus 100 g eßbarem Anteil

kJ: 204
kcal: 48

Hauptbestandteile in 100 g eßbarem Anteil

Wasser	88,1 g	Organische Säuren	0,8 g
Eiweiß	0,1 g	Ethanol	0,1 g
Fett	0	Mineralstoffe	0,3 g
Kohlenhydrate	11,1 g		

Einzelne Inhaltsstoffe in 100 g eßbarem Anteil

Mineralstoffe

Natrium	2 mg
Kalium	115 mg
Magnesium	4 mg
Calcium	7 mg
Mangan	120 µg
Eisen	260 µg
Kupfer	60 µg
Zink	120 µg
Phosphor	7 mg
Chlorid	300 µg
Fluorid	10 µg
Jodid	1 µg

Vitamine

Carotin	45 µg
Vit. B_1	20 µg
Vit. B_2	25 µg
Nicotinamid	300 µg
Pantothensäure	55 µg
Vit. B_6	50 µg
Biotin	1 µg
Folsäure	3 µg
Vit. C	1 mg

Aminosäuren

Arginin	2 mg
Histidin	1 mg
Isoleucin	2 mg
Leucin	4 mg
Lysin	5 mg
Methionin	1 mg
Phenylalanin	2 mg
Threonin	2 mg
Tryptophan	1 mg
Tyrosin	1 mg
Valin	3 mg

Kohlenhydrate

Glucose	2400 mg
Fructose	6400 mg
Saccharose	1700 mg
Sorbit	560 mg

Sonstige Inhaltsstoffe

Apfelsäure	740 mg
Milchsäure	17 mg
Zitronensäure	9 mg
Salizylsäure	190 µg
Ethanol	140 mg

Getränke

Apfelsinensaft,
Orangensaft, ungesüßt, Handelsware

Energiegehalt
der verdaulichen Bestandteile   kJ: 188
aus 100 g eßbarem Anteil   kcal: 44

Hauptbestandteile in 100 g eßbarem Anteil

Wasser	87,7 g	Kohlenhydrate	9,0 g
Eiweiß	0,7 g	Organische Säuren	1,2 g
Fett	0,2 g	Mineralstoffe	0,4 g

Einzelne Inhaltsstoffe in 100 g eßbarem Anteil

Mineralstoffe
Natrium . . . . 1 mg
Kalium . . . . 170 mg
Magnesium . . . . 12 mg
Calcium . . . . 15 mg
Mangan . . . . 30 μg
Eisen . . . . 270 μg
Kupfer . . . . 55 μg
Zink . . . . 120 μg
Phosphor . . . . 16 mg
Jodid . . . . Spuren

Vitamine
Carotin . . . . 75 μg
Vit. B_1 . . . . 75 μg
Vit. B_2 . . . . 20 μg
Nicotinamid . . . . 250 μg
Pantothensäure . . . . . . 160 μg
Vit. B_6 . . . . 30 μg
Biotin . . . . 1 μg
Folsäure . . . . 35 μg
Vit. C . . . . 45 mg

Kohlenhydrate
Glucose . . . . 2500 mg
Fructose . . . . 2600 mg
Saccharose . . . . 3900 mg

Lipide
Palmitinsäure . . . . 20 mg
Stearinsäure . . . . Spuren
Ölsäure . . . . 30 mg
Linolsäure . . . . 30 mg
Linolensäure . . . . 10 mg

Sonstige Inhaltsstoffe
Apfelsäure . . . . 160 mg
Zitronensäure . . . . 1000 mg

Grapefruitsaft,
Handelsware

Energiegehalt
der verdaulichen Bestandteile   kJ: 201
aus 100 g eßbarem Anteil   kcal: 47

Hauptbestandteile in 100 g eßbarem Anteil
Wasser	88,5 g	Kohlenhydrate	10,1 g
Eiweiß	0,5 g	Organische Säuren	1,3 g
Fett	0,1 g	Mineralstoffe	0,4 g

Einzelne Inhaltsstoffe in 100 g eßbarem Anteil

Mineralstoffe
Natrium	1 mg
Kalium	150 mg
Magnesium	8 mg
Calcium	9 mg
Mangan	10 µg
Eisen	570 µg
Kupfer	12 µg
Zink	110 µg
Phosphor	13 mg
Chlorid	6 mg
Jodid	1 µg

Vitamine
Carotin	6 µg
Vit. B_1	35 µg
Vit. B_2	18 µg
Nicotinamid	210 µg
Pantothensäure	150 µg
Vit. B_6	13 µg
Biotin	1 µg
Folsäure	2 µg
Vit. C	35 mg

Aminosäuren
Arginin	45 mg
Histidin	7 mg
Isoleucin	12 mg
Leucin	17 mg
Lysin	20 mg
Methionin	3 mg
Phenylalanin	12 mg
Threonin	12 mg
Tryptophan	5 mg
Tyrosin	9 mg
Valin	17 mg

Kohlenhydrate
Glucose	4300 mg
Fructose	4200 mg
Saccharose	1600 mg

Lipide
Palmitinsäure	20 mg
Stearinsäure	3 mg
Ölsäure	16 mg
Linolsäure	30 mg
Linolensäure	8 mg

Sonstige Inhaltsstoffe
Apfelsäure	30 mg
Zitronensäure	1230 mg
Salizylsäure	420 µg

Getränke

Johannisbeernektar,
rot, Handelsware

Energiegehalt
der verdaulichen Bestandteile aus 100 g eßbarem Anteil

kJ: 231
kcal: 54

Hauptbestandteile in 100 g eßbarem Anteil
Wasser	85,6 g	Organische Säuren	0,8 g
Eiweiß	0,4 g	Ethanol	0,1 g
Fett	Spuren	Mineralstoffe	0,3 g
Kohlenhydrate	12,4 g		

Einzelne Inhaltsstoffe in 100 g eßbarem Anteil

Mineralstoffe
Natrium .... Spuren
Kalium .... 110 mg
Calcium .... 7 mg
Eisen .... 340 µg
Kupfer .... 20 µg
Phosphor .... 7 mg

Vitamine
Carotin .... 25 µg
Vit. B_1 .... 2 µg
Vit. B_2 .... 2 µg
Pantothensäure .... Spuren
Vit. B_6 .... Spuren
Biotin .... Spuren
Folsäure .... Spuren
Vit. C .... 6 mg

Kohlenhydrate
Glucose .... 2650 mg
Fructose .... 2870 mg
Saccharose .... 6830 mg
Sorbit .... 30 mg

Sonstige Inhaltsstoffe
Apfelsäure .... 200 mg
Milchsäure .... 6 mg
Zitronensäure .... 630 mg
Ethanol .... 140 mg

Johannisbeernektar,
schwarz, Handelsware

Energiegehalt
der verdaulichen Bestandteile	kJ:	237
aus 100 g eßbarem Anteil	kcal:	56

Hauptbestandteile in 100 g eßbarem Anteil
Wasser	85,3 g	Organische Säuren	0,9 g
Eiweiß	0,4 g	Ethanol	0,2 g
Fett	Spuren	Mineralstoffe	0,3 g
Kohlenhydrate	12,5 g		

Einzelne Inhaltsstoffe in 100 g eßbarem Anteil

Mineralstoffe
Natrium	5 mg
Kalium	100 mg
Calcium	15 mg
Eisen	300 µg
Kupfer	20 µg
Phosphor	10 mg

Vitamine
Carotin	25 µg
Vit. B_1	5 µg
Vit. B_2	2 µg
Nicotinamid	30 µg
Pantothensäure	Spuren
Vit. B_6	Spuren
Biotin	Spuren
Folsäure	Spuren
Vit. C	30 mg

Kohlenhydrate
Glucose	4540 mg
Fructose	4640 mg
Saccharose	3280 mg
Sorbit	20 mg

Sonstige Inhaltsstoffe
Apfelsäure	80 mg
Milchsäure	5 mg
Zitronensäure	850 mg
Ethanol	200 mg

Getränke

Tomatensaft,
Handelsware

Energiegehalt
der verdaulichen Bestandteile | kJ: | 73
aus 100 g eßbarem Anteil | kcal: | 17

Hauptbestandteile in 100 g eßbarem Anteil
Wasser	94,1 g	Kohlenhydrate	2,9 g
Eiweiß	0,8 g	Organische Säuren	0,5 g
Fett	0,1 g	Mineralstoffe	0,6 g

Einzelne Inhaltsstoffe in 100 g eßbarem Anteil

Mineralstoffe
Natrium	5 mg	Lysin	25 mg
Kalium	235 mg	Methionin	5 mg
Magnesium	10 mg	Phenylalanin	19 mg
Calcium	15 mg	Threonin	19 mg
Mangan	8 µg	Tryptophan	4 mg
Eisen	560 µg	Tyrosin	10 mg
Kupfer	120 µg	Valin	19 mg
Zink	85 µg	**Kohlenhydrate**	
Phosphor	16 mg	Glucose	1310 mg
Vitamine		Fructose	1510 mg
Carotin	540 µg	Saccharose	0
Vit. B_1	55 µg	Stärke	100 mg
Vit. B_2	25 µg	**Lipide**	
Nicotinamid	720 µg	Palmitinsäure	20 mg
Pantothensäure	200 µg	Stearinsäure	0 mg
Vit. B_6	110 µg	Ölsäure	10 mg
Biotin	2 µg	Linolsäure	40 mg
Folsäure	13 µg	Linolensäure	0 mg
Vit. C	15 mg	**Sonstige Inhaltsstoffe**	
Aminosäuren		Apfelsäure	40 mg
Arginin	14 mg	Zitronensäure	440 mg
Histidin	11 mg	Salizylsäure	130 µg
Isoleucin	19 mg		
Leucin	25 mg		

Vergleichstabelle

Alkoholfreie Getränke

Energiegehalte pro 100 ml

	kJ	kcal
Fruchtsäfte und Nektare aus:		
Kernobst:		
Apfelsaft, Muttersaft	198	47
Apfelsaft, Handelsware	204	48
Steinobst:		
Sauerkirschsaft, Muttersaft	237	57
Sauerkirschnektar, Handelsware	288	69
Exotischen Früchten:		
Ananassaft, in Dosen, Handelsware	214	50
Apfelsinensaft, Muttersaft	194	46
Apfelsinensaft, Handelsware, ungesüßt	188	44
Grapefruitsaft, Muttersaft	155	37
Grapefruitsaft, Handelsware	201	47
Mandarinensaft, Muttersaft	192	46
Mandarinennektar, Handelsware	230	55
Passionsfruchtsaft, Muttersaft	251	60
Zitronensaft, Muttersaft	129	31
Beeren:		
Brombeernektar, Handelsware, ungesüßt	159	38
Erdbeernektar, Handelsware, ungesüßt	151	36
Heidelbeernektar, Handelsware, ungesüßt	146	35
Himbeersaft, Muttersaft	124	30
Johannisbeernektar, rot, Handelsware	231	54
Johannisbeernektar, schwarz, Handelsware	237	56
Traubensaft, Handelsware	287	69
Wildfrüchten:		
Holunderbeerensaft, Muttersaft	154	37
Sanddornbeerensaft, Handelsware	175	42

Getränke

Vergleichstabelle (Fortsetzung)

Energiegehalte pro 100 ml

	kJ	kcal
Fruchtsaftkonzentrate		
Apfelsinendicksaft	975	233
Himbeersirup	1101	263
Gemüsesäfte		
Karottensaft	88	21
Rote-Rüben-Saft	148	35
Sauerkrautsaft	38	9
Selleriesaft	134	32
Spinatsaft	25	6
Tomatensaft, Handelsware	73	17
Erfrischungsgetränke		
Cola	180	43
Cola light	21	5
Cola koffeinfrei	167	40
Fruchtlimonaden, durchschnittlich	125—200	30—48
Tonic Water	125	30
Erfrischungsgetränke, kalorienreduziert		
Diät-Frucht-Getränke, durchschnittlich	4—25	1—6
div. Kaffeesorten, trinkfertig, ohne Zugaben; (Malzkaffee)	0; (20)	0; (5)
div. Teesorten, trinkfertig, ohne Zugaben; Energiegehalte evtl. geringfügig darüber	0	0

Nährbier, Malzbier, alkoholarm
(= Alkoholgehalt unter 1,5%)

Energiegehalt
der verdaulichen Bestandteile   kJ: 224
aus 100 g eßbarem Anteil   kcal: 53
(bezogen auf Extrakt und Ethanol)

Hauptbestandteile in 100 g eßbarem Anteil

Wasser	87,8 g	Ethanol	1,3 g
Eiweiß	0,5 g		
Kohlenhydrate	5,7 g		

Einzelne Inhaltsstoffe in 100 g eßbarem Anteil

Mineralstoffe
Natrium .... 4 mg
Kalium .... 35 mg
Magnesium .... 6 mg
Calcium .... 3 mg
Eisen .... 210 µg
Kupfer .... 90 µg
Phosphor .... 11 mg
Fluorid .... Spuren

Vitamine
Vit. B_1 .... Spuren
Vit. B_2 .... 30 µg
Nicotinamid .... 530 µg

Kohlenhydrate
Glucose .... 460 mg
Fructose .... 250 mg
Saccharose .... 40 mg
Maltose .... 4950 mg

Sonstige Inhaltsstoffe
Ethanol .... 1280 mg
Extrakt .... 10,9 g
Purine .... 4 mg

Getränke

Vollbier,
Lagerbier, hell

Energiegehalt
der verdaulichen Bestandteile   kJ: 190
aus 100 g eßbarem Anteil   kcal: 44
(bezogen auf Extrakt und Ethanol)

Hauptbestandteile in 100 g eßbarem Anteil

Wasser	90,6 g	Ethanol	3,6 g
Eiweiß	0,5 g	Mineralstoffe	0,2 g
Kohlenhydrate	2,9 g		

Einzelne Inhaltsstoffe in 100 g eßbarem Anteil

Mineralstoffe

Natrium	5 mg
Kalium	40 mg
Magnesium	9 mg
Calcium	4 mg
Mangan	30 µg
Eisen	40 µg
Kupfer	40 µg
Zink	20 µg
Phosphor	30 mg
Chlorid	35 mg
Fluorid	50 µg
Jodid	1 µg
Selen	1–19 µg

Vitamine

Vit. B_1	4 µg
Vit. B_2	30 µg
Nicotinamid	880 µg
Pantothensäure	80 µg
Vit. B_6	50 µg
Biotin	1 µg
Folsäure	5 µg
Vit. C	Spuren

Kohlenhydrate

Glucose	13 mg
Maltose	188 mg
Glycerin	200 mg
Dextrin	2500 mg
Sorbit	2 mg

Sonstige Inhaltsstoffe

Apfelsäure	6 mg
Milchsäure	3 mg
Zitronensäure	12 mg
Oxalsäure	2 mg
Ethanol	3610 mg
Extrakt	4800 mg
Purine	9 mg

Weißbier,
Weizenvollbier, hefefrei

Energiegehalt

der verdaulichen Bestandteile   kJ: 191
aus 100 g eßbarem Anteil   kcal: 45
(bezogen auf Extrakt und Ethanol)

Hauptbestandteile in 100 g eßbarem Anteil

Wasser	93,7 g	Ethanol	3,5 g
Eiweiß	0,3 g	Mineralstoffe	0,1 g
Kohlenhydrate	3,0 g		

Einzelne Inhaltsstoffe in 100 g eßbarem Anteil

Mineralstoffe
Natrium .... 4 mg
Kalium .... 35 mg
Magnesium .... 10 mg
Calcium .... 2 mg
Eisen .... Spuren
Phosphor .... 20 mg
Fluorid .... Spuren
Selen .... 1–19 µg

Vitamine
Vit. B_1 .... Spuren
Vit. B_2 .... 40 µg
Nicotinamid .... 830 µg

Kohlenhydrate
Glucose .... 22 mg
Fructose .... 11 mg
Maltose .... 205 mg
Glycerin .... 200 mg
Dextrin .... 2600 mg
Sorbit .... 2 mg

Sonstige Inhaltsstoffe
Apfelsäure .... 5 mg
Milchsäure .... 18 mg
Zitronensäure .... 17 mg
Oxalsäure .... 2 mg
Ethanol .... 3530 mg
Extrakt .... 5020 mg
Purine .... 6 mg

Getränke

Rotwein,
Qualitätswein, trocken (Alkoholgehalt 10%)

Energiegehalt
der verdaulichen Bestandteile kJ: 343
aus 100 g eßbarem Anteil kcal: 80
(bezogen auf Extrakt und Ethanol)

Hauptbestandteile in 100 g eßbarem Anteil
Wasser	88,9 g	Organische Säuren	0,3 g
Eiweiß	0,2 g	Ethanol	10,0 g
Kohlenhydrate	ca. 0,3 g	Mineralstoffe	0,3 g

Einzelne Inhaltsstoffe in 100 g eßbarem Anteil

Mineralstoffe

Natrium	3 mg	Milchsäure	225 mg
Kalium	105 mg	Zitronensäure	11 mg
Magnesium	10 mg	Weinsäure	150 mg
Calcium	9 mg	Ethanol	10 g
Mangan	200 µg	Extrakt	2530 mg
Eisen	600 µg		
Kupfer	40 µg		
Zink	130 µg		
Phosphor	20 mg		
Chlorid	10 mg		
Fluorid	12 µg		
Jodid	Spuren		
Selen	Spuren		

Vitamine

Vit. B_1	0
Vit. B_2	20 µg
Nicotinamid	100 µg
Pantothensäure	200 µg
Vit. B_6	20 µg
Biotin	1 µg
Folsäure	Spuren

Sonstige Inhaltsstoffe

Apfelsäure .... 25 mg

Weißwein,
Qualitätswein, trocken (Alkoholgehalt 10%)

Energiegehalt
der verdaulichen Bestandteile   kJ: 344
aus 100 g eßbarem Anteil   kcal: 80
(bezogen auf Extrakt und Ethanol)

Hauptbestandteile in 100 g eßbarem Anteil
Wasser	87,0 g	Organische Säuren	0,5 g
Eiweiß	0,2 g	Ethanol	10,0 g
Kohlenhydrate	0,1 g	Mineralstoffe	0,3 g

Einzelne Inhaltsstoffe in 100 g eßbarem Anteil

Mineralstoffe
Natrium	2 mg
Kalium	95 mg
Magnesium	10 mg
Calcium	10 mg
Mangan	140 µg
Eisen	600 µg
Kupfer	70 µg
Zink	230 µg
Phosphor	15 mg
Chlorid	5 mg
Fluorid	30 µg
Jodid	10—60 µg

Vitamine
Vit. B_1	Spuren
Vit. B_2	10 µg
Nicotinamid	100 µg
Pantothensäure	20 µg
Vit. B_6	20 µg
Biotin	1 µg
Folsäure	Spuren

Kohlenhydrate
Glucose + Fructose	20—140 mg
Sorbit	5 mg

Sonstige Inhaltsstoffe
Apfelsäure	350 mg
Milchsäure	170 mg
Zitronensäure	15 mg
Oxalsäure	1660 µg
Salizylsäure	630 µg
Weinsäure	140 mg
Ethanol	10 g
Extrakt	2600 mg

Getränke

Vergleichstabelle

Alkoholhaltige Getränke

Energiegehalte pro 100 ml bzw. 10 ml

	kJ	kcal
Bier:		
Vollbier, Lagerbier, dunkel	193	46
Vollbier, Lagerbier, hell	190	44
Weißbier, Weizenvollbier, hefefrei	190	45
Pils, Lagerbier	180	43
Starkbier (Bockbier und Doppelbock)	250—300	62—72
Bier, alkoholfrei	100	24
Nährbier, Malzbier, alkoholarm	224	53
Wein:		
Rotwein, Qualitätswein (10 Gew.% Alkohol)	343	80
Weißwein, Qualitätswein (10 Gew.% Alkohol)	344	80
Apfelwein	192	46
Schaumwein:		
Sekt, trocken	351	84
Sekt, süß	460	110
Südwein:		
Dessertwein (Portwein, Sherry)		
durchschnittlich	670	160
Wermut, trocken	500	120
Wermut, süß	720	170
Branntwein:		
Cognac 40 Vol.%, 10 ml	105	25
Gin 45 Vol.%, 10 ml	125	30
Himbeergeist 40 Vol.%, 10 ml	105	25
Rum 65 Vol.%, 10 ml	165	40
Schnaps 32 Vol.%, 10 ml	84	20
Weinbrand 38 Vol.%, 10 ml	100	24
Whisky 43 Vol.%, 10 ml	105	25
Likör:		
Cherry-Brandy 30 Vol.%, 10 ml	105	25
Eierlikör 20 Vol.%, 10 ml	125	30

Verschiedenes

Wissenschaftlicher Name weniger
bekannter Früchte und Samen......... 420, 421, 422
Nitritgehalt von Lebensmitteln 423, 424

Wissenschaftlicher Name von weniger bekannten Früchten und Samen

Südfrüchte und exotische Früchte

Acerola
  Westindische Kirsche
  Barbadoskirsche
	Malpighia punicifolia L.

Akee
  Akipflaume
  Akinuß
	Blighia sapida C. Koenig

Baumtomate	Cyphomondra betacea (cav.) Sendtn.
Brotfrucht	Artocarpus altilis (Parkins.) Fosb.
Carissa Natal-Pflaume	Carissa grandiflora DC.
Cashew-Apfel	Anacardium occidentale L.
Chayote Schuschu	Sechium edule (Jacq.) SW.
Cherimoya	Annona cherimola Mill.
Durian	Durio zibethinus Murr.
Granatapfel	Punica granatum L.
Guave	Psidium guayava L.
Jabotikaba	Myrciaria cauliflora (DC.)
Jackfrucht	Artocarpus heterophyllus Lam.

Japanische Mispel
  Wollmispel
  Loquate
	Eriobotrya japonica (Thunb.) Lindl.

Jujube Chinesische Dattel	Ziziphus jujuba Mill.

Kaki
  Kakipflaume
  Chinesische Quitte
	Diospyros kaki L.

Kapstachelbeere
  Physalisfrucht
  Ananaskirsche
	Physalis peruviana L.

Wissenschaftlicher Name von weniger bekannten Früchten und Samen

Südfrüchte und exotische Früchte (Fortsetzung)

Karambole Baumstachelbeere	Averrhoa carambola L.
Kiwi Chinesische Stachelbeere	Actinidia chinensis Planch.
Kumquat Zwergpomeranze	Fortunella margarita (Lour.) S.
Limone Limette	Citrus aurantifolia (Christm.) S.
Litchi Chinesische Haselnuß	Litchi chinensis Sonn.
Longan Drachenauge	Nephelium longanum (Lam.) Cam.
Mammey-Apfel	Mammea americana L.
Mangostane	Garcinia mangostana L.
Naranjilla Lulo	Solanum quitoense Lam.
Okra Gombo Eibisch	Abelmoschus esculentus (L.) Mönch.
Opuntie Feigenkaktus	Opuntia ficus-indica (L.) Mill.
Papaya Baummelone	Carica papaya L.
Passionsfrucht	Passiflora edulis Sims.
Rambutan	Nephelium lappaceum L.
Rosenapfel Jambose	Syzygium jambos L.
Sapodille Breiapfel	Manilkara zapota L.
Sapote	Calocarpum sapota (Jacq.)

Wissenschaftlicher Name von weniger bekannten Früchten und Samen

Südfrüchte und exotische Früchte (Fortsetzung)

Tamarinde Sauerdattel	Tamarindus indica L.
Wasserkastanie	Eleocharis dulcis Trin.

Hülsenfrüchte und Ölsamen

Augenbohne	Vigna unguiculata ssp.

Goabohne
  Flügelbohne
  Manilabohne
  Prinzeßbohne
	Psophocarpus tetragonolobus

Kichererbse	Cicer arietinum

Limabohne
  Mondbohne
  Butterbohne
	Phaseolus lunatus L.

Mungobohne (graugrüne Samen)	Phaseolus aureus Roxb. = Ph. mungo L. var. radiatus
Sojabohne	Glycine max (L.) Merr
Urdbohne (schwarzer Samen)	Phaseolus mungo L. = Ph. radiatus Roxb.

Nitratgehalt

(mg NO$_3$/100 g) von Lebensmitteln

Lebensmittel	Mittelwert	Schwankungsbreite
Milch	0,08	0,02— 1,20
Fleisch	0,77	0,10— 4,95
Getreide	0,72	0,03— 1,90
Roggen	0,91	0,25— 1,80
Weizen	0,03	
Gemüse	72,00	0,01—680,00
Blumenkohl	42,00	4,00—103,00
Bohnen, Schnittbohnen	25,00	9,00—110,00
Broccoli	1,10	
Chicoree	1,00	
Chinakohl	112,00	20,00—261,00
Endivie	106,00	7,00—259,00
Erbsen, Samen, frisch	3,00	0,01— 11,00
Feldsalat	219,00	18,00—433,00
Fenchel	127,00	30,00—420,00
Gartenkresse	245,00	63,00—463,00
Grünkohl	101,00	1,00—174,00
Gurke	19,00	2,00— 56,00
Kartoffel	13,00	1,00—100,00
Kohlrabi	192,00	36,00—438,00
Kopfsalat	262,00	23,00—660,00
Kürbis	68,00	42,00—100,00
Mangold		100,00—220,00
Möhre	50,00	1,48—110,00
Möhrensaft	23,00	1,60— 84,00
Paprikaschote	12,00	0,01— 35,00
Petersilie, Blatt	212,00	10,00—565,00
Petersilie, Wurzel	120,00	1,00—469,00
Porree	51,00	4,00—448,00
Radieschen	220,00	8,00—453,00
Rettich	259,00	1,00—668,00
Rhabarber	215,00	9,00—545,00
Rosenkohl	12,00	0,01— 62,00

Verschiedenes

Nitratgehalt

(mg NO$_3$/100 g) von Lebensmitteln (Fortsetzung)

Lebensmittel	Mittelwert	Schwankungsbreite
Rote Rübe	195,00	1,00—680,00
Rotkohl	28,00	7,00—268,00
Schwarzwurzel	31,00	17,00— 40,00
Sellerie, Knolle	98,00	7,00—364,00
Spargel	66,00	1,30— 70,00
Spinat	166,00	2,00—670,00
Tomate	5,00	0,04— 74,00
Weißkraut	107,00	1,00—323,00
Zwiebel	20,00	0,01—225,00
Obst	7,00	0,10—329,00
Äpfel	1,90	0,10— 69,00
Birnen	1,40	0,20— 4,90
Erdbeeren	13,90	0,25— 42,50
Weinbeeren, weiß	0,80	0,10— 3,00

Register

A

Aal 198
Aal, geräuchert 199
Acerola 378—379, 420
Ahornsirup 398
Akee 378—379, 420
Akipflaume 420
Akinuß 420
Alaska Seelachs 197
Ananas 364
Ananaskirsche 420
Ananassaft 404, 411
Anglerfisch 197
Apfel 336
Apfel, getrocknet 337
Apfelsaft 405, 411
Apfelsine 365
Apfelsinendicksaft 412
Apfelsinensaft 406, 411
Apfelwein 418
Appenzeller 59
Aprikose 340
Aprikose, getrocknet 341
Artischocke 274
Aubergine 303
Augenbohne 316, 422
Auster 212
Avocado 366

B

Bachforelle 202
Bambussprossen 275
Banane 367
Barbadoskirsche 420
Barsch 200
Batate 314—315
Bauchspeck, frisch 132
Baummelone 421
Baumstachelbeere 421
Baumtomate 378—379, 420
Baumwollsamenöl 96—97
Beeren 353 ff.
Bel Paese 60
Bier 413 ff.
Bier, alkoholfrei 418
Bier, Nährbier, Malzbier, alkoholarm 413, 418
Bier, Pils, Lagerbier 418
Bier, Starkbier (Bockbier und Doppelbock) 418
Bier, Vollbier, Lagerbier, dunkel 418
Bier, Vollbier, Lagerbier, hell 414, 418
Bier, Weißbier, Weizenvollbier, hefefrei 415, 418
Bierschinken 151
Birne 338
Bismarckhering 174
Blasenwurst 151
Blattgemüse 274 ff.
Blaubeeren 355
Blaukraut 294
Blauleng 197
Blaumuschel 217
Blei 201
Bleichsellerie 276
Blumenkohl 277
Blütengemüse 274 ff.
Blütenhonig 396, 398
Blutwurst 151
Bockbier 418
Bockwurst 151
Bohne, Gartenbohne, Schnittbohne 304
Bohne, Gartenbohne, Samen, weiß 317
Brachsen 201
Branntwein 418
Brasse 201
Brathering 175
Brathuhn 161, 171
Breiapfel 421
Brie 65
Broccoli 278
Brombeeren 353
Brombeernektar 411
Brosme 197
Brötchen 254
Brotfrucht 378—379, 420
Brotsorten 250 ff.
Brunnenkresse 314—315
Buchweizen 222
Buchweizengrütze 223
Buchweizenvollmehl 224
Bückling 176
Butter 90, 96—97
Butterbohne 323, 422
Butterkäse 61
Butterkeks 256
Buttermilch 29
Buttermilchpulver 30
Butterschmalz 96—97

C

Camembert 66, 67
Carissa 378—379, 420

Cashew-Apfel 378—379, 420
Cashewnuß 382
Cassave 314—315
Cervelatwurst 151
Champignon 332
Chayote 378—379, 420
Cheddar 50
Cherimoya 378—379, 420
Cherry-Brandy 418
Chester 50
Chicoree 279
Chinakohl 280
Chinesische Dattel 420
Chinesische Haselnuß 421
Chinesische Quitte 420
Chinesische Stachelbeere 421
Cognac 418
Cola 412
Cola, koffeinfrei 412
Cola, light 412
Corn-flakes 232
Corned Beef, amerikanisch 136
Corned Beef, deutsch 137
Cottage 44
Creme fraiche, 30 % Fett 28

D

Dattel 368
Dauerbackwaren 256 ff.
Dessertwein 418
Diät-Frucht-Getränke 412
Diätmargarine 92, 96—97

Dickmilch 33
Dinkel 226
Doppelrahmfrischkäse 43
Dornhai 197
Dorsch 181
Dosenwürstchen 144
Drachenauge 421
Durian 378—379, 420

E

Edamer 55, 56
Edelkastanie 383
Edelpilzkäse 62
Ei 83 ff.
Eibisch 378—379, 421
Eierlikör 418
Eierteigwaren 255
Eiscreme 398
Emmentaler 51
Endivie 281
Ente 158, 171
Erbse, Gartenerbse, Samen, grün, frisch 318
Erbse, Gartenerbse, Samen, trocken 319
Erdbeeren 354
Erdbeernektar 411
Erdnuß 384
Erdnuß, geröstet 385
Erdnußöl 96—97
Erfrischungsgetränke 412 ff.
Exotische Früchte 364 ff.

F

Fasan 159, 171
Feige 369

Feige, getrocknet 370
Feigenkaktus 421
Feinbackwaren 256 ff.
Felchen 206
Feldsalat 282
Fenchel 283
Fetakäse 68, 69
Fette 89 ff.
Fisch 173 ff.
Fleisch 99 ff.
Fleischerzeugnisse 136 ff.
Fleischkäse 151
Fleischwurst 151
Flügelbohne 320, 422
Flunder 177
Flüssigeigelb 85, 87
Flüssigeiweiß 86, 87
Flußbarsch 200
Flußkrebs 215
Fondant 398
Forelle 202
Frankfurter Würstchen 145
Frischkäse 42 ff.
Frischkäse, 50 % Fett 42
Frischkäse, 60 % Fett 43
Früchte 336 ff.
Fruchteis 398
Fruchtjoghurt, fettarm 38
Fruchtjoghurt, mager 38
Fruchtjoghurt, vollfett 38
Fruchtlimonaden 412
Fruchtsäfte 411 ff.
Frühstücksfleisch 138

G

Gans 160, 171
Gänsefett 96—97

Garnele 213
Gartenbohne 304, 317
Gartenerbse 318, 319
Gartenkresse 284
Geflügel 158 ff.
Gelatine 139
Gelbwurst 151
Gemüse 260 ff.
Gemüsefrüchte 303 ff.
Gemüsesäfte 412 ff.
Gerste 225
Getränke 403 ff.
Getränke, alkoholfrei 404 ff.
Getränke, alkoholhaltig 413 ff.
Getreide 221 ff.
Gin 418
Goabohne 320, 422
Goldbarsch 188
Gombo 421
Gorgonzola 63
Göttinger 151
Gouda 57
Grahambrot 254
Granatapfel 378—379, 420
Grapefruit 371
Grapefruitsaft 407, 411
Grenadier 197
Grünkern 226
Grünkohl 285
Gruyère 52
Guave 378—379, 420
Gurke 305
Gurken, milchsauer 306

H

Hafer 227
Haferflocken 228
Hafermehl 229
Hagebutte 350
Haifischöl 96—97
Halbfettmargarine 93, 96—97
Hammelfett 96—97
Hammelfleisch 100 ff.
Hammelfleisch, Brust 103
Hammelfleisch, Bug 103
Hammelfleisch, Filet 100, 103
Hammelfleisch, Keule 101, 103
Hammelfleisch, Kotelett 102, 103
Hammelfleisch, Lende 103
Hammelfleisch, Schlegel 101, 103
Hammelherz 103
Hammelhirn 103
Hammelleber 103
Hammellunge 103
Hammelmilz 103
Hammelniere 103
Hammelzunge 103
Handkäse 77
Hartkäse 50 ff.
Harzerkäse 77
Hase 154
Haselnuß 386
Hecht 203
Hechtdorsch 194
Heidelbeeren 355
Heidelbeernektar 411
Heilbutt 178
Hering 179
Hering, Ostseehering 180
Hering, mariniert 174
Heringsmilch 197
Heringsöl 96—97
Heringsrogen 197
Himbeeren 356
Himbeergeist 418

Himbeersaft 411
Himbeersirup 412
Hirsch 155
Hirse 230
Holunderbeeren, schwarz 351
Holunderbeerensaft 411
Honig 396, 398
Honigmelone 380
Huhn 161 ff.
Huhn, Brathuhn 161, 171
Huhn, Brust 163
Huhn, Herz 165
Huhn, Leber 166
Huhn, Schlegel 164
Huhn, Suppenhuhn 162, 171
Hühnerei 83 ff.
Hühnerei, Gesamtinhalt 84, 87
Hühnereigelb 85, 87
Hühnereiweiß 86, 87
Hühnerfett 96—97
Hülsenfrüchte 316 ff.
Hummer 214
Hüttenkäse 44

I

Illipefett 96—97
Invertzuckercreme 397, 398

J

Jabotikaba 378—379, 420
Jackfrucht 378—379, 420
Jagdwurst 151
Jambose 421
Japanische Mispel 378—379, 420

Joghurt 34 ff.
Joghurt, fettarm 35
Joghurt, mager 36
Joghurt, mind. 3,5 % Fett 34
Joghurt, s. Fruchtjoghurt 38
Joghurt, s. Sahnejoghurt 37
Johannisbeeren, rot 357
Johannisbeeren, schwarz 358
Johannisbeernektar, rot 408, 411
Johannisbeernektar, schwarz 409, 411
Johannisbrot, kernfrei 378—379
Jujube 378—379, 420

K

Kabeljau 181
Kaffeesahne 25
Kakaobutter 96—97
Kakaopulver 399
Kakifrucht 378—379, 420
Kakipflaume 420
Kalbfleisch 105 ff.
Kalbfleisch, Bauch 114
Kalbfleisch, Brust 114
Kalbfleisch, Bug 114
Kalbfleisch, Filet 105, 114
Kalbfleisch, Hals 114
Kalbfleisch, Haxe 114
Kalbfleisch, Hinterhaxe 114
Kalbfleisch, Keule 106, 114
Kalbfleisch, Kotelett 107, 114
Kalbfleisch, Schlegel 106, 114
Kalbfleisch, Schulter 114
Kalbsbratwurst 151
Kalbsbries 108, 114
Kalbsgekröse 114
Kalbsherz 109, 114
Kalbshirn 110, 114
Kalbskäse 151
Kalbsleber 111, 114
Kalbslunge 112, 114
Kalbsmilz 114
Kalbsniere 113, 114
Kalbszunge 114
Kaninchenfleisch 133
Kapstachelbeere 378—379, 420
Karambole 378—379, 421
Karotte 265
Karottensaft 412
Karpfen 204
Kartoffel 260, 261
Kartoffel, ungeschält, gebacken 261
Kartoffel, ungeschält, gekocht 261
Kartoffelchips 261
Kartoffelflocken (Trockenprodukt) 261
Kartoffelknödel, gekocht (Trockenprodukt) 261
Kartoffelknödel, roh (Trockenprodukt) 261
Kartoffelkroketten (Trockenprodukt) 261
Kartoffelpuffer (Trockenprodukt) 261
Kartoffelscheiben 261
Kartoffelstäbchen 261
Kartoffelstärke 261
Kartoffelsticks 261
Kartoffelsuppe (Trockenprodukt) 261
Kaschunuß 382
Käse 41 ff.
Käse, Frischkäse 42 ff.
Käse, Hartkäse 50 ff.
Käse, Kochkäse 78, 79
Käse, Sauermilchkäse 77
Käse, Schmelzkäse 80, 81
Käse, Schnittkäse 55 ff.
Käse, Weichkäse 65 ff.
Kassler 140
Katfisch 182
Kaviar, russisch 183
Kaviar, deutsch 197
Kefir 39
Keks 256
Kerbel 286
Kernobst 336 ff.
Kichererbse 321, 422
Kirsche, sauer 342
Kirsche, süß 343
Kiwi 372, 421
Kliesche 197
Knäckebrot 254
Knackwurst 151
Knoblauch 287
Knollengemüse 260 ff.
Kochkäse 78, 79
Kochschinken 141
Köhler 184
Kohlrabi 262

Kohlrübe 263
Kokosfett 96—97
Kokosnuß 387
Kondensmagermilch 24
Kondensmagermilch, gezuckert 24
Kondensmilch, gezuckert 24
Kondensmilch, mind. 10% Fett 24
Kondensmilch, mind. 7,5% Fett 23, 24
Kopfsalat 288
Krebs 215
Krill 219
Kronsbeeren 360
Krustentiere 211 ff.
Kulturchampignon 332
Kumquat 378—379, 421
Kunsthonig 397, 398
Kürbis 307
Kürbiskernöl 96—97

L

Lachs 205
Lagerbier, dunkel 418
Lagerbier, hell 414, 418
Lammfleisch, s. Mastlammfleisch 104
Languste 216
Lauch 291
Leberkäse 151
Leberpastete 146
Leberpressack 151
Leberwurst 147
Lein, Leinsamen 322
Leinöl 96—97
Lengfisch 197
Liköre 418 ff.
Limabohne 323, 422

Limande 197
Limburger, 20% Fett 70
Limburger, 40% Fett 71
Limette 421
Limone 378 379, 421
Linse 324
Litchi 378—379, 421
Longan 378—379, 421
Loquate 420
Löwenzahnblätter 314—315
Lulo 421
Luncheon meat 138
Lyoner 151

M

Macadamianuß 398
Magermilch 17
Magermilchpulver 22
Mainzerkäse 77
Mais 231
Mais-Frühstücksflocken 232
Maiskeimöl 96—97
Maiskörner, roh 312
Maismehl 233
Makkaroni 255
Makrele 185
Makrele, geräuchert 197
Malzbier 413, 418
Mammey-Apfel 378—379, 421
Mandarine 373
Mandarinennektar 411
Mandarinensaft 411
Mandel, süß 389
Mango 374
Mangold 289

Mangostane 378—379, 421
Manilabohne 320, 422
Maräne 206
Margarine 92 ff.
Margarine, Diätmargarine 92, 96—97
Margarine, Halbfettmargarine 93, 96—97
Margarine, Pflanzenmargarine 94, 96—97
Margarine, Standardmargarine 95, 96—97
Marone 383
Marzipan 398
Mastlammfleisch, Brust 104
Mastlammfleisch, Bug 104
Mastlammfleisch, Hals 104
Mastlammfleisch, Kamm 104
Mastlammfleisch, Keule 104
Matjeshering 197
Meeräsche 186
Meerbarbe 197
Meerrettich 264
Mettwurst 148
Miesmuschel 217
Milch 15 ff.
Milch, Kuhmilch 16 ff.
Milch, Schafmilch 19
Milch, Ziegenmilch 20
Milch, fettarm 18
Milcherzeugnisse 21 ff.
Milchschokolade 401
Mirabelle 344
Mohn 325

Mohnöl 96—97
Möhre 265
Mohrenhirse 242
Molke, süß 31
Molkenpulver 32
Mondbohne 422
Moosbeeren 359
Mortadella 151
Mozzarella 45
Münchner Weißwurst 151
Mungobohne 326, 422
Münsterkäse, 45% Fett 72
Münsterkäse, 50% Fett 73

N

Nährbier 413, 418
Naranjilla 378—379, 421
Natal-Pflaume 420
Nektare 411 ff.
Nudeln 255
Nüsse 381 ff.
Nuß-Nougat-Creme 398

O

Obst 336 ff.
Okra 378—379, 421
Öle 96 ff.
Oliven, grün 375
Olivenöl 96—97
Ölsamen 316 ff.
Ölsardine 187
Opuntie 378—379, 421
Orange 365
Orangensaft 406, 411
Ostseehering 180

P

Palmkernfett 96—97
Palmöl 96—97
Pampelmuse 371
Papaya 378—379, 421
Paprikaschote, grün 308
Paprikaschote, rot 309
Paranuß 390
Parmesan 53
Passionsfrucht 378—379, 421
Passionsfruchtsaft 411
Pasteten, s. Würste 144 ff.
Pastinake 266
Pekannuß 391
Petersilienblatt 290
Petersilienwurzel 267
Pfahlmuschel 217
Pferdefleisch 134
Pfifferling 333
Pfirsich 345
Pfirsich, getrocknet 346
Pflanzenmargarine 94, 96—97
Pflaume 347
Pflaume, getrocknet 348
Physalisfrucht 420
Pilgermuschel 219
Pils 418
Pilze 332 ff.
Pistazie 392
Plockwurst 151
Pökelhering 189
Pommes frites 261
Porree 291
Protulak 314—315
Portwein 418
Pottwalöl 96—97
Preiselbeeren 360
Prinzessbohne 320, 422
Provolone 54
Pumpernickel 254

Q

Quark 48, 49
Quitte 339

R

Radieschen 268
Rahm 25, 26
Rahmbrie 65
Rahmfrischkäse 42
Rambutan 378—379, 421
Rapunzel 282
Regenbogenforelle 202
Regensburger 151
Rehfleisch, Rücken 156
Rehling 333
Reineclaude 349
Reis, poliert 235
Reis, poliert, gekocht 236
Reis, unpoliert 234
Renke 206
Rettich 269
Rhabarber 292
Rinderherz 118, 123
Rinderhirn 119, 123
Rinderleber 120, 123
Rinderlunge 123
Rindermilz 121, 123
Rinderniere 122, 123
Rindertalg 96—97
Rindzunge 123
Rindfleisch 115 ff.

Rindfleisch, Blume 123
Rindfleisch, Brust 123
Rindfleisch, Brustkern 123
Rindfleisch, Bug 123
Rindfleisch, Fehlrippe 123
Rindfleisch, Filet 115, 123
Rindfleisch, Fleischdünnung 123
Rindfleisch, Gratstück 123
Rindfleisch, Hals 123
Rindfleisch, Hochrippe 123
Rindfleisch, Kamm 123
Rindfleisch, Keule 123
Rindfleisch, Lende 116, 123
Rindfleisch, Oberschale 123
Rindfleisch, Ochsenschwanz 123
Rindfleisch, Roastbeef 116, 123
Rindfleisch, Rostbraten 123
Rindfleisch, Schlegel 123
Rindfleisch, Schulter 123
Rindfleisch, Schwanz 123
Rindfleisch, Spannrippe 117, 123
Rindfleisch, Weiche 123
Rochen 197
Roggen 237
Roggenbrot 250, 254
Roggenkeime 241
Roggenkeimlinge 241
Roggenmehl, Type 815 238
Roggenmehl, Type 1150 239
Roggenmehl, Type 1800 240
Roggenmischbrot 254
Roggenmischbrot, mit Weizenkleie 254
Roggenvollkornbrot 251, 254
Rohrzucker 398
Romadur 74, 75
Roquefort 64
Rosenapfel 378—379, 421
Rosenkohl 293
Rosinen 363
Rotbarsch 188
Rote Rübe 270
Rote-Rüben-Saft 412
Rotkohl 294
Rotkraut 294
Rotwein 416, 418
Rotzunge 197
Rübenzucker 398
Rüböl 96—97
Rückenspeck, frisch 132
Rum 418

S

Safloröl 96—97
Sahne, mind. 10% Fett 25
Sahne, mind. 30% Fett 26
Sahne, sauer 27
Sahnejoghurt 37
Salami, deutsch 149
Salat, Chicoree 279
Salat, Chinakohl 280
Salat, Endivie 281
Salat, Feldsalat 282
Salat, Kopfsalat 288
Salm 205
Salzbrezeln 257
Salzdillgurken 306
Salzgurken 306
Salzhering 189
Salzstangen 257
Sandauster 219
Sanddornbeeren 352
Sanddornbeerensaft 411
Sapodille 378—379, 421
Sapote 378—379, 421
Sardelle 190
Sardine 191
Sauerdattel 422
Sauerkirschnektar 411
Sauerkirschsaft 411
Sauerkraut 295
Sauerkrautsaft 412
Sauermilch 33
Sauermilchkäse 77
Sauerrahm 27
Sauerrahmbutter 90
Schafmilch 19
Schalenfrüchte 381 ff.
Scharbe 197
Schaumwein 418 ff.
Schellfisch 192
Schichtkäse 46, 47
Schildkröte 219
Schillerlocken 197
Schlafmohn 325
Schlagsahne 26

Schleie 207
Schmelzkäse 80, 81
Schnaps 418
Schnittbohne 304
Schnittkäse, fest 55 ff.
Schnittkäse, halbfest 60 ff.
Schnittlauch 296
Schokolade, Milchschokolade 401
Schokolade, milchfrei 400
Scholle 193
Schuschu 420
Schwarzwurzel 271
Schweinefleisch 124 ff.
Schweinefleisch, Bauch 132
Schweinefleisch, Blatt 126, 132
Schweinefleisch, Bug 126, 132
Schweinefleisch, Eisbein 132
Schweinefleisch, Filet 124, 132
Schweinefleisch, Halsgrat 132
Schweinefleisch, Hinterhaxe 132
Schweinefleisch, Hinterschinken 127, 132
Schweinefleisch, Kassler 140
Schweinefleisch, Kotelett 125, 132
Schweinefleisch, Schinken 127, 132
Schweinefleisch, Schlegel 127, 132
Schweinefleisch, Schulter 126, 132
Schweinefleisch, Vorderhaxe 132

Schweinzeherz 132
Schweinehirn 128, 132
Schweineleber 129, 132
Schweinelunge 130, 132
Schweinemilz 132
Schweineniere 131, 132
Schweineschinken, gekocht 141
Schweineschinken, gesalzen und geräuchert 142
Schweineschmalz 91, 96—97
Schweinespeck, s. Speck 132
Schweinzespeck, durchwachsen 143
Schweinezunge 132
Schweinsbratwurst 151
Schwertfisch 197
Seefische 173 ff.
Seehecht 194
Seelachs 184
Seelachs, Alaska 197
Seeohr 219
Seezunge 195
Sekt, süß 418
Sekt, trocken 418
Sellerieknolle 272
Selleriesaft 412
Semmel 254
Sesam 327
Sesamöl 96—97
Sheafett 96—97
Sherry 418
Sojabohne 328, 422
Sojakeime 314—315
Sojamehl 329
Sojaöl 96—97
Sommer-Squash 311

Sonnenblume, Samen 330
Sonnenblumenöl 96—97
Sorghum 242
Spaghetti 255
Spargel 297
Spargel, eingedost 298
Speck, Bauchspeck, frisch 132
Speck, Rückenspeck, frisch 132
Speck, durchwachsen 143
Speisegelatine 139
Speisekleie 249
Speisemais 312
Speisequark 48, 49
Spelz 226
Spinat 299
Spinatsaft 412
Sprotte 197
Squash 314—315
St. Petersfisch 197
Stachelbeeren 361
Standardmargarine 95, 96—97
Stangenkäse 77
Starkbier 418
Stärke 261
Steckmuschel 219
Steckrübe 263
Steinbeißer 182
Steinbutt 197
Steinobst 340 ff.
Steinpilz 334
Stengelgemüse 274 ff.
Steppenkäse 59
Stint 197
Stöcker 197
Stockfisch 197
Stör 197
Südwein 418 ff.
Suppenhuhn 162, 171

Süßkartoffel 314—315
Süßrahmbutter 90
Süßwasserfische 198 ff.

T

Tamarinde 378—379, 422
Taro 314—315
Taube 171
Thunfisch 196
Thunfisch in Öl 197
Tilsiter 58, 59
Tintenfisch 218
Tomate 310
Tomatensaft 410, 412
Tonic Water 412
Topinambur 314—315
Torfbeeren 359
Trapistenkäse 59
Traubenkernöl 96—97
Traubensaft 411
Trockenbuttermilch 30
Trockeneigelb 87
Trockeneiweiß 87
Trockenmagermilch 22
Trockenmolke 32
Trockenvollei 87
Trockenvollmilch 21
Truthahn 167 ff.
Truthahn, Brust 169
Truthahn, Jungtier 168, 171
Truthahn, Keule 170
Truthahn, ausgewachsenes Tier 167, 171

U

Urdbohne 331, 422

V

Vollbier, dunkel 418
Vollbier, hell 414, 418
Vollmilch 16
Vollmilchpulver 21

W

Wachtel 171
Waller 208
Walnuß 393
Walnußöl 96—97
Wammerl 143
Wasserbrotwurzel 314—315
Wasserkastanie 378—379, 422
Wassermelone 376
Wasserrübe 273
Weichkäse 65 ff.
Weichtiere 211 ff.
Wein 418 ff.
Weinbeeren 362
Weinbeeren, getrocknet 363
Weinbergschnecke 219
Weinbrand 418
Weintraube 362
Weißbier, hefefrei 415, 418
Weißbrot 252, 254
Weiße Rübe 273
Weißkohl 300
Weißkraut 300
Weißwein 417, 418
Weißwurst 151
Weizen 243
Weizenbrot 252, 254
Weizengrieß 244
Weizenkeime 248
Weizenkeimlinge 248
Weizenkeimöl 96—97
Weizenkleie 249
Weizenmehl, Type 405 245
Weizenmehl, Type 630 246
Weizenmehl, Type 1700 247
Weizenmischbrot 254
Weizentoastbrot 254
Weizenvollbier, hefefrei 415, 418
Weizenvollkornbrot 253, 254
Wels 208
Wermut, süß 418
Wermut, trocken 418
Westindische Kirsche 420
Whisky 418
Wiener Würstchen 150
Wild 153 ff.
Wildfrüchte 350 ff.
Wildschwein 157
Wintersquash 314—315
Wirsing 301
Wollmispel 420
Würste 144 ff.
Wurzelgemüse 260 ff.

Y

Yamknolle 314—315

Z

Zander 209
Ziegenfleisch 135
Ziegenkäse 76

Ziegenmilch 20
Zitrone 377
Zitronensaft 411
Zucchini 311
Zucker 398
Zuckermais 312

Zuckermelone 380
Zwergpomeranze 421
Zwieback 258
Zwiebel 302